# 智能心电技术

王英龙 舒明雷 朱清 刘瑞霞 陈长芳 张芳芳 编著

U0198207

清华大学出版社

北京

## 内 容 简 介

本书立足于心血管疾病实际诊疗需求,基于大数据、人工智能等新一代信息技术,重点介绍了心电信号预处理、心电信号特征提取、心电信号分类诊断以及心电信号质量评估的技术,介绍了高质量12导联心电数据库的建立过程,最后描述了12导联心电衣和物联网智能医疗云服务平台的设计过程,总结了近几年在心电领域的研究成果,给出了该领域有待解决的一些前沿问题。

本书以专题形式进行深入阐述,将心电信号处理、分类、评估及应用等串联起来,帮助读者对于智能心电领域有更深层次的理解。本书适合用作高等院校电子信息类和生物医学工程专业本科生与硕士研究生的选修教材或教学参考书,也可以供相关教师和工程技术人员阅读。

**图书在版编目(CIP)数据**

智能心电技术/王英龙等编著. —北京:清华大学出版社,2024.2
ISBN 978-7-302-65535-0

Ⅰ.①智…　Ⅱ.①王…　Ⅲ.①智能技术－应用－心电图　Ⅳ.①R540.4-39

中国国家版本馆 CIP 数据核字(2024)第 044837 号

责任编辑:张　弛
封面设计:刘　键
责任校对:刘　静
责任印制:刘　菲

出版发行:清华大学出版社
　　　　网　　址:https://www.tup.com.cn,https://www.wqxuetang.com
　　　　地　　址:北京清华大学学研大厦 A 座　　　邮　　编:100084
　　　　社 总 机:010-83470000　　　　　　　　邮　　购:010-62786544
　　　　投稿与读者服务:010-62776969,c-service@tup.tsinghua.edu.cn
　　　　质量反馈:010-62772015,zhiliang@tup.tsinghua.edu.cn
　　　　课件下载:https://www.tup.com.cn,010-83470410
印 装 者:三河市铭诚印务有限公司
经　　销:全国新华书店
开　　本:185mm×260mm　　　印　　张:12　　　字　　数:286千字
版　　次:2024 年 4 月第 1 版　　　印　　次:2024 年 4 月第 1 次印刷
定　　价:59.00 元

产品编号:099150-01

生物医学信号分析与处理技术是现代医学诊断和治疗设备的核心支撑技术之一。近年来，随着数字信号处理技术和计算机技术的飞速发展，生物医学信号处理技术也得到了长足的进步和广泛的应用。一方面，医学诊断与治疗中出现的新问题不断给医学信号分析与处理提出新的研究课题；另一方面，医学信号分析与处理的发展与普及为临床医学的诊断与治疗提供了有力的工具。由于心律失常疾病的高死亡率，心电信号自动分析处理技术已成为当前国内外专家学者的研究重点。本书以医学心电信号处理关键技术为重点，深入研究了心电信号降噪、特征检测、心电分类与评估技术，以及常用心电库的介绍和自有数据库的发布，智能医疗云平台的建设等内容，主要做了以下几个方面的工作。

### 1. 智能心电信号降噪技术

心电信号是一种微弱的电生理信号，由于人体自身以及环境的干扰会产生各类噪声和扰动，从而影响采集信号的质量。在这一过程中所夹杂的干扰噪声会使原始波形变动，造成失真，引起波形震荡，覆盖或破坏原始心电图(Electrocardiogram，ECG)信号的细节特征，如果不去除这些噪声将不利于后续的分析，严重影响对于心血管疾病的相关诊断。使用信号处理的方法能方便地剔除一定的噪声，大大提高心电信号的信噪比，从而增强心电信号使用的准确性和稳定性。因此，心电信号采集后相关噪声和干扰的处理对于心血管疾病的分类诊治分析极为必要，主要通过传统方法和深度学习方法来实现心电信号降噪。

### 2. 智能心电信号分类技术

早期的心电图分类几乎完全需要人工来进行判断，医生在没有看完完整的心电图之前根本无法获得一个准确的分类结果，并且由于医生长期处于这种枯燥、繁重的心电图心拍类型的识别工作中，会产生一定的疲劳感，可能会导致部分心拍类别判断的效率和准确性都较低。目前，深度学习技术发展迅猛，在医疗领域发挥着巨大的作用，将深度学习技术应用在心电信号自动分类领域，有助于减少医生工作量，降低医生误诊率。本书提出了基于深度学习的多种心电信号分类方法。

### 3. 心电数据库构建

在心电图的自动化解析方面，相比传统的人工特征构造与提取的方式，以深度学习为代表的数据驱动方法正展示出其巨大的潜力。然而，深度学习模型需要大规模、精标注的心电样本进行训练才能将这种潜力发挥出来。例如，在专家级心律失常检测与心脏收缩功能障碍筛查等众多成功的案例中，均有数以万计的心电图样本参与其中。不过，这些心电图数据往往都不对外开放，目前研究者可获得的高质量 12 导联心电数据仍十分有限。因此，从采集的原始心电数据出发，构建具有标准化诊断术语的大规模多中心心电数据库对于推动心电智能诊断技术发展具有重要意义。

**4. 心电信号评估方法研究**

心电信号质量评估,即从心率等信息提取、医学诊断等目的出发,将采集的原始心电记录按照信号质量划分为不同级别的过程,主要的应用场景包括移动心电监测、可穿戴心电设备等。本书在第 5 章介绍了心电信号质量评估的意义和必要性,然后给出可用于心电信号质量评估的相关数据;介绍心电信号质量等级的几种主要划分标准和步骤;简要描述了现有心电信号质量评估方法以及不同方法之间的联系。最后,介绍了一种基于 S 变换频谱深度特征和人工特征融合的心电信号质量评估方法。

**5. 智能心电检测系统设计**

针对我国基层医疗技术手段相对落后、看病种类不全面、健康医疗服务体系不完善等现状,本书介绍了 12 导联心电衣和物联网智能健康云平台的设计过程。基于大数据、人工智能、云计算等新一代信息技术,通过对疾病智能辅助诊断及健康干预方案定制等科学问题的研究,描述了全方位、多层次的智能化健康医疗综合管理服务云平台典型案例,以技术手段助力医疗事业发展。

向支持本书出版的齐鲁工业大学(山东省科学院)、山东省人工智能研究院和清华大学出版社及其编辑表示衷心的感谢。

由于时间仓促,本书难免有疏漏之处,恳请读者批评指正。

编著者
2024 年 3 月于齐鲁工业大学(山东省科学院)

# 第 1 章

# 绪　论

## 1.1　研究背景及意义

### 1.1.1　研究发展智能心电技术符合社会需求

世界卫生组织发布的《2022 世界卫生统计报告》表明,在全世界范围内,心血管疾病仍然是引发人口死亡的主要因素,心血管疾病死亡的人口总数在全球死亡人口总数中的占比高达到 16%,而更加让人不安的是,该病的患病率较高且上升势头明显。与此同时,该病在中国的患病率一直保持上升状态,而该病患者的年龄也一直在减小。心血管疾病极高的致残率和死亡率给患者带来了身体、心理和经济上的多重压力,属于新时期我国重大的公共卫生问题。因此,及时高效的检测心血管疾病具有极其重大的价值和意义。

《中国心血管健康与疾病报告 2021》显示,我国心血管病患病人数推算约 3.3 亿,冠心病患者 1139 万,心力衰竭患者 890 万,心律失常患者 200 万。心脏病作为心血管疾病中常见且死亡率较高的一类疾病,始终是医疗保健领域的研究热点。心电图(Electrocardiogram,ECG)是临床医学中最早研究和应用的生物电信号之一,它反映了心脏内兴奋产生、传导和恢复过程中心脏的电变化。由于心电图的个体性差异和心脏疾病信息分析的复杂性,现有的心律失常自动分类算法在分类准确率等方面的表现并不理想,仍然无法满足大量心电数据辅助诊断的需求。近几年,随着大数据和人工智能的发展,将会为这个问题带来新的解决方案。

据中国心脏学会的统计报告,中国真正精通心电图的医生只有约 3.6 万人,每年全国有 2.5 亿人次做心电图检查,基本上是 1∶7000 的比率。考虑到一天中有大量患者需要做心电采集检查,医患不平衡更加严重,心电图医师资源十分匮乏,巨大的心电读图压力需要依靠新的医疗技术实现突破。互联网+大数据+人工智能正在深刻改变着医学的现状,推动医疗行业进入全新的发展阶段。

我国高度重视人民健康问题,始终把人民健康放在优先发展的战略位置,以习近平同志为核心的党中央在十八届五中全会上做出了"推进健康中国建设"的重大决策,2022 年,国务院发布的《"十四五"国民健康规划的通知》首次将防控慢病提升至国家战略,提出了实施慢病综合防控的一系列措施;党的二十大报告提出"坚持预防为主,加强重大慢性病健康管理,提高基层防病治病和健康管理能力";"十四五"规划与《"健康中国 2030"规划纲要》指出,将继续加强在自然语言处理等人工智能领域的突破,持续推动医疗产业与大数据融合,加快人工智能技术在临床辅助诊断、医学影像辅助诊断等方面的应用,实现智能医疗服务、个人健康实时监测与评估、疾病预警、慢病筛查等。

## 1.1.2 人工智能在心电智能分类与诊断中的前景与挑战

心电图是对各种心脏疾病进行判断的必备工具,自1903年荷兰生理学家威廉·爱因托芬首次记录到心电图至今,心电研究及临床应用已经走过了120年发展历程,经历了心电图机、心电Holter、穿戴式心电等不同阶段的应用。心电图技术临床应用普遍,传统的诊断方法是通过人工分析心电信号,凭借临床经验诊断病症。但由于心电信号本身的复杂性和变异性,传统心电图分析技术存在一定局限性,无法做到自动、快速、准确的分析,必须依靠专业医生进行分析解读。但在面对庞大且复杂的心电图数据时,人工诊断通常会受主观因素的影响造成误诊情况,同时又因人工诊断缺乏实时性,而耽误了治病的最佳机会。并且大部分医疗机构,特别是基层医院,专业心电图医生紧缺,使得心电图检查疾病的应用效果受到局限,对广大基层心血管疾病患者获得及时、准确的诊断和防控治疗造成影响。

人工智能辅助的心电图技术在心血管医学领域蓬勃发展,人工智能应用于心电图分析的能力已开始显现,在心电图诊断、心血管风险预测、临床决策支持或临床事件分析等多个方面潜力巨大。心电图的信号分析处理与诊断对于心血管疾病起着关键的作用,也是国内外学者所热衷的课题。近年来,随着新材料、信息技术、临床医学技术的发展,特别是大数据和人工智能技术的应用,心电研究焕发出新的生机,产生了一大批新技术、新趋势和新应用,大大拓展了心电分析范围。人工智能能够经验性地找出输入数据与输出数据之间的关系,一旦这种关系建立起来,人工智能技术就可以高敏感性、高准确性地给出诊断。人工智能能够找到某些人眼不可见的微小的心电异常,这些异常往往包含了大量的信息,其中包括心律失常、心脏结构变化在内的许多病理改变。通过引入人工智能算法,对于患者而言可以得到更及时、更高质量的心电服务;对于医生来说,提高了诊疗效果;对于医院来说,打破了原有的产能困局,为患者提供高质量的医疗服务。人工智能技术并不是要取代医生的作用,而是要让医生将时间和精力集中在制定医疗方案上,也许能减少一些繁杂的工作流程问题,以期获得更好的效果,所以是多赢的局面。

人工智能可以提高诊断的准确性,并支持许多疾病的临床决策。然而,在实际应用人工智能诊断时依然存在许多问题尚未解决。由于人工智能深度学习模型可能会做出不合理的诊断,缺乏可解释性,因此严重阻碍了它的临床应用。临床医师、社会公众,甚至法律能否认同人工智能的诊断结果,许多心脏疾病的诊断难以鉴别,人工智能与医生的诊断可能会出现分歧;人工智能技术难免会出现误诊,进而会产生一系列法律问题;大规模数据库的应用怎么避免个人隐私的泄露;医生过度依赖人工智能诊断,可能会导致误诊误治。若想大规模地应用人工智能技术,需要努力克服其局限性,以便能够继续发展用于医学应用的人工智能技术。

## 1.1.3 构建大规模标准化心电数据库的意义

在自动化心电图解读和分析领域,数据驱动的方法,尤其是深度学习技术,正显示出其强大的应用潜力,正逐渐替代传统的手工特征构造和提取方法。同时,为了充分发挥其潜力,深度学习模型需要依赖大量的、精确标注的心电图样本进行训练。例如,在心律不齐检测和心脏功能障碍筛查等领域,许多成功案例都涉及数万份心电图样本。然而,这些数据通常不公开,目前可供研究者使用的高质量十二导联心电图数据相对有限。因此，建立一个包含标准化诊断术语的、大规模的多中心心电图数据库对推动心电图智能诊断技术的发展至关重要。

目前可获得的公开心电数据主要是过去几十年发布的 MIT-BIH 心律失常数据集、IN-CART 数据集、QT 数据集等。这些数据集往往只包含数十条心电记录，而且通常只有一两个导联。同时，它们的标注主要是在心拍层面。因此，当我们进行整条心电图的分类和诊断时，以上数据往往并不适用。近几年也出现了一些较大规模的公开 12 导联心电数据库，包括 PTB-XL 数据集、绍兴人民医院数据集等。这两个数据集分别包括 21 837 条和 10 646 条心电记录。最近发布的这一系列公开数据集在 PhysioNet/CinC 2020 心电分类竞赛中被统一整合成 CinC 2020 竞赛数据，用于 12 导联心电分类模型的训练和测试，极大地推动了面向真实环境应用的心电分类方法的发展。

然而，目前的心电数据集仍存在两个问题。首先，心电数据的诊断意见，即样本的标签，在各个数据集和竞赛中并不统一。具体而言，PTB-XL 心电数据集采用 SCP-ECG（Standard Communications Protocol for Computer Assisted Electrocardiography，计算机辅助心电图的标准通信协议）标准的分类体系，PhysioNet/CinC 2020 竞赛采用 SNOMED-CT（Systematized Nomenclature of Medicine-Clinical Terms，临床医学术语标准）代码，而这两套分类体系中的诊断术语并不完全匹配。分类体系上的分歧不仅阻碍了大规模心电数据在现实世界中的应用，也可能会导致不同方法之间不公平或者误导性的比较。另外，这些心电数据的来源十分有限，难以有效评价心电分类方法的泛化能力。

因此，从采集的原始心电数据出发，构建具有标准化诊断术语的大规模多中心心电数据库，对于推动心电智能诊断技术发展具有重要意义。特别是 SCP-ECG 和 SNOMED-CT 等标准主要是为医疗信息交换、存储等需要设计的，导致两者的分类体系中都存在很多冗余的、不确定的心电诊断术语。因此，采用一套面向临床的、面向心电诊断的分类体系不仅能够使数据驱动方法更容易高效地学习各个类别的内在语义特征，而且有利于推动心电分类技术在现实环境下的临床应用。

## 1.1.4　动态心电检测系统的研发是智能设备产业发展的大势所趋

随着我国社会经济的迅猛发展，对于智能心电检测系统设备的应用需求越来越大。心电监测领域的传统企业进入市场较早，在医院端已经拥有一定的资源。但从整体上看，我国动态心电图机行业基础相对薄弱，多数企业规模较小，发展较为滞后，生产技术水平和设备质量等方面还存在不足，在设备种类、质量和性能上还不能满足目前的市场需求，每年仍需从国外进口高品质、高性能的智能心电图检测设备，这表明我国高品质、便携式、高性能的动态智能心电图设备的发展仍有很大潜力。其产品大多朝着远程医疗、移动医疗的方向发展，而这些企业能够将相关产品应用于基层医疗机构，离不开互联网技术、人工智能技术的发展。

国内动态心电产品已更加小型化、便携化，并发展出家用便携式产品，医院内的心电监测设备也从单导联、双导联发展到 18 导联。可穿戴技术发展迅猛，在医疗健康领域应用不断深入，穿戴式心电监护设备不仅吸引了诸多高校等研究机构的广泛关注，其应用前景也得到诸多公司的认可，在产业界也出现了一批高质量的新型心电监护设备，截至目前已有苹果公司、Vivo Metrics、iRhythm、Cardiac Insight、AliveCor、Cardiologs、InfoBionic、Peerbridge 等公司研制的穿戴式心电产品获得了 FDA 批准上市。

除了典型的穿戴式心电监护系统,在产业界也出现了一批高质量的新型心电监护设备。2014 年阿迪达斯的 miCoach 系列推出了可穿戴 miCoach 心率监测器的文胸,监测器是一个可脱卸的配件,且能和文胸紧密地结合在一起。2017 年 AliveCor Kardia 开发了一款便携智能心电图检测仪,其体型小过一张信用卡,设有 2 个外触式感应器(内置电极、无导线),通过手指放于两个电极之上,最短可 30s 内测出心电情况。

目前国内此类设备厂商并不多,有迪美泰、好朋友 EL-194 心电图机、特特心电仪,以及来自深圳的 AMSU 开发的一款智能运动心电跑步衣,可以在用户运动状态下对心脏功能和运动状态实时监测,实时为用户提供预警。

物联网、云计算、大数据、移动互联等创新信息技术与传统医学的深度融合,对原有的医疗服务模式和概念提出了颠覆式创新;以物联网和移动互联技术为基础,以云计算技术为平台,以大数据技术为应用支撑,新信息技术的快速发展为"互联网+医疗健康"的实施提供了强大动力。加快"互联网+医疗健康"领域的共性关键技术研究,对于在重大民生领域提升信息惠民和公共医疗卫生服务水平,打造健康医疗研究的核心技术创新平台,占领健康医疗领域研究和产业的制高点具有重要意义。

综上所述,智能心电技术的研究与发展,将有力地推动心电学的快速发展,提升临床医学的疾病预防、预警、诊断、治疗和预后评估方面的水平,符合国家"互联网+医疗健康"政策概念,实现为民、惠民的愿景。因此,本书聚焦于上述问题,立足于心血管疾病实际诊疗需求,面向心电信号降噪、特征提取和分类领域,基于大数据、人工智能等新一代信息技术,从临床决策数据获取和传递、知识表示、学习推理和鲁棒性决策的系统整体结构出发,重点介绍心电信号的智能分析、分类算法和质量评估方法及过程,实现深度 ECG 专家级别的分类与识别;并介绍了物联网智能医疗云服务平台的关键技术及实现,总结了近几年的研究成果,给出了该领域有待解决的一些前沿问题。

# 1.2　心电学基础理论

心脏是人体重要的输血器官,它由众多的心肌细胞组成,为人体血液循环提供动力。心脏的泵血功能是心肌细胞循环且有节奏的收缩和舒张的结果,这个过程是由一种复杂的电激动模式控制的。心电活动对心脏功能至关重要,许多心脏问题都与心电活动紊乱密切相关,心电图产生的根源也是心肌细胞在进行心电活动时导致人体表面生物电信号产生的变化。心肌细胞的细胞膜是一种半透膜,由于细胞膜的离子通道对离子的通透性不同,使得细胞膜内外的离子浓度不同,进而导致细胞膜内外产生电位差。当心肌细胞在静息状态时,细胞内高浓度的钾离子外流,细胞膜内外分别排列着等数量的阴阳离子,细胞膜内外电势不相等,形成外正内负的极化状态,此时的电位称为静息电位。当心肌细胞受到刺激后,细胞膜的离子通道通透性改变,细胞膜内外的离子浓度开始变化,大量钠离子渗透进细胞膜内,形成外负内正的去极化状态,心肌细胞电位由外正内负变为外负内正的过程称为除极,也叫去极化。细胞在除极之后不会一直处于去极化状态,细胞膜内外离子浓度会慢慢恢复为正常状态下的离子浓度,心肌细胞电位恢复为外正内负的极化状态,电位由外负内正变为外正内负的过程称为复极化。心肌细胞在受刺激后进行去极化和复极化的过程中,细胞膜内外电势的变化统称为动作电位。

心脏内部解剖结构示意图如图 1-1 中所示,其主要由左心房、右心房、左心室、右心室、窦房结、房室结、房室束、左束支和右束支等组成,并构成心脏电传导系统。在正常情况下,窦房结是心脏起搏的起始点,心脏的电激动由窦房结自发产生,频率为每分钟 60~100 次。正常情况下,电激动产生后将快速扩散到左、右两个心房,引起心房的去极化过程。然后由心房和心室间唯一的通道房室结,再经过房室束,至左、右束支传递到心室周围的浦肯野纤维,最后迅速传导至心室的心肌细胞使其去极化和复极化,从而使心脏有节律地收缩和舒张。上述过程为心脏的电传导过程,也是一个完整的心脏跳动周期,心电图检测中常见的窦性心律即为正常心脏跳动。心脏在电传导的过程中伴随着心电信号的产生,此过程循环往复不断进行,通过在人体皮肤表面放置电极即可实现对心电信号的记录和监测。

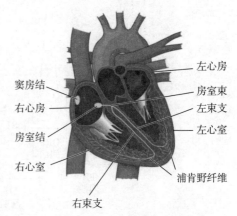

图 1-1 心脏内部解剖结构示意图

心电图是反映心肌细胞受刺激产生的电脉冲信号通过传导系统在心脏中的传播过程。临床上标准心电图有 12 个导联,有时为 18 个导联(增加 V7-9、V3R-V5R)。其中 6 个导联是肢体导联,它们被放置在双上肢和左下肢上。其他 6 个被放置在胸前的导联称作胸前导联。6 个肢体导联称为导联 Ⅰ、Ⅱ、Ⅲ、aVR、aVL 和 aVF。其中字母 a 代表 augmented,因为这 3 个导联是由 Ⅰ、Ⅱ和Ⅲ导联组合计算得出。6 个前置胸导为 V1、V2、V3、V4、V5 和 V6。图 1-2 是常规的 12 导联心电图。下面将通过心电图详细介绍 ECG 信号的不同组成部分及特征。

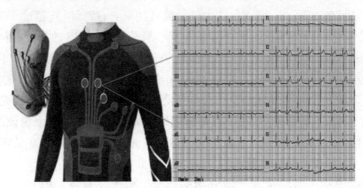

图 1-2 12 导联心电图

一个正常的心电图组成包括波、间期、节段和复合波,分别说明如下。

波:一种从基线开始的正或负的偏转,表示一个特定的电事件。心电图上的波形包括 P 波、Q 波、R 波、S 波和 T 波。

间期:两个特定心电信号之间的时间。时间间期通常包括 PR 间期、QRS 间期(也称为 QRS 持续时间)、QT 间期和 RR 间期。

节段:心电图上应处于基线振幅(不为负或正)的两个特定点之间的长度。心电图上的节段包括 PR 段、ST 段和 TP 段。

复合波:多波组合在一起的组合波。心电图上唯一的主要复合波是 QRS 复合波。

下面分别解释心电信号的每个重要波形、节段和间隔,其主要组成如图 1-3 所示。

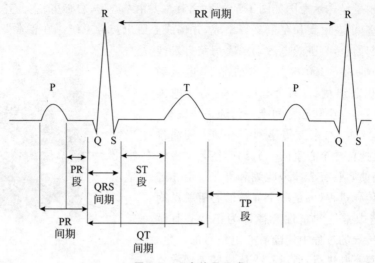

图 1-3　心电信号组成

P 波:代表心房去极化。如果动作电位来自窦房结,在Ⅰ、Ⅱ、Ⅲ、aVF 导联中,P 波应该是直立的,在这种情况下,心电图显示正常的窦性心律(NSR)。心房扩大可使 P 波变宽或增大 P 波振幅。在许多心律中 P 波不能被识别,包括心房颤动和有时的交界性心律。有时,P 波可埋在 QRS 复合波的末端,导致"短 RP",如 AVNRT。

QRS 复合波:Q、R、S 波的组合,代表心室去极化。虽然不是所有的 ECG 导联都包含这 3 种波形,但是 QRS 复合波无论如何都是存在的。QRS 复合波的正常持续时间在 0.08～0.10s。当持续时间在 0.10～0.12s 时,认为是稍微有些延长;持续时间超过 0.12s 则被认为是不正常的。当心电活动需要很长时间才能在心室心肌传导时,QRS 的持续时间就会延长。正常的传导系统称为 His-Purkinje 系统,它由能够快速传导电流的细胞组成。因此,正常的电脉冲传导通过房室或房室结点,然后通过 His-Purkinje 系统快速传达到心室,并形成正常的 QRS 持续时间。在发生非特异性心室内传导延迟和室性心律失常时,QRS 波时限会增宽。

T 波:发生在 QRS 复合波后,是心室复极化的结果。T 波在本质上应该是不对称的,如果 T 波表现对称,则可能出现心肌缺血等病理改变。造成异常 T 波的常见疾病包括高钾血症、韦伦斯综合征、左心室肥厚伴复极异常、心包炎(Ⅲ期)等。

TP 段:ECG 中从 T 波结束到 P 波开始的部分。由于没有特定的疾病会使 TP 段升高或降低,因此该段始终处于基线水平,并作为判断 ST 段升高或降低的参考。在心动过速的状态下,TP 段缩短,很难完全观察到,应仔细检查 TP 节段有无 U 波或心房活动,以提示病理变化。

ST 段:ECG 从 QRS 复合波结束到 T 波开始的部分。正常情况下,ST 段保持等电位线状态,临床中通常观察 ST 段以检测心肌缺血情况。

PR 段:ECG 中从 P 波结束到 QRS 复合波开始的部分。PR 段不同于 PR 间期,PR 间期是以时间为单位来度量的。段(segment)和区间(interval)是不同的。在分析心电图上的节段时,重要的因素是 PR 段包含的时间和等位线上的变化(即升高或降低)。虽然 PR 段的异常并不常见,但它们可以表明某些心脏疾病的状态。PR 段下降可能是心包炎或心房梗死的信号。

QT 间期：QRS 复合波开始到 T 波结束的时间。正常的 QT 间期是有争议的，并有多个正常时间的标准。一般来说，正常的 QT 间隔小于 0.4～0.44s。QT 间期延长可由多种药物、电解质异常（低钙、低镁血症和低钾血症）和某些疾病状态（包括颅内出血）引起。

## 1.3　智能心电技术的研究现状

### 1.3.1　心电信号智能分析研究现状

每年全世界会产生数亿份心电图，对临床医师而言，快速准确地判读心电图，对疾病的诊断和治疗具有重要意义。虽然心电图的获取已经标准化并具有可重复性，但医师对心电图的解释因经验和专业知识水平的不同而有很大的不同。在此情况下，计算机心电图自动诊断技术快速发展，从 20 世纪 70 年代起，计算机自动化辅助的心电诊断系统开始应用于心电图机上。此系统可以对描记生成的心电图进行精准测量和分析，并快速给出诊断报告。然而，计算机生成的解释是基于预先定义的规则和人工读图的识别模式，并不总是能捕捉到心电图复杂而细微的差别，仍然会显示出很大的误诊率。

人工智能（Artificial Intelligence，AI）是近年来非常热门的词汇，在大数据时代，AI 被描述为"第四次工业革命"。AI 是一种模仿人类智能行为的计算机算法，是指机器执行人类智能特有的任务的能力，如解决问题或模式识别。机器学习（Machine Learning，ML）是实现 AI 的一种方式，它从大量历史数据中挖掘出其中隐含的规律，并用于预测或者分类。神经网络是模仿人脑的神经元和神经网络结构的机器学习策略。而深度学习（Deep Learning，DL）使用多层（因此称为"深度"）神经网络来学习数据之间的关系，最终达到诊断或预测的目的，卷积神经网络（Convolutional Neural Networks，CNN）是 DL 的代表算法。

近年来，使用各种形式 AI 的研究呈指数级增长，应用遍及心血管医学的众多领域。在计算机视觉、图像处理和语音识别等领域广泛应用的深度学习，现已被应用于心电图的分析。AI 在医学的应用目前主要有两个方面，一是发现新的临床规律，二是促进精准医学发展。与传统的基于规则的计算机解释相比，结合 AI 的 ECG 分析具有更高的诊断准确性和工作效率。事实上，以数字化格式存储的 ECG 数据是 AI 学习的理想样本。AI 与 ECG 相结合孕育而出的算法，极大地扩展了计算机对大量 ECG 数据的处理能力，甚至找到了人眼看不到的特征，对特定疾病的诊断准确率也远超临床医师和心电专家。计算能力的提高和数据可用性的增长正在重塑心电图在现代医学中的角色，我们正在见证心电图学的新时代。

人工智能辅助的心电图主要是指将 AI 算法应用于 ECG 分析的技术，其目的是识别疾病、人群分类分层和临床决策支持。2018 年，Sengupta 等应用先进的信号处理和机器学习技术，对 188 例同时接受计算机断层扫描冠状动脉造影和超声心动图患者的 12 导联心电图进行左心室舒张功能障碍（Left Ventricular Diastolic Dysfunction，LVDD）的诊断。机器学习在经信号处理的 ECG 诊断 LVDD 方面表现出良好的敏感性（80%）和特异性（84%）。该研究是早期应用机器学习算法分析心电图的代表，通过机器学习从心电图中收集的信息量远超过任何视觉解释，扩展了 12 导联心电图的诊断潜力，但研究规模有限，机器学习在大型、复杂的数据集中的表现仍然未知。

早在 2017 年,由吴恩达领导的斯坦福大学机器学习小组发表的一篇论文,研发出了一种新的深度学习算法,分析心电图数据可以诊断 14 种类型的心律失常。2019 年,迎来了 AI-ECG 的研究热潮,美国梅奥诊所的 Attia 及团队建立了卓越的 AI 算法,可以在患者出现相关症状之前就揭露其心脏异常。Attia 博士的模型在理论验证上表现优异,但他仍致力于解决医疗 AI 从研究到实践的"最后一英里"问题。团队选出约 45 万张心电图,并使用其中 36 280 份正常节律心电图(3051 人患有房颤),分别给系统输入 10s 的上述心电图数据片段,将实验组分为房颤患者组和非房颤患者组。通过对 AI 进行测试,AI 能识别出房颤患者心电图与健康人群的细微差别,准确率高达 90%。

2021 年,美国 Cedars-Sinai 的 Smidt 心脏研究所内科医生和科学家研发了一种识别心脏病的检测工具,可以有效地识别和区分肥厚性心肌病和心脏淀粉样变性。对 Cedars-Sinai 和斯坦福医疗超声心动图实验室的 34 000 多个心脏超声视频使用该算法进行了测试,该算法可以识别出与心脏壁厚度和心腔大小相关的特定特征,不仅可以准确地区分正常与异常,还可以准确地区分可能存在的潜在威胁生命的心脏病。2022 年,英国利兹大学研究小组开发了一种人工智能系统,该系统通过深度学习算法训练,可通过分析视网膜扫描图像,识别出心脏病发作高风险患者,识别准确率在 70%~80%,可作为心血管疾病筛查的第二转诊机制。这些模型的良好诊断性能表明,基于 AI-ECG 算法对心肌病变的筛查是可行的,并且可能推广到其他少见或罕见的心脏病中。

中国电子科技大学 Wang Zhao 的研究团队研发了一种全新的心脏自动检测技术,该技术利用光学相干断层扫描(OCT)图像能自动检测心脏动脉中的斑块侵蚀,所提出的 AI 模型会根据原始图像来预测斑块可能被侵蚀区域,根据算法对初始预测进行细化,识别率高达 80%。研究人员使用 5553 张具有斑块侵蚀的临床 OCT 图像和 3224 幅没有斑块侵蚀的图像来测试他们的方法。实验结果显示,阳性预测值为 73%。研究人员表示,在未来,这种新方法可以帮助医生制定个性化的治疗策略。

尽管有许多方法技术解释了模型的结果,通过分析具体的参数和特征之间的权重来证实其正确性,强调了每一个预测结果最具区别的部分,但是我们还是不能确切地知道 ML 和 DL 为何就能够做出正确的决策。在医学领域中,疾病的诊断是有因果可循的,医生还是更加愿意相信自己多年的临床经验,从临床症状、直接的辅助检查来逻辑推理出正确的结果。因为没有生物学上的可靠依据,想要掌握推广 AI 技术也实属难事。尽管如此,人工智能正在改变心电图的应用前景,为心电诊断的发展提供了新的动力。

## 1.3.2 心电信号智能分析展望

使用神经网络的人工智能已经被应用于复杂的数字化数据中细微模式的识别,包括图像识别、自动驾驶汽车、语音识别、语言翻译、病理标本中的病变识别和乳房 X 光检查的自动检测等。与心脏病变过程相关的代谢和结构紊乱可能导致 ECG 变化,这些变化可以被适当训练的神经网络检测到。与通过临床病史、病历回顾或影像学检查获得的数据相比,用来开发人工智能模型的 ECG 数据非常容易获取,这会大大加速 AI-ECG 在临床中的应用,从而提高临床工作效率。AI-ECG 的应用可能会深刻地影响患者的临床诊疗,包括筛查、诊断、预测以及个性化治疗选择和监测。

人工智能带来了巨大的机遇,但同时也面临着质疑与挑战。第一,鉴于模型通常来自高质量的数据库,具有精心筛选的心电图和表型良好的患者,它们在现实世界中常规临床实践中获得的心电图的应用可能很差,需要对不同人群的外部有效性进行严格的评估。第二,神经网络的不可解释性问题也是非线性的,输入和输出数据之间的学习关联目前无法解释,这使得该模型成为一个"黑匣子",人类无法理解网络如何做出决定,这会影响模型的编辑和推广。第三,许多深度学习算法容易受到对抗性学习资料的影响,因此当算法检测到了人眼无法识别的错误模式时,最终可能会得到完全错误的结论。第四,AI-ECG 模型的开发需要大型数据集和多中心协作来进行训练、验证和测试,在这一过程中,大量患者数据的交换,可能威胁到患者敏感信息的安全。

人工智能辅助的心电图技术在心血管医学领域蓬勃发展,人工智能应用于心电图分析的能力已开始显现,在心电图诊断、心血管风险预测、临床决策支持或临床事件分析等多个方面潜力巨大。目前 AI-ECG 的研究仍处于初级阶段,不断增长的临床研究将决定这些 AI 工具的价值。与任何医疗工具一样,AI-ECG 必须经过审查、测试和验证,临床医师必须经过培训才能正确使用它。随着未来对这一技术更深入的研究和探索,人工智能或将深刻地影响心血管医学领域的临床诊疗。

## 1.4　准　备　知　识

本节将主要介绍心电信号处理相关准备知识,首先介绍信号处理基础知识,主要包括线性滤波、稀疏表示、凸优化算法,然后介绍心电信号分类的相关标准和分类评价指标,最后介绍传统的心电信号分类方法及深度学习相关基础理论。

### 1.4.1　信号处理基础

滤波即从连续或离散的输入数据中滤除噪声和干扰以提取有用信息的过程,相应的系统称为滤波器。滤波器按照所处理的信号可分为模拟滤波器和数字滤波器,模拟滤波器的结构比较复杂,改变滤波器的特性比较困难,且存在着相位移动等问题;数字滤波器利用数学运算的方法实现滤波,简单、方便,因而目前滤波处理广泛采用数字滤波方法。滤波器按所通过信号的频段分为高通滤波器、低通滤波器、带通滤波器、带阻滤波器等。根据滤波器的输出是否为输入的线性函数,可分为线性滤波器和非线性滤波器两种。非线性滤波的原始数据与滤波结果是一种逻辑关系,即用逻辑运算实现,如最大值滤波器、最小值滤波器、中值滤波器等。根据滤波器的系数是否随时间变化可分为时不变滤波器和时变滤波器。下面主要介绍线性时不变(Linear Time Invariant,LTI)滤波器。

根据滤波器的实现方式和设计思想可大致分为经典滤波器和现代滤波器。经典滤波器是根据傅里叶分析和变换设计的,它只允许一定频率范围内的信号成分通过,而阻止或抑制其他频率成分通过。经典滤波方法主要有低通滤波、高通滤波、带通滤波、带阻滤波和中值滤波等。现代滤波的设计思想和经典滤波截然不同,现代滤波是利用信号本身的随机特性,将信号及其噪声看成随机信号,通过利用其统计特征,估计出信号本身,从而得到比原始信号更高信噪比的信号。典型的现代滤波方法有卡尔曼滤波、维纳滤波、自适应滤波、小波变换和基于人工智能信号处理的滤波等。

### 1. LTI 滤波

LTI 滤波是指线性时不变滤波，其表示形式通常是以递归差分模型的形式存在。LTI 滤波适用于限制在一个已知频段的信号，而基于稀疏信号特性降噪则刚好适用于信号相对于已知变换的稀疏表示。由于 LTI 滤波最适用于已知频带范围内的信号，所以它基本上作为高通滤波器来截断低频分量。

线性相位滤波器可以有效地避免相位畸变对心脏周期内各种时间关系的影响。通过设计适当的离散时间滤波器，可以使该方法更加有效。特别是，基于带状矩阵的形式来描述有限长度的零相位、非因果递归滤波器，可以将 LTI 滤波器设计转化为稀疏优化的问题。通过将滤波器设计为稀疏带状矩阵的形式来简化运算的复杂性，进而使得算法运算效率更高。鉴于此，基于稀疏带状矩阵 $H$ 设计高通滤波器，基于稀疏带状矩阵 $L$ 设计低通滤波器，这两个滤波器都是零相位、非因果递归滤波器，这就意味着滤波稀疏矩阵 $H$ 和 $L$ 具有特定的零相位属性，并且在滤波过程中不会导致信号峰值位置发生偏移。滤波器主要由两个参数决定，即参与滤波的阶数 $2d$ 和滤波截止频率 $f_c$。

高通滤波器 $H$ 可表示为

$$H = B^{-1}A \tag{1-1}$$

式中，$A$、$B$ 表示两个经过卷积运算后的稀疏带状矩阵。作为卷积矩阵，$A$、$B$ 表示线性时不变（LTI）系统，高通滤波器 $H$ 的表现形式为 LTI 系统的级联。

### 2. 零相位滤波器

在图像或者信号处理中，由于输入/输出信号的延时会出现图像或信号的局部相位移动问题，进而造成所得到信号的失真。零相位滤波器（Zero-Phase Filters）可以使整个系统过程保持零相位的特性，有效地解决滤波过程中造成的相移问题，进而得到精确的信号，避免不必要的失真。

如果频率响应是实值，或者说时间脉冲响应是对称的，则说明滤波器满足零相位条件。零相位的性质意味着其相应构成的稀疏矩阵也具有相应的特殊性质。可以注意到，对于有限长度的信号，时间对称性表明滤波器的后向行为应该与前向行为相同。也就是说，将过滤器应用到相反的形式，然后反转滤波器输出，应该与将过滤器直接应用的数据相同。通过使用差分方程可以将一个零相位滤波器进行数学化的表示。

一个零相位、非因果递归高通滤波器可以通过差分方程表现为

$$j_1 y(n+1) + j_0 y(n) + j_1 y(n-1) = -x(n+1) + 2x(n) - x(n-1) \tag{1-2}$$

通过矩阵的形式可以定义实现为：$y = A^{-1}Bx$，这里矩阵 $B$ 的构造形式为

$$B = \begin{bmatrix} -1 & 2 & -1 & & & \\ & -1 & 2 & -1 & & \\ & & -1 & 2 & -1 & \\ & & & -1 & 2 & -1 \\ & & & & -1 & 2 & -1 \end{bmatrix} \tag{1-3}$$

这里，$B$ 是一个 $(N-2) \times N$ 的带状差分矩阵，$N$ 的具体数值由输入的 $x$ 信号长度决定。因此式（1-2）的传递函数可以表示为

$$H(z) = \frac{B(z)}{A(z)} = \frac{-z + 2 - z^{-1}}{j_1 z + j_0 + j_1 z^{-1}} \tag{1-4}$$

对于其高通滤波器,其奈奎斯特增益的系数应该满足 $j_0 - 2j_1 = 4$,则其相对的频率响应可以表示为

$$H(\mathrm{e}^{j\omega}) = \frac{2 - 2\cos\omega}{j_0 + (j_0 - 4)\cos\omega} \tag{1-5}$$

其频率响应脉冲响应如图 1-4 所示。

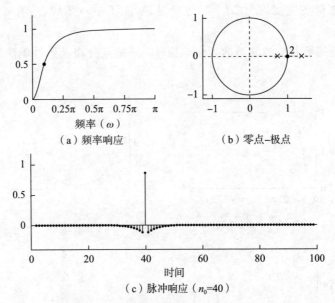

（a）频率响应　　　　　　　　（b）零点–极点

（c）脉冲响应（$n_0 = 40$）

**图 1-4　零相位滤波器频率响应、零点-极点分布及脉冲响应图**

### 3. 高阶高通滤波器

若考虑到高阶高通滤波（Higer-order High-pass Filter）,则式(1-4)的传递函数可以进一步写为

$$H(z) = \frac{(-z + 2 - z^{-1})^d}{(-z + 2 - z^{-1})^d + \beta(z + 2 + z^{-1})} \tag{1-6}$$

滤波器 $H(z)$ 在 $z = 1$ 处有一个 $2d$ 阶零点,其中 $d$ 为滤波的阶数。所以频率响应 $H(z)$ 在 $\omega = 0$ 处为 0,因为它是二阶导数。进而,$H(z)$ 也可以进一步写为

$$H(z) = 1 - \frac{\beta(z + 2 + z^{-1})^d}{(-z + 2 - z^{-1})^d + \beta(z + 2 + z^{-1})} \tag{1-7}$$

此高通高阶滤波器 $H(z)$ 在式(1-6)中通过滤波阶数 $d$（$d$ 为正整数）以及参数 $\beta$ 进行定义。设置参数 $\beta$,使频率响应具有指定的截止频率 $\omega_c$,将截止频率处的增益设为 $1/2$,则有 $H(\mathrm{e}^{j\omega}) = 1/2$,给出方程即为

$$\frac{(1 - \cos\omega_c)^d}{(1 - \cos\omega_c)^d + \beta(1 + \cos\omega_c)^d} = \frac{1}{2} \tag{1-8}$$

对于式(1-6)中 $\beta$ 赋值如下:

$$\beta = \left(\frac{1 - \cos\omega_c}{1 + \cos\omega_c}\right)^d \tag{1-9}$$

在滤波中,由于低通滤波的传递函数可通过高通滤波表示为 $L(z) = 1 - H(z)$,因此其低通滤波的传递函数可以写为

$$L(z) = \frac{\beta(-z + 2 - z^{-1})^d}{(-z + 2 - z^{-1})^d + \beta(z + 2 + z^{-1})^d} \tag{1-10}$$

式(1-6)所示的零相位高通滤波器可以通过稀疏矩阵 $y = A^{-1}Bx$ 的方式设置,方法如下:

(1) $B$ 是一个 $(N - 2d) \times N$ 的带状矩阵;

(2) $A$ 是一个 $(N - 2d) \times (N - 2d)$ 的矩阵对称带状矩阵;

(3) $A$ 和 $B$ 矩阵的宽度均为 $2d + 1$,也就是说,除了主对角线,还有 $d$ 条对角线在主对角线上下。

高阶高通和低通零相位滤波器的频率响应、零点-极点分布及脉冲响应图如图 1-5、图 1-6 所示。

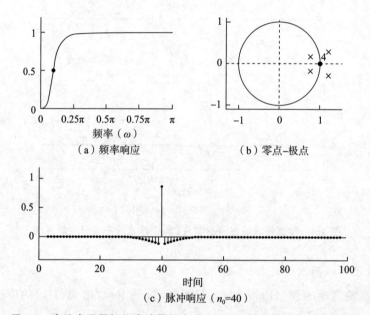

（a）频率响应 （b）零点-极点

（c）脉冲响应（$n_0 = 40$）

**图 1-5 高阶高通零相位滤波器频率响应、零点-极点分布及脉冲响应图**

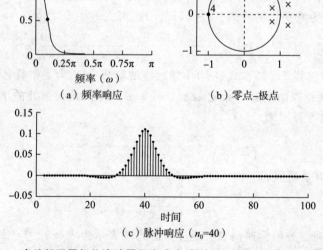

（a）频率响应 （b）零点-极点

（c）脉冲响应（$n_0 = 40$）

**图 1-6 高阶低通零相位滤波器频率响应、零点-极点分布图及脉冲响应图**

### 4. 稀疏表示

自然界中的一段信号都承载着大量的信息,要想从中获取到关键的特征信息就如同大海捞针一般,而稀疏表示则为捞这根针提供了一个可行的途径。稀疏表示的目的是在冗余的超完备字典中找到最稀疏的原子组合,而此原子组合便是原始信息特征的根本表现。其理论可以追溯到 1996 年 *Nature* 期刊上的一篇文章所描述的最大化稀疏编码假设,成功地解释了动物视觉神经细胞对外界信息的处理逻辑。在此之后,稀疏表示理论不断发展完善,并逐步成为信号或图像处理、目标识别和压缩感知等各个领域的研究热点。

### 5. 范数及稀疏性

在介绍稀疏降噪开始之前,先介绍与稀疏降噪息息相关的范数。首先,假设有一个 $n$ 维向量 $v = [v_1, v_2, \cdots, v_n]$,而向量 $v$ 的 $p$-norm 或者叫 $\ell_p$-norm($1 \leqslant p \leqslant \infty$)可以定义为

$$\|v\|_p = \left[ \sum_{i=1}^{n} |v_i|^p \right]^{1/p} \tag{1-11}$$

当 $p = 1$ 时,称为 $\ell_1$-norm(L1 范数),表示向量 $v$ 中各元素绝对值的和。

当 $p = 2$ 时,称为 $\ell_2$-norm(L2 范数)或者称为欧几里得范数,表示向量 $v$ 中各元素平方和的开方。

范数还有两种特殊情况,即当 $p = 0$ 和 $p = \infty$ 时。当 $p = 0$ 时,称为 $\ell_0$-norm(L0 范数),表示向量 $v$ 中非零元素的个数。其中"0"的含义并不是表示当 $p = 0$ 时,而是当 $p$ 无限接近于 0 的情况,即

$$\|v\|_0 = \lim_{p \to 0} \|v\|_p^p = \lim_{p \to 0} \sum_{i=1}^{n} |v_i|^p \tag{1-12}$$

一个向量 $v$ 的稀疏性总是和 $\ell_0$-norm 相关,当向量中 0 越多,向量就越稀疏。当 $p = \infty$ 时,称为 $\ell_\infty$-norm(无穷范数),表示向量 $v$ 中绝对值最大的元素:

$$\|v\|_\infty = \max_{i=1,2,\cdots,n} |v_i| \tag{1-13}$$

为了更加直观地展示不同的范数,图 1-7 展示了二维空间中不同范数的几何解释,其中作图依据如下:

$$\|x\|_p = (|x_1|^p + |x_2|^p)^{1/p} = 1 \tag{1-14}$$

图中 1-7(a)~(e)分别表示 $\ell_0$-norm、$\ell_p$-norm($0 < p < 1$)、$\ell_1$-norm、$\ell_2$-norm、$\ell_\infty$-norm。通过不同范数在二维空间的几何解释图能够更好地呈现不同范数的特征,以及解释其与稀疏性之间的关系。

### 6. 稀疏矩阵

信号的稀疏表示是过去 20 多年来信号处理领域一个非常有趣的研究领域。信号稀疏表示的目的是在给定的超完备字典中使用尽可能少的原子来表示信号,以便更简捷地获得信号的表示形式,这使我们更容易获得信号中包含的信息,并且更便于信号的进一步处理,例如压缩和编码。而稀疏矩阵运算则是对信号稀疏描述不错的形式。

在矩阵运算中,包含着大量零元素的数值,但在实际运算过程中,这些零元素的数值没有任何用处,这些零元素的值仍然会占据存储空间,使得在数据处理运算过程中会消耗大量不必要的时间,降低了运算效率。

在矩阵中,如果数值为 0 的元素个数远远多于非零元素且分布无规律时,则称该矩阵为

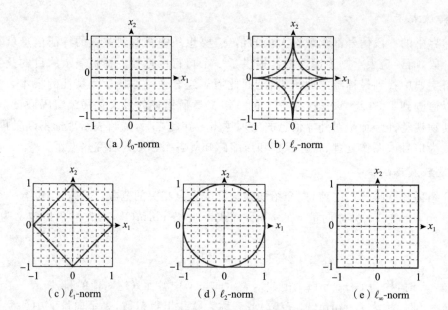

图 1-7　$p$ 取值不同时,各范数的几何表示

稀疏矩阵(式(1-15))。通过稀疏矩阵(式(1-15))的稀疏表示可以充分利用数据含有的信息,去掉冗杂的数据信息,达到最大化利用数据,降低数据的复杂度,进而提升算法的运算效率。稀疏矩阵(式(1-15))对于降噪问题有极大的帮助。

$$
\boldsymbol{D} = \begin{bmatrix} 1 & 1 & & & \\ & 1 & 1 & & \\ & & \ddots & \ddots & \\ & & & 1 & 1 \end{bmatrix} \tag{1-15}
$$

**1)带状稀疏矩阵**

带状稀疏矩阵是指在矩阵中,所有的非零元素都集中在以主对角线为中心的带状区域内,其余矩阵元素值均为 0。矩阵表示形如下:

$$
\boldsymbol{D} = \begin{bmatrix} 1 & 1 & & & \\ -1 & 1 & & & \\ & & \ddots & \ddots & \\ & & & 1 & 1 \end{bmatrix} \tag{1-16}
$$

从计算角度来看,处理这类稀疏带状矩阵总是优于处理类似维数矩阵。一个带状矩阵的复杂度可以类比一个矩形矩阵,它的行维数等于矩阵的带宽,因此,执行乘法等相关的操作所涉及的工作量会显著减少,通常,会在计算时间和复杂性方面节省大量的时间。

**2)差分稀疏矩阵**

差分矩阵是指在矩阵中,一行或一列元素与上一行或上一列所对应元素的差值,依次排在上一行元素所在的位置。矩阵元素的差分可以分为行差分和列差分,其中矩阵的第一行或第一列不做差分运算。

例如,一个矩阵的一阶差分运算可以表示为

$$D = \begin{bmatrix} -1 & 1 & & & \\ & -1 & 1 & & \\ & & \ddots & \ddots & \\ & & & -1 & 1 \end{bmatrix} \tag{1-17}$$

其二阶差分矩阵可以表示为

$$D_2 = \begin{bmatrix} 1 & 1 & & & 2 \\ & -1 & 1 & & \\ & & \ddots & \ddots & \\ & & & -1 & 2 \end{bmatrix} \tag{1-18}$$

更高阶的差分矩阵,以此类推。

### 7. 凸优化算法

凸优化也称为凸最小化、凸最优化。它是一种基于数学的优化算法,是数学最优化理论的一个子领域。凸优化主要研究定义于凸集合中的凸函数最小化的问题,通常凸优化的定义要求目标函数在可行域内被最小化。对于凸优化问题,其局部最优解就是全局最优解。很多非凸优化问题都可以被等价地转化为凸优化问题或者近似凸优化问题。当一个问题被归结为凸优化问题时,则基本可以确定该问题可求解。

凸优化作为一种数学最优化算法,目前已经应用于很多科学领域及人们的日常生活中。例如通信和网络技术,可以利用凸优化的算法寻求最小网络传播功率消耗,在金融领域也有广泛的应用。在信号处理领域,将相关问题构造成凸优化问题进行信号处理,从而可以迅速找到最优解。

### 8. 优化最小化算法

优化最小化(Majorization-Minimization,MM)算法是一种利用函数的凸性求其最小值的迭代优化方法。这个算法具有强大的迭代过程,用于优化非凸优化函数,其原理是优化函数上的一个界限序列。

在优化问题中,一个复杂的最小化问题可以通过优化最小化算法被替代成一系列简单的问题。例如求一个凸函数 $F(x)$ 的最小值,通过 MM 算法可迭代分解为

$$x^{(k+1)} = \arg \min_x G(x, x^{(k)}) \tag{1-19}$$

式中,$k \geqslant 0$,表示迭代次数。MM 算法要求每次迭代都有主函数 $F(x)$ 中的凸函数 $G(x, v)$ 与 $F(x)$ 在 $x = v$ 处重合,也就是说

$$\begin{cases} G(x, v) \geqslant F(x) \\ G(v, v) = F(v) \end{cases} \tag{1-20}$$

在一定的条件下,初始化为 $x^{(0)}$,MM 算法不断更新直至 $F(x)$ 达到最小值,从而得到序列 $x^{(k)}$。

### 9. 全变分降噪算法

全变分降噪(Total Variation Denoising,TVD)算法主要应用于图像处理降噪,以及信号恢复、重构和反褶积等方面。它是一种非常适合于高斯白噪声中分段常数信号估计的非线性滤波方法,同时是基于稀疏信号模型降噪方法的典型。它是由一个包含二次数据保真项和一个不可微凸惩罚项的凸代价函数的最小化来定义的,其惩罚项是一个线性算子和一

个 L1 范数的复合项。当信号及其差分信号是稀疏时,可以有效地抑制信号中的噪声,可视为一个包含二次数据保真项的凸优化问题。

全变分降噪主要是指从一个有噪声的观测中对一个具有稀疏特性信号的估计问题。其模型可以建立为

$$y = x + \omega \tag{1-21}$$

式中,$y$ 为观测到带有噪声的信号;$x$ 为原始干净的信号;$\omega$ 为噪声信号。众所周知,L1 范数是凸稀疏的代表。因此,将稀疏降噪问题归结为数据保真度下 L1 范数的最小化问题是可行的。对于离散时间数据,导数最简单的近似是一阶差分,因此考虑最小化 $\|\boldsymbol{D}x\|_1$。假设 $N$ 个数据信号在高斯白噪声中存在的方差为 $\sigma^2$,则考虑到适合的数据可靠性约束为 $\|y-x\|_2^2 \leqslant N\sigma^2$,这样,可以将 $x$ 的估计表示为基于 L1 范数的约束优化问题:

$$\begin{cases} \arg\min_x \|\boldsymbol{D}x\|_1 \\ such\ as\ \|y-x\|_2^2 \leqslant N\sigma^2 \end{cases} \tag{1-22}$$

对于式(1-22)的问题等价,使用参数 $\lambda$ 优化问题则可变为等价无约束问题:

$$\arg\min_x \left\{ \frac{1}{2}\|y-x\|_2^2 + \lambda\|\boldsymbol{D}x\|_1 \right\} \tag{1-23}$$

式(1-22)和式(1-23)是全变分降噪(TVD)问题的两种不同形式的表现。其中式(1-23)这种无约束的形式比式(1-22)具有约束的形式更常用。

同时,增加参数会使解更接近分段常数。用其他的导数近似代替一阶差分,可以实现稀疏导数降噪。全变分的概念在许多方面得到了进一步的推广,使之对更广泛的信号类别有效。

## 1.4.2 心电分类相关定义和分类评估指标

### 1. 心电分类相关定义

根据美国医疗仪器促进协会(Association for the Advancement of Medical Instrumentation, AAMI)制定的医疗器械 ANSI/AAMI EC57:2012 标准,将心律失常分为正常(Normal,N)、心室异位搏动(Ventricular Ectopic Heartbeat,V)、起搏融合搏动(Fusion Heartbeat,F)、室上性异位搏动(Supraventricular Ectopic Heartbeat or Premature Heartbeat,S)和未知分类的搏动或不在上述四类范围内的心跳(Unknown Heartbeat,Q)五类。此标准作为本研究分类方法评估标准。表 1-1 为 MIT-BIH 数据库中的心电信号(ECG)分类类型。

**表 1-1 MIT-BIH 数据库中 ECG 类型**

| 类别 | 心 跳 类 型 |
|---|---|
| N | 正常心跳(NOR)、左束支传导阻滞(LBBB)、右束支传导阻滞(RBBB)、心房逸博(AE)、结点(交界处)逸博(NE) |
| V | 室性早搏(PVC)、室性逸搏(VE) |
| F | 心室和正常融合(FVN) |
| S | 房性早搏(AP)、异常房性早搏(AaP)、结节性(交叉性)早搏(NP)、室上性早搏(SP) |
| Q | 起搏(/)、起搏与正常融合(FPN)、未分类(U)、未定(?) |

CPSC-2018 是中国生理信号挑战赛 2018 年发布的比赛数据库,旨在为生理信号分析提供一个开源数据和算法平台,从而推动中国心血管疾病检测与预测的开源研究模式。其包含 6877 组心电信号(女:3178,男:3699),采样率为 500Hz,持续 6～60s。数据库包括 9 种心电异常类型,具体包括窦性心律(Sinus Rhythm,SR)、心房颤动(Atrial Fibrillation,AF)、一度房室传导阻滞(First-degree Atrioventricular Block,I°AVB)、左束支阻滞(Left Bundle Brunch Block,LBBB)、右束支阻滞(Right Bundle Brunch Block,RBBB)、房性早搏(Premature Atrial Contraction,PAC)、室性早搏(Premature Ventricular Contraction,PVC)、ST 段压低(ST-segment Depression,STD)、ST 段抬高(ST-Segment Elevated,STE)。

### 2. 心电分类评估指标

AAMI 还规定了心律失常分类检测算法的评估标准,包括算法准确率的计算方法(混淆矩阵),以及准确率(Acc)、灵敏度(Sen)、真阳性率(Ppr)等作为衡量分类器分类性能的参数。通过混淆矩阵计算各个参数。AAMI 标准中指出 Q 类分类的准确率仅供参考,而 u、x、o 类不是真正的心电节拍,因此最终衡量分类算法的评价指标是 N、S、V、F 类的心电节拍的 Acc、Sen、Ppr 以及 $F_1$-Score。

Acc 是所有分类问题中最常用的指标,是指分类任务中正确预测的 ECG 样本数量占总样本的比例。

$$Acc = \frac{TP+TN}{TP+TN+FP+FN} \times 100\% \tag{1-24}$$

Sen 表示检测到的真阳性心拍与实际阳性心拍的比率,它只处理阳性心拍。

$$Sen = \frac{TP}{TP+FN} \times 100\% \tag{1-25}$$

Ppr 表示所有被检测为阳性心拍中,检测正确的阳性心拍所占比例。

$$Ppr = \frac{TP}{TP+FP} \times 100\% \tag{1-26}$$

$F_1$-Score 是综合考虑精确率和召回率的一项指标,用于反映模型整体的效果。

$$F_1 = \frac{2 \times Sen \times Ppr}{Sen + Ppr} \times 100\%$$

上述四个评价指标中,假阳性(FP)是分类错误的心拍数,例如,心拍分类结果是 V、F 或 S 类,而实际是 N 类。假阴性(FN)是分类在不同类别中的一类心拍数,也是对样本的错误分类。真阳性(TP)是分类正确的某一类心拍数。真阴性(TN)是不属于其中某一类并且分类后没有归为此类的心拍数。灵敏度(Sen)表示算法对疾病的检测效果,Sen 越高,说明算法的漏诊率越低。

## 1.4.3　分类方法

### 1. 支持向量机

在许多方法中,支持向量机(SVM)具有对应学习方法的监督模型,大多用于数据的分类、回归分析(图 1-8)。在确定数据训练集后,在训练集中的每个样本都会有一个标签,则 SVM 方法将构建模型,模型对一个新的样本进行测试,会对新样本标记标签。SVM 是将数据集中的样本表示为空间中的点并进行映射,以使各个标签的样本被最大限度宽的间隙分开。然后,把新样本映射到相同的空间,并根据它们落入的间隙的侧面来分类属于一个标签。

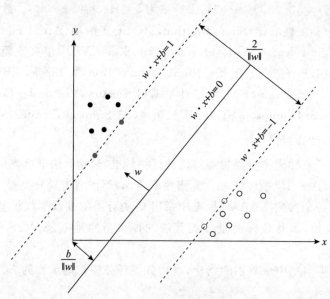

**图 1-8   支持向量机示意图**

支持向量机的核心思想就是找这样一个超平面,能够将两个不同类别的样本划分开来,分离超平面由如下的线性方程表示:

$$\boldsymbol{w}^\mathrm{T}\boldsymbol{x} + \boldsymbol{b} = 0 \tag{1-27}$$

式中,$\boldsymbol{w} = [w_1, w_2, \cdots, w_N]$表示法向量,决定超平面的方向;$\boldsymbol{b}$为偏移项,决定超平面与原点之间的距离。寻找最大间隔的超平面,等价于寻找参数 $\boldsymbol{w}$ 和 $\boldsymbol{b}$,满足如下的约束条件:

$$\min \frac{1}{2}\|\boldsymbol{w}\|_2^2 \quad \mathrm{s.\,t.} \quad y_i(\boldsymbol{w}^\mathrm{T}\boldsymbol{x} + \boldsymbol{b}) \geqslant 1 \tag{1-28}$$

对于线性可分的数据集来说,这样的超平面有无穷多个,但是几何间隔最大的分离超平面却是唯一的。对于线性不可分的数据集,我们无法找到这样一个如下式的超平面将不同类型的样本分割,但允许在分割的时候出现少量误差。

$$\begin{cases} \min\left(\dfrac{1}{2}\|\boldsymbol{w}\|_2^2 + k\displaystyle\sum_{i=1}^{n}\eta_i\right) \\ \mathrm{s.\,t.} \quad y_i(\boldsymbol{w}^\mathrm{T}\boldsymbol{x} + \boldsymbol{b}) \geqslant 1 - \eta_i, \quad \eta_i \geqslant 0, i = 1, 2, \cdots, m \end{cases} \tag{1-29}$$

式中,参数 $k > 0$;$\eta_i$ 为松弛变量,该分类器称为软间隔分类器。

**2. 随机森林**

随机森林是在决策树的基础上发展而来的。从开始的数据中任意选择 $n$ 个训练子集,然后根据相应的算法形成 $n$ 个决策树,从而成为随机森林。随机生成训练子集的分类结果,是按 $n$ 个决策树的分类结果统一生成的,如图 1-9 所示为随机森林流程。

随机森林的实质就是用一种随机取样的方式构建森林来进行分类,通过这种方法形成许多决策树,其中任意两个决策树之间没有一点联系。当一个新的样本需要分类时,通过森林中的每一个决策树进行分类,将分类的结果汇总到一起。

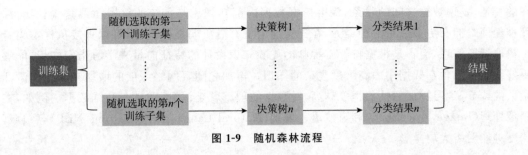

图 1-9　随机森林流程

#### 3. k-近邻算法

$k$-近邻（$k$-Nearest Neighbor，$k$-NN）算法既可以做分类也可以做回归，这里只讨论分类问题中的 $k$-近邻。假设给定一个训练数据集，其中的实例类别已定，即样本集中每一个数据与所属分类的对应关系。输入没有标签的新数据后，在训练好的数据集中找到与新数据最邻近的 $k$ 个实例，这 $k$ 个实例的多数属于哪一个类别，就把该输入实例分入这个类别（图 1-10）。这是利用多数表决的方式进行预测的。

$k$-近邻的三要素为距离的度量、$k$ 的取值和决策规则。

（1）距离的度量：我们已经知道 $k$-近邻算法把输入特征与训练集特征进行比较，然后提取样本集中特征最相似的 $k$ 个数据的分类标签。那么，如何进行比较呢？答案是距离度量。常用的距离度量方法是欧氏距离，二维平面上两点 $(x_1,y_1)$ 和 $(x_2,y_2)$ 之间欧氏距离的计算公式如下：

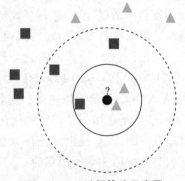

图 1-10　$k$-近邻算法示意图

$$d = \sqrt{(x_1 - x_2)^2 + (y_1 - y_2)^2} \tag{1-30}$$

（2）$k$ 的取值：如何判断图 1-10 中未知形状的圆形属于哪一类？如果 $k$ 取 3，圆形标志点的 3 个邻居在实线圆里，有 2 个三角形和 1 个正方形，按多数表决法，圆形标志点属于三角形类。如果 $k$ 取 5，虚线圈的 5 个邻居在虚线的圆里，有 2 个三角形和 3 个正方形，按多数表决法，圆形圈圈属于正方形类。

由此可见，$k$ 的取值会对模型的分类结果产生重大影响。若 $k$ 取值比较小，也就是用较小的邻域来对实例进行预测，所以对邻近的训练实例依赖性比较大、比较敏感，如果邻近的训练实例有误，预测就会出错。$k$ 比较小的情况下，等价于模型复杂度比较高的情况容易发生过拟合，在预测中近似误差会减小，估计误差会增大。若 $k$ 的取值比较大，虽然减少了学习的估计误差，但近似误差也增大了，与实例（较远）相似的训练实例也会对其类别有影响，使预测发生错误。$k$ 比较大的情况下，等价于模型复杂度比较低的情况。一般通过交叉验证来得到最优 $k$ 值，通常 $k$ 是不大于 20 的奇数，因为如果取偶数，两类的点的数量打成平手了不好分类。

（3）决策规则：分类往往是多数表决，即由输入实例的 $k$ 个邻近的训练实例中的多数类决定待测实例的类。

### 1.4.4　深度学习基础理论

深度神经网络作为一类能够通用的机器学习模型，能够主动从大量数据中学习数据内在的特征,发现数据之间的联系,深度挖掘数据内部知识。与传统的机器学习算法相比,深度神经网络拥有更多数量的神经元,在运算能力上有着更明显的优势,可以直接从样本集合中提取特征信息,而不是根据特征工程师的先验知识设计的特征向量来学习指定知识,能够更好地学习包含在数据中的高维度复杂的知识。再加之随着网络深度的增加和非线性激活函数的调节,学习特征的抽象程度越高,对数据的理解就越深刻,尤其是高维数据。例如,在图像处理(Image Processing)和自然语言处理(Natural Language Processing,NLP)等领域,深度神经网络大放异彩。

### 1. 卷积神经网络

作为深度学习的代表算法之一,卷积神经网络被应用于计算机视觉、自然语言处理等领域。LeNet-5 模型是一种多层卷积神经网络,虽然一共只有 7 层,但是其使用网络设计结构却为后来神经网络的开发提供了新思路。开发 LeNet-5 模型是用于手写字符的识别,通过合理堆叠网络层,可以非常高效地利用图像的结构信息,并使用反向传播算法训练模型,使得模型可以有效提取出原始图像特征。随着神经网络的不断发展,为了挖掘数据中更深更广的表征信息,一个典型的趋势便是网络层数越变越深。例如,2014 年提出的 VGGNet 有19 层网络结构,GoogleNet 有 22 层网络结构,而 2015 年提出的 ResNet 拥有 152 层网络结构,是 VGGNet 的 8 倍之多。随着网络深度的不断增加,网络可以学习到训练数据更深层次的特征,但是也增加了网络的优化难度和计算复杂度,也可能会导致模型过拟合。为了解决过拟合问题,人们提出了各种方法,比如批标准化处理(Batch Normalization)、Dropout 等。下面将介绍第 3 章所用到的 CNN 网络基本架构。

### 2. 卷积神经网络主要组成架构

迄今为止,卷积神经网络发展出非常多的变体,但是其最基本的组织框架却没有改变。手写字体识别模型 LeNet-5 是最早的卷积神经网络之一,也是最具有开创意义的网络架构。LeNet-5 由卷积层(Convolutional Layers)、池化层(Pooling Layers)和全连接层(Full-Connected Layers)这三种基本结构组合而成,这种结构可以称为最经典的 CNN 架构。下面将根据 LeNet-5 的架构流程图对 CNN 进行介绍(图 1-11)。

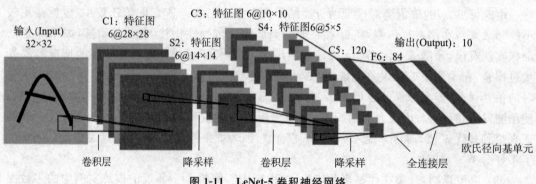

**图 1-11 LeNet-5 卷积神经网络**

卷积层是 CNN 中的核心构建块。卷积层由多个卷积滤波器组成,用来计算不同的特征图,目的是学习输入数据各个方面的特征表示。特征图(Feature Map)的计算简单来讲分为两步,第一步是卷积,即卷积核与输入计算卷积结果;第二步是激活,即使用激活函数处理上一步的卷积结果。数学上，位于网络第 $l$ 层中第 $k$ 个特征图在 $(i,j)$ 处的特征值 $a_{i,j,k}^l$ 的计算公式为

$$a_{i,j,k}^l = f\{(w_k^l)^{\mathrm{T}} x_{i,j}^l + b_k^l\} \tag{1-31}$$

式中，$w_k^l$、$b_k^l$ 分别是第 $l$ 层的第 $k$ 个滤波器的权重向量（Weight Vector）和偏置项（Bias Term），$x_{i,j}^l$ 表示第 $l$ 层的以 $(i,j)$ 为中心的一个批量数据，$f()$ 表示激活函数。激活函数根据属性大致可以划分为线性和非线性，实际使用中多采用非线性激活。因为现实生活中产生的真实数据大多具有非线性分布的特征，而神经网络模型中仅仅使卷积等线性运算将无法学习到非线性数据特征。所以，针对此问题，专家学者开发出了诸如 Sigmoid、Tanh、ReLU 等非线性激活函数用于卷积神经网络，具体函数表示如下：

$$\begin{cases} \text{Sigmoid：} f(x) = \dfrac{1}{1+\mathrm{e}^{-x}} \\[2mm] \text{Tanh：} f(x) = \dfrac{1-\mathrm{e}^{-2x}}{1+\mathrm{e}^{-2x}} \\[2mm] \text{ReLU：} f(x) = \max(0,x) \end{cases} \tag{1-32}$$

通过图 1-11 可以看到，输入经过了卷积层之后进入降采样步骤，这里的降采样便是池化层。池化层主要有两个作用，第一是保存数据的主要特征信息，第二是减小数据维度。其中均值池化（Mean Pooling）、最大池化（Max Pooling）这两种作用于非重叠区的池化操作最为常见。顾名思义，均值池化是对选取的邻域范围内的数据求平均值，其目的是防止在某些区域中由于数值过大而导致估计值方差过大的情况。在图像领域，经过均值池化之后可以减小数据量的同时有效保留图像背景信息。如果想要提取纹理信息，则需要使用最大池化，因为其计算的是邻域范围内数据的最大值，其目的是防止由于模型参数误差导致估计均值偏移。池化操作的主要功能是减小特征图的尺寸从而减少运算量，加速学习，并在一定程度上防止过拟合。但在有些情况下，卷积神经网络中并不需要池化层。针对一维信号，平均池化就相当于低通滤波，而最大池化也有相似的功能，都是过滤掉一些高频信息，而保留突出的低频特征。这种特性在某些情况下并不会带来性能的提升，比如在第 4 章中需要进行的 ECG 信号 QRS 波识别任务，使用池化操作将信号降维，反而会丢失信息导致效果下降。因此，在第 4 章设计模型架构时舍弃了池化层。

LeNet-5 架构中的全连接层通常是 CNN 结构中的最后一级，在有些情况下，全连接层可以被 1×1 的卷积所替代。全连接层的作用其实是将前面多次卷积、池化等操作提取到的高度抽象化的特征进行整合，然后通过归一化处理并根据类别需求生成一个预测概率，最后将此概率传给其后的判别器运算得到分类结果。

模型的尾部是输出层，对于分类任务也叫作 Softmax 层。在多分类任务中最常见的分类器便是使用 Softmax 函数，其相当于可用于二分类任务中的 Sigmoid 函数在多元条件中的扩展。当然，还可以使用其他具有分类功能的方法来替代 Softmax 函数。在建立好神经网络之后，便需要选取合适的损失函数来衡量模型好坏，常见的分类模型会使用交叉熵损失函数，而拟合预测类模型则会使用均方根误差、欧氏距离等损失函数。一般情况下，通过随机梯度下降法来优化网络参数，不断将损失函数往最小化方向发展，从而得到理想的神经网络。

### 3. Batch Normalization 与 Dropout 操作

前面介绍了卷积神经网络中常见的组成部分及其特性，同时也了解到网络模型随着网

络层数的加深与模型参数的增加,优化难度与训练时间也会随之加大,同时也会更容易遇到过拟合问题。第 4 章用于 QRS 波群识别的 CNN 架构达到了 11 层并且去掉了池化层操作,那么如何防止过拟合以及加快模型训练时间便成了需要解决的问题。所以,针对以上问题,Batch Normalization(BN)与 Dropout 操作引入了模型,下面将对其进行简单介绍。

在深度神经网络的训练中经常会出现 Internal Convariate Shift(ICS)现象,其定义为在深层网络训练过程中,模型节点中数据分布因为训练过程中参数变化而产生改变的过程。通俗来讲,在深度网络中,底层网络中微弱的参数变化通过层层参数运算传递到上层网络时,往往会发生很大的变化,这就迫使上层网络需要不断调整来应对数据分布改变,从而增加训练难度和训练时间。也就是说,每一层的参数更新会导致上层的输入数据分布发生变化,所以固定数据分布便可以缓解 ICS 问题。2015 年由 Google 提出的 BN 方法的核心思想就是对网络训练时的一个 mini-batch 的数据的均值和方差进行规范化,使得输入到网络中每一层的数据分布都是在相同范围内,其计算公式如下:

$$BN^{\ell} = \frac{x_i^{\ell} - \mu(x^{\ell})}{\sqrt{\sigma^2(x^{\ell})}}$$ (1-33)

式中,$\mu(x^{\ell})$ 与 $\sigma^2(x^{\ell})$ 分别表示第 $l$ 层的输入数据 $x$ 的均值和方差。每层使用 BN 之后,相当于降低了每层网络之间的耦合性,使得每层网络可以独立学习,从而提高了整体模型的训练速度。

目前 Dropout 是一种常用的预防过拟合的方法。过拟合在神经网络训练过程最为常见,例如在预测分类模型中,模型在训练集中有着非常高的预测精度和极小的损失,但是在测试集中则出现了损失大、预测精度低的问题,这就是过拟合的具体表现。为了解决过拟合问题,学术界有非常多的研究,其中将多种不同神经网络模型集成在一起,不同的模型学习数据不同的特征分布,并通过特征融合来进行模型决策的方法非常有效。但是,训练和测试多个模型非常费时费力。为此 Dropout 应运而生,其相当于一个轻量型的模型集成方法,能够实现指数级数量神经网络的训练与评测,从而达到防止过拟合的目的。Dropout 的定义是指在模型训练过程中,在每个训练批次(Epoch)中,以一定的概率随机地忽略一些神经元节点。具体来讲,在每个训练批次中,Dropout 根据一定的概率舍弃部分神经节点,这就相当于在每次训练过程中训练的都是不同结构的网络模型。Dropout 的参数主要是抛弃概率 $p$,其在神经网络中指当前神经元节点的激活值被暂时抛弃的概率为 $p$ 如图 1-12 所示。假

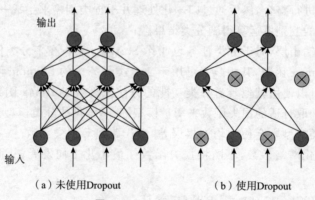

输出

输入

(a) 未使用Dropout　　　　　　(b) 使用Dropout

图 1-12　Dropout 示意图

想在某一层中拥有 $N$ 个神经节点,在使用 Dropout 之后,一个网络相当于 $2^N$ 个模型的集成。这就相当于将原始模型拆分成了 $2^N$ 个子网络,模型的网络层数和整体参数量不变,同时在训练过程中可以共享部分权值,这样就可以大幅简化计算复杂度。同时在训练过程中,每次都是随机的神经元组合,这样会大大降低模型中所有神经元之间的耦合性,从而达到减轻过拟合风险的目的。

**4. 卷积神经网络之残差网络**

残差网络(Residual Networks,ResNet)是因神经网络过深而引出的解决其误差增加的根本问题的解决办法。ResNet 是由 He 等通过使用残差块成功训练出 152 层神经网络而提出的[11]。该网络结构可以极快地加速网络训练速度,实验表明使用该结构的模型的准确性也有极大的提升。ResNet 的主要思想是在网络中增加了残差连接,即 Skip Connection。ResNet 的思想允许原始输入信号直接传送到后面的层。新增的残差连接不会增加模型的参数和复杂度。整个模型还是可以使用端到端方法来训练,简化了模型训练的难度,解决了网络因这些因素导致无法训练的普遍问题。ResNet 的优越性启发人们将其引入生成式对抗网络中。

如图 1-13 所示,输入为 $x$,理想映射为 $f(x)$。图 1-13(a)需要直接拟合出该映射 $f(x)$,图 1-13(b)则需要拟合出残差映射 $f(x)-x$。残差映射在实际中往往更容易优化。图 1-13(b)是 ResNet 的基础块,即残差块。残差块中,输入可通过跨层的数据线路更快向前传播。

图 1-14 所示为 ResNet 组成结构。两个有相同输出通道的卷积层,将输入跳过这两个卷积运算后直接加在最后的 ReLU 前。现在会得到一个 $H(x)=f(x)+x$,但需要的是 $f(x)=H(x)-x$,通过训练参数,得到 $H(x)-x$,即残差,这样要比学习 $H(x)$ 简单得多。

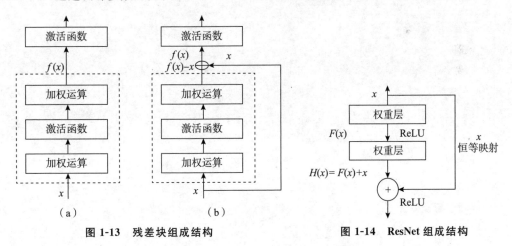

图 1-13 残差块组成结构　　图 1-14 ResNet 组成结构

**5. 生成式对抗网络**

GAN 是深度学习模型,它们由一对网络组成,分别称为生成器网络(Generator Network)和判别器网络(Discriminator Network),通过玩一个博弈的极小、极大游戏来学习(也称对抗学习)。生成器网络的输入数据由两部分构成,一部分来源于判别器网络评估的数据样本,另一部分是真实数据样本。判别器网络试图确定哪些样本是生成的,哪些是真实的,而生成器网络则试图通过生成越来越多的"真实"样本来"愚弄"它,从而提高自身能力达到"以假乱真"的目的。与此同时,判别器网络在不断的判别中也提高了自我的辨识能力,不断调整自己的判别标准。研究表明,理论上这种博弈有一个非支配解,使生成数据和真实数据之间的詹森-香农(Jensen-Shannon,J-S)差异最小。最原始的 GAN 是 2014 年提出的,又叫 Vanilla GANs,这种方法存在的最主要的问题是网络训练时易崩溃(即输出数据多样性的减少)和网络训练需要较长的训练收敛时间。这两个问题都通过 WGAN 模型得到了部分解决。WGAN 平滑了 Wassserstein-1 距离,而不是 J-S 散度。该模型要求目标函数服从 Lipschitz 约束,Lipschitz 约束最初是通过权重裁剪来强制的。Guljarani 等以梯度惩罚的形式显示了一种更有效的约束,产生了 WGAN-GP 模型。在 GAN 网络中引入梯度惩罚,这部分应用将会在第 3 章中继续介绍。GAN 网络结构示意图如图 1-15 所示。

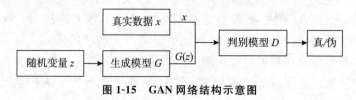

图 1-15　GAN 网络结构示意图

　　GAN 的思想是训练一个判别器网络来区分原始信号和降噪后的信号。同时,在判别器网络无法区分原始信号和生成信号的情况下,生成器网络的参数将被更新。从已发表的论文可知,目前已经有将 GAN 网络与稀疏相结合的降噪方法应用在图像处理方面。判别器网络和生成器网络这两个过程交替发生,并且它们使降噪后的信号驻留在稀疏数据的子空间或流形中。

# 第 2 章

# 智能心电信号降噪技术研究

心电信号是一种人体生理信号,它可以提供心脏和疾病的一些信息,因此被广泛用于检测心脏是否健康。然而在信号采集过程中,ECG信号不可避免地会受到各种噪声的干扰,噪声会模糊甚至掩盖掉心电波形中的关键特征,从而降低临床诊断中心电图的准确性。因此,如何从嘈杂的心电信号中解析出高质量的心电图具有非常高的研究价值与现实意义。

在过去的十年中,信号的稀疏特性在去噪、重构、反卷积等算法中已经得到了广泛的应用,但是稀疏信号处理常常存在两个难点,一是信号稀疏处理"域"难以确定,二是稀疏的计算复杂度高,稀疏涉及的算法优化通常是难以求解的。随着远程医疗技术的发展尤其是远程心电检测系统的广泛应用,心电信号大数据条件逐渐形成,因此,采用深度学习方法能够更好地解决心电信号降噪问题。目前,深度学习在信号降噪领域已经取得了不错的成果。

ECG信号的获取流程一般为将导线的一端放置在人体皮肤表面,另一端接入终端显示设备,根据人体表面接收电信号的不同输出波形。在采集过程中,ECG信号不可避免地会受到各种因素的干扰,比如:①交流电干扰,由于心电图机具有很高的灵敏性,容易受到外界电流干扰影响;②肌肉震颤,由于被检测者过于紧张,或室温过低,或检测电极与皮肤接触过紧,四肢紧张造成的振动;③心电基线不稳,由于呼吸运动,或者测试过程中移动身体造成ST段波形幅值变化等。此外,被检测者的许多生理因素如神经因素、性别、体位、饮食、运动等也会影响心电图的波形变化。常见的对ECG信号的主要干扰及其噪声具体可分为以下几类。

(1)工频干扰:频率通常为 $50 \sim 60 \mathrm{Hz}$,干扰幅值可以达到 $R$ 波峰值的 $1/2$ 左右,会将ECG信号中的微弱成分掩盖,使得细节成分丢失。

(2)基线漂移:表现为一种变化缓慢的趋势线,会导致ECG信号的波形趋势增加或者降低。基线漂移的频率低,绝大部分集中在 $0.10 \mathrm{Hz}$ 附近,通常不会高于 $1 \mathrm{Hz}$。对ECG信号的ST段、P波、U波等幅值不高的成分造成干扰。造成基线漂移的原因有很多,但主要原因是人体皮肤与电极之间的摩擦以及交流电的干扰。

(3)肌电干扰:在心电信号中呈现出一种杂乱的毛刺状信息,使心电信号的波形变得模糊而难以识别。其频率覆盖范围广,介于 $10 \sim 2000 \mathrm{Hz}$,属于高频噪声。有研究显示,肌电干扰可能类似于高斯白噪声。

(4)其他电子设备噪声:主要是由机电设备造成的电磁干扰,一般是指心电图机在采集过程中发出的电磁干扰,其噪声来源主要是由设备环境因素造成的。

ECG信号频率主要在 $0.5 \sim 40 \mathrm{Hz}$ 的范围内。从相对功率上看,QRS波群的频率集中在 $10 \sim 20 \mathrm{Hz}$,P波和T波的频率范围在 $0.5 \sim 10 \mathrm{Hz}$。ST段的频率在 $0.5 \sim 2 \mathrm{Hz}$。由图 2-1

可以明显地看出各类干扰及噪声的频谱与 ECG 信号频谱存在大量的交叉重叠。

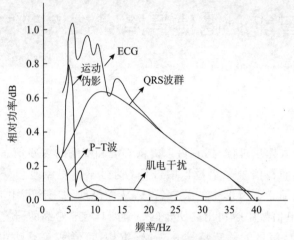

图 2-1　含噪声 ECG 信号频谱图

　　人体的心电信号是一种微弱的电生理信号,由于人体自身以及环境的干扰会产生各类噪声和扰动,从而影响采集信号的质量,导致原始心电波形发生改变,引起波形振荡,造成信号失真,覆盖或破坏原始 ECG 信号的细节特征,这些噪声将会不利于后续的信号分析,严重影响心血管疾病的相关诊断。因此,ECG 信号采集后,相关噪声和干扰的处理对于医生进行心血管疾病的分类诊治分析极为必要,需要采取相应的方法去除各类干扰及噪声,获取原始纯净的 ECG 信号。本章将针对几种常见心电信号噪声,介绍几类典型的降噪算法。

## 2.1　基于 ECG 稀疏特性的基线校正算法

　　在传统降噪方法中,稀疏降噪算法尤为典型。稀疏信号是指信号绝大部分的数值为零值或者趋近于零值,并且仅有极少部分为非零数值的一类信号。稀疏表示模型一般形式如下:

$$\arg\min \| \boldsymbol{y} - \boldsymbol{D}\boldsymbol{x} \|_k + \lambda \| \boldsymbol{x} \| \qquad (2\text{-}1)$$

式中,$\boldsymbol{y}$ 为观测数据;$\boldsymbol{D}$ 为原子字典;$\boldsymbol{x}$ 为需要估计向量;$\lambda$ 为正则参数;$k$ 为稀疏度量。其中,$\lambda$ 与 $k$ 未知,需要预先确定。针对该模型的研究,主要包括求解的运算以及使用惩罚函数使解逼近最小化,也是 TV 去噪算法的经典表现形式。对于原子字典,要求是过完备、冗余的,因为只有这样具有一定的冗余特性才可以更好地表征信号,结果越稀疏,对信号的处理分析越有利。目前,过完备原子字典库的形成方式多种多样,最常见的有通过伸缩、平移变换产生的冗余字典,如高斯函数产生的 Gabor 原子字典、小波基字典、傅里叶字典等。

　　ECG 信号的自身相关性表现出稀疏特性,ECG 信号表现为多段时序性、周期性信号。如图 2-2(a)所示,其信号的数值多数表现为接近零值的信号,其波形由回归相对基线的突变峰组成,ECG 信号在整体上表现为波形分布稀疏的一种形式,且信号有一定的周期性。图 2-2(b)为对该 ECG 原始信号进行差分运算所得到的一阶差分信号,与原始 ECG 信号相比,一阶差分信号表现为对称性的信号模式,且信号中趋近于零或者为零的数值变得更多,信号整体的稀疏特性表现得更加明显。图 2-2(c)和(d)为通过行差分运算得到的二阶差分信号和三阶差分信号,与一阶差分信号和原始信号相比,信号表现得更为稀疏,越来越多的数值趋于零值,且当为三阶差分信号时,可以明显看到差分信号中的数值已绝大部分趋于或近似于零值。进一步,当 ECG 差分信号的阶数达到四阶及更高阶之后,可以发现 ECG 差分信号将不再发生更为明显的变化。因此,ECG 信号整体可以看作一种稀疏信号。

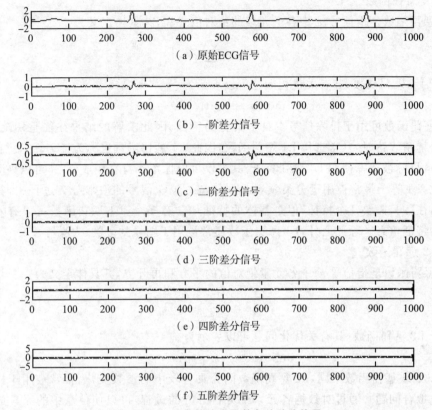

(a)原始ECG信号

(b)一阶差分信号

(c)二阶差分信号

(d)三阶差分信号

(e)四阶差分信号

(f)五阶差分信号

**图 2-2　ECG 原始信号及其各阶差分信号**

下面从三个方面介绍稀疏优化去噪算法的原理。

**1. 惩罚函数**

惩罚函数(Penalty Function,PF)或惩罚参数可应用于信号去噪或者重构,是在求解优化问题中增添的一种制约函数,即在目标函数的基础上增加制约从而得到增广目标函数。其功能是在可行域内,对于非可行点提供一种约束,将求解有约束最优化问题转化为求解无约束最优化问题,常见的惩罚函数有 L0、L1、L2 惩罚函数。

**1)L0 惩罚函数**

对于数字信号来说,在信号数值序列中,所有不等于 0 的元素都可以用 L0 惩罚函数进行表达。其具体定义为

$$\|x\|_0 = x_k, \quad x_k \neq 0 \tag{2-2}$$

式中,$\|x\|_0$ 表示信号 $x$ 中非零元素的个数。对于 L0 惩罚函数,其有关优化问题可以表示为

$$\min\|x\|_0 \quad \text{s.t.} \quad Ax=b \tag{2-3}$$

因为 L0 惩罚函数代表序列中非零值的个数,因此常常被用于机器学习中的稀疏编码和特征选择,通过最小化 L0 惩罚函数,寻找最优的稀疏特征项。但是存在求解过多的非确定性多项式(Non-deterministic Polynomial,NP)难的问题,而且有理论证明,L1 惩罚函数是 L0 惩罚函数的最优凸近似,因此 L0 最小化问题常常可转化为求解 L1 最小化问题。

2)L1 惩罚函数

L1 惩罚函数是指信号 $x$ 中各个元素的绝对值之和,其具体定义为

$$\|x\|_1 = \sum_{k=1}^{n} |x_k| \tag{2-4}$$

对于 L1 惩罚函数,其有关优化问题可以表示为

$$\min\|x\|_1 \quad \text{s.t.} \quad Ax=b \tag{2-5}$$

L1 惩罚函数可用于排除信号本身不具备的特征,因此求解的结果往往是稀疏解,需要促进信号稀疏表达时,常常选用 L1 惩罚函数,因此 L1 惩罚函数也称为稀疏算子。在求解过程中,一旦目标被选择使用 L1 惩罚算子,其不仅可以保留本身有用成分,还可以剔除多余信息。因此,L1 算子最常被用于分类领域。例如,在 ECG 信号的波形分类过程中,其某种波形的判断往往只需要几个特征,但是整体的特征却含有多个,L1 惩罚函数可以有效地筛选所需要的特征信息。除此之外,L1 惩罚函数还常被用于图像的分类、去噪等。

3)L2 惩罚函数

L2 惩罚函数是指信号 $x$ 中各元素绝对值的平方和再开方,其具体定义为

$$\|x\|_2 = \sqrt{\sum_{k=1}^{n} (x_k)^2} \tag{2-6}$$

对于 L2 惩罚函数,其有关优化问题可以表示为

$$\min\|x\|_2 \quad \text{s.t.} \quad Ax=b \tag{2-7}$$

与 L0、L1 惩罚函数不同,L2 惩罚函数因为具有较小的参数变化,常常被用于机器学习中防止过拟合问题。通过对数据各元素平方再开方的过程,可以使信息中的元素成分都很小,使训练模型变得简单,而训练模型越简单则越不容易产生过拟合的现象。

**2. 全变分去噪算法**

全变分去噪(Total Varivation,TV)算法是为了保持底层信号的锐利边缘而发展起来的一种降噪方法,也是常见的稀疏优化算法之一,在最初阶段主要应用于图像噪声降噪、信号重构等方面。与传统的低通滤波器不同,TV 去噪是根据一个优化问题来定义的。TV 去噪滤波器的输出是通过最小化一个特定的代价函数得到的。任何能解决这一优化问题的算法都可以用来实现 TV 去噪。其代价函数包括两部分,即二次数据的保真项以及不可微的惩罚项。经典 TV 去噪算法中,不可微的惩罚项常常由 L1 惩罚函数以及正则化参数构成。经过研究者的不断深入挖掘,目前 TV 去噪不仅仅用于信号的去噪,更用于一般的信号恢复问题,包括信号的反卷积、插值、奇异值分解、压缩感知等。此外,TV 算法也通过各种方式得到了推广。

应用全变分去噪算法,假设含噪数据 $y(n)$ 为

$$y(n)=x(n)+w(n), \quad n=0,1,2,\cdots,N-1 \tag{2-8}$$

式中,$x(n)$ 为原始数据;$w(n)$ 为噪声数据。TV 去噪通过求解如下优化问题来估计信号 $x(n)$:

$$\arg\min_{x}\left\{F(x)=\frac{1}{2}\sum_{n}^{N-1}|y(n)-x(n)|^2+\lambda\sum_{n}^{N-1}|x(n)-x(n-1)|\right\} \tag{2-9}$$

正则化参数 $\lambda>0$ 控制平滑度。增加 $\lambda$ 相当于增大了信号 $x(n)$ 差分项更多的权重。其中，第二项为信号后项与前项的差值。考虑一阶差分算子 $D$，此处为了方便说明，省略数值小标 $n$，因为它仅仅代表离散域的序列问题：

$$D=\begin{bmatrix} 1 & 1 & & \\ & -1 & 1 & \\ & & \ddots & \ddots \\ & & & 1 & 1 \end{bmatrix} \tag{2-10}$$

结合式(2-9)、式(2-10)、式(2-8)可以写成以下形式：

$$\begin{cases} \arg\min_{x}\|Dx\|_1 \\ \text{s.t.} \quad \|y-x\|_2^2 \leqslant N\sigma^2 \end{cases} \tag{2-11}$$

式中，$\sigma^2$ 为噪声数据的方差。这样，基于 L1 惩罚函数的全变分去噪算法就可以表达为上述约束性问题。对于式(2-9)的等价问题，结合参数 $\lambda$ 的使用，改为无约束性求解问题，具体公式如下：

$$\arg\min\left\{F(x)=\frac{1}{2}\|y-x\|_2^2+\lambda\|Dx\|_1\right\} \tag{2-12}$$

然而，传统 TV 去噪算法仍有其不足之处。在信号处理领域，通过 TV 去噪的信号通常会出现阶梯状伪影，表现在图形上会产生类似小区间分段常函数的问题；在图像处理领域，TV 去噪则会保留图像中物体轮廓的伪迹。当然对于这些问题的处理，后续也有一些新的拓展与研究。

本节基于传统 TV 去噪算法，描述了一种改进的 TV 去噪算法的形式。由于式(2-12)中引入了差分算子 $D$，因此，传统 TV 去噪算法的代价函数描述了信号一阶差分的变化。而本节所考虑的一种情况是，假设感兴趣的信号不仅具有稀疏特性，而且具有一定的结构化特性。具体来说，假定信号导数的较大值不是孤立的，而是通常出现在相邻的位置，那么信号值变化迅速的点具有群集或组的属性。与传统 TV 去噪方法相同的是，该方法也是通过最小化一个凸的不可微代价函数实现信号降噪的。为了促进聚类或者分组特性，需要选取合适的惩罚函数。其具体定义为

$$v_{n,K}=[v(n),\cdots,v(n+K-1)]\in\mathbb{R}^K \tag{2-13}$$

式中，$v$ 为从索引 $n$ 开始由 $K$ 个连续样本点构成的向量。

对于组稀疏惩罚函数，同式(2-12)相同，其有关优化问题可以表示为

$$\arg\min\left\{F(x)=\frac{1}{2}\|y-x\|_2^2+\lambda\phi(Dx)\right\} \tag{2-14}$$

式中，$\phi$ 函数是促进组稀疏性的惩罚函数。标记 $v=Dx$，则有

$$\phi(v)=\sum_{n}\left[\sum_{k=0}^{K-1}\left|v(n+k)\right|^2\right]^{\sqrt{1/2}} \tag{2-15}$$

该正则化用项用于促进组稀疏性。组大小用 $K$ 表示。特别地，当 $K=1$ 时，$\phi(v)=\|v\|_1$，组稀疏惩罚的问题即为传统的 TV 去噪方法。因此，传统 TV 去噪算法是当 $K=1$ 时的一种特殊情形。

此外,本节又介绍了一种复合惩罚函数,又称作为融合套索信号近似器,其本质是用两个或两个以上的惩罚函数来促进信号的稀疏表达,其表达式定义为

$$\arg\min\left\{F(x)=\frac{1}{2}\|y-x\|_2^2+\lambda_0\|x\|_1+\lambda_1\|\boldsymbol{D}x\|_1\right\}$$ (2-16)

值得注意的是,求解式(2-16)的方法与求解式(2-12)的方法类似。因此问题(2-16)的解可以由(2-12)的解得到,具体可以表示为

$$x=\text{soft}(tv(y,\lambda_1),\lambda_0)$$ (2-17)

式中,soft 为软阈值函数,其定义为

$$\text{soft}(x,T)=\begin{cases}x-T(x/|x|), & |x|>T\\0 & |x|\leqslant T\end{cases}$$ (2-18)

$T$ 为预先设定的阈值且 $T>0$。因此,对于式(2-16)没有必要使用新的算法。本节重点描述的内容还是基于组稀疏惩罚函数的 TV 去噪算法。

3. 最小优化算法

最小优化(Majorization-Minimization,MM)算法是在目标函数 $F(x)$ 凹凸性未知,难以优化的情况下,通过求解一些与原目标函数 $F(x)$ 相关的 $G(x)$,且这些 $G(x)$ 容易优化,然后通过求取 $G(x)$ 的解不断逼近 $F(x)$ 的最优解的一种算法。在迭代优化求解过程中,$G(x)$ 应至少符合三个条件:① 容易优化;② 对于任意的 $x$,满足 $G_k(x)\geqslant F(x)$;③ $G_k(x_k)\geqslant F(x_k)$。

$$x_{k+1}=\arg\min_x G(x,x_k)$$ (2-19)

式中,$k$ 为迭代次数。当所选优化器 $G(x)$ 可以最小化时,MM 算法是最有效的。通过初始化 $x_0$,更新式(2-19)产生一个序列 $x_k$,在合适的假设下收敛到 $F(x)$ 的最小值(如果 $F(x)$ 不是凸函数,则是局部最小值)。无论对于凸或非凸函数,都可以通过迭代求解最小值。其中对于几种目标优化函数包括式(2-12)、式(2-14)和式(2-16),都可以使用 MM 最小优化算法,其具体的算法求解流程将在后面章节进行介绍。

受到噪声和基线漂移干扰影响的 ECG 信号可以由以下三部分构成:原始干净的心电信号、在获取 ECG 信号过程中人为造成的基线干扰,以及掺杂的噪声。因此,一个信号长度为 $n$ 的信号可建模如下:

$$y=x+f+n$$ (2-20)

式中,$x$ 表示原始干净的 ECG 信号;$f$ 表示在采集过程中人为产生的低频基线干扰;$n$ 表示方差为 $\sigma^2$ 的高斯白噪声。

人为产生的基线漂移干扰为一类低频干扰,它的频率正常情况下低于 0.5Hz。LTI 滤波适合对噪声频率已知的信号进行滤波,因此,基线漂移可以通过低通滤波的方法去除。考虑到低频信号仅从噪声信号观测到,在这种情况下,认为观测信号 $y$ 为混杂基线漂移 $f$ 和高斯白噪声信号 $n$ 组成的混合信号,这样基线信号 $f$ 可以由观测信号 $y$ 通过低通滤波近似被估计出来:

$$\hat{f}=\text{LPF}(y)\approx\text{LPF}(f+n)$$ (2-21)

式中,LPF 代表低通滤波。

考虑观测到的信号 $y$ 中存在 ECG 信号 $x$ 的估计情况,这里,将原始信号 $x$ 的估计信号记为 $\hat{x}$。现在信号中含有稀疏信号 $x$ 及其噪声,利用优化算法分别将 $f$ 和 $x$ 估计出来。给

出被估计的值 $\hat{x}$,则基线漂移信号 $f$ 可以估计为

$$\hat{f} = \mathrm{LPF}(y - \hat{x}) \tag{2-22}$$

其中,

$$\hat{f} \approx f, \quad \hat{x} \approx x \tag{2-23}$$

将式(2-23)代入式(2-22)可得

$$f \approx \mathrm{LPF}(y - \hat{x}) \tag{2-24}$$

因此,现在问题的关键在于估计 $\hat{x}$。

将式(2-21)代入式(2-24)得

$$(y - \hat{x}) - \mathrm{LPF}(y - \hat{x}) = I - \mathrm{LPF}(y - \hat{x}) \approx n \tag{2-25}$$

可以看到,式(2-25)的左边构成了一个关于 $y - \hat{x}$ 的高通滤波的形式,因此,式(2-25)可以进一步改写为

$$\mathrm{HPF}(y - \hat{x}) \approx n \tag{2-26}$$

因为可以用稀疏矩阵进行滤波表示,因此,这里用 $H$ 表示高通滤波,式(2-26)可以进一步写为

$$H(y - \hat{x}) \approx n \tag{2-27}$$

可以明显观察到,式(2-20)是一个具有高度欠定形式的方程,且方程总数远小于未知量数目,并且由于未知量的数量大于方程的数量,该式具有无限解集。

因此,式(2-20)可以视为一个 NP-hard 问题。通常,凸优化技术用于从观测信号中估计瞬态分量,故这类问题可以通过运用凸优化技术解决。第 1 章介绍了全变分降噪的相关算法理论,这里,信号 $x$ 的估计可转化为对下面凸优化问题进行求解:

$$\hat{x} = \arg \min_x \left\{ \frac{1}{2} \| H(y - x) \|_2^2 + \lambda \| Dx \|_1 \right\} \tag{2-28}$$

### 4. 基于对称惩罚稀疏求解算法

根据式(2-28)可知 $x$ 及其差分信号都是稀疏信号,在稀疏信号处理中,通常采用适当的非二次的正则化项用以实现信号的优化。在高阶差分情况下,可以更加精准表征 ECG 信号细节,因此关于 $x$ 的估计问题可以表示为

$$\hat{x} = \arg \min_x \left\{ F(x) = \frac{1}{2} \| H(y - x) \|_2^2 + \sum_{i=1}^{K} \lambda_i \sum_{n=0}^{N_i-1} \varphi([D_i x]_n) \right\} \tag{2-29}$$

式中,$\varphi$ 表示惩罚函数,其惩罚项约束的个数依赖于 $K$ 值,$K$ 值越大所设置的惩罚参数个数越多,而 $K$ 值取决于差分的阶数,关于 ECG 信号差分阶数和参数 $\lambda$ 的选择,将在后面给出更多的相关讨论。

稀疏差分降噪问题可以表示为 $x$ 的差分的 L1 范数的最小化问题,这类范数受数据保真度约束。当其约束项的惩罚函数定义为 $\varphi = \varphi A = |x|$ 时,可能导致 L1 范数正则化问题,即函数在 0 处不可微。为了解决这个问题,本节提出一种可微并且逼近于 L1 范数的惩罚函数:

$$\varphi_B = |x| - \rho \log(|x| + \rho) \tag{2-30}$$

因此,式(2-29)中 $\varphi = \varphi_B$。考虑到当 $\rho = 0$ 时,式(2-30)就退化为 L1 惩罚函数,同样会在 0 点处出现不可微的问题。一方面,为了使光滑惩罚函数保持原来不可微惩罚函数的有效稀疏促进行为,$\rho$ 应该选择一个接近于 0 且足够小的数值确保其惩罚函数是光滑的,并且保

证原始不可微的惩罚函数是稀疏的;另一方面,$\rho$ 也应该足够大,以此来避免优化算法在 0 点处出现的一些数值优化问题。研究中发现,可以设置相关数值有效地避免上述问题。设 $\rho = 10^{-6}$,这样既可以有效地避免数值优化问题,又可以对最优解的影响忽略不计。

下面将对式(2-29)进行优化求解。求解式(2-29)的关键是要解决高阶差分惩罚项的计算,由于 $\varphi(x)$ 是对称惩罚项,根据 MM 算法有

$$g(x,v) \geqslant \varphi(x) \tag{2-31}$$
$$g(v,v) = \varphi(v)$$

$g(x,v)$ 可以写为如下的二次项表达式:

$$g(x,v) = mx^2 + b \tag{2-32}$$

根据式(2-29)和式(2-31)可得

$$m = \frac{\varphi'(v)}{2v}, \quad b = \varphi(v) - \frac{v}{2}\varphi'(v) \tag{2-33}$$

将式(2-33)代入式(2-32)有

$$g(x,v) = \frac{\varphi'(v)}{2v}x^2 + \varphi(v) - \frac{v}{2}\varphi'(v) \tag{2-34}$$

通过进一步迭代可得

$$\sum_{n=0}^{N-1} g(x_n, v_n) = \frac{1}{2}x^{\mathrm{T}}\left(\frac{\varphi'(v_n)}{v_n}\right)x + \sum_{n=0}^{N-1}\left[\varphi(v_n) - \frac{v_n}{2}\varphi'(v_n)\right] \tag{2-35}$$

在式(2-35)的基础上进一步可得

$$\sum_{i=0}^{K}\lambda_i\sum_{n=0}^{N-1} g[(D_ix)_n, (D_iv)_n] = \sum_{i=0}^{K}\left[\frac{\lambda_i}{2}(D_ix)^{\mathrm{T}}[\Lambda(D_iv)(D_ix)] + c_i(v)\right] \tag{2-36}$$
$$\geqslant \sum_{i=0}^{K}\lambda_i\sum_{n=0}^{N_i-1}\varphi([D_iv])$$

式中,

$$\begin{cases} [\Lambda(D_i)]_{n\cdot n} = \dfrac{\varphi'(D_iv)_n}{(D_iv)_n} \\ c_i(v) = \sum_n\left[\varphi(D_iv)_n - \dfrac{(D_iv)_n}{2}\varphi'(D_iv)_n\right] \end{cases} \tag{2-37}$$

在式(2-37)的基础上,使用 MM 算法进行迭代计算可得

$$G(x,v) = \frac{1}{2}\|H(y-x)\|_2^2 + \sum_{i=0}^{K}\left[\frac{\lambda_i}{2}(D_ix)^{\mathrm{T}}[\Lambda(D_iv)(D_ix)] + c_i(v)\right] \tag{2-38}$$

再根据式(2-29),可以求得 $x$ 的解为

$$x = \left(H^{\mathrm{T}}H + \sum_{i=0}^{K}\lambda_iD_i^{\mathrm{T}}[\Lambda(D_iv)]D_i\right)H^{\mathrm{T}}Hy \tag{2-39}$$

实现式(2-39)中 $x$ 的求解的关键在于求解由矩阵逆表示的线性系统的计算复杂性。计算成本随着信号 $y$ 的长度而急剧增加。为了解决这个问题,回顾在第 1 章中高通滤波器的具体设置方法,本书采用高通滤波器 $H$ 的形式 $H = B^{-1}A$,因而,式(2-39)可以进一步改写成

$$x = AE^{-1}B^{\mathrm{T}}BA^{-1}y \tag{2-40}$$

式中,

$$E = B^{\mathrm{T}} B A + A^{\mathrm{T}} \left[ \sum_{i=0}^{K} \lambda_i D_i^{\mathrm{T}} [\Lambda(D_i v) D_i] \right] A \qquad (2\text{-}41)$$

完整的对称惩罚稀疏算法求解具体流程如下。

**算法 1：基于对称惩罚稀疏优化算法**

步骤 1：输入 $y, r \geq 0, A, B, \lambda_i, i = 0, \cdots, K, K$ 的取值由信号差分阶数确定

步骤 2：$b = B^{\mathrm{T}} B A^{-1} y$

步骤 3：初始化 $x = y$，开始进行迭代

步骤 4：$[\Lambda_i]_{n,n} = \dfrac{\varphi'(D_i x)_n}{(D_i x)_n}, i = 0, \cdots, K, K$ 的取值由设置的信号差分阶数确定

步骤 5：$I = \displaystyle\sum_{i=0}^{K} \lambda_i D_i \Lambda D_i$

$$E = B^{\mathrm{T}} B A + A^{\mathrm{T}} I A$$

$$x^{(k+1)} = A [E^{(k)}]^{-1} b$$

如果满足收敛条件，则输出 $x$ 的值；否则重复步骤 4，步骤 5 直到达到收敛为止。

步骤 6：$H = B A^{-1}$

$$f = y - x - H(y - x)$$

步骤 7：输出 $x, f$

进一步从性能指标进行分析，基于对称惩罚稀疏优化方法具有较好的性能。例如，当输入基线漂移噪声强度为 1.25dB 时，小波和中值滤波器输出 SNR 分别为 4.02dB、4.45dB，所提算法具有较好的改善效果，最终输出 SNR 为 15.88dB，明显优于其他两种算法，且其 MSE 输出为 0.006，也低于其他两种算法，表现出了不错的 ECG 信号基线校正的性能。

## 2.2　基于 GMC 惩罚项的稀疏降噪算法

经典的线性方程组稀疏近似解是通过求解 $\ell_1$-norm 正则化约束的稀疏最优化问题得到的，但这种方法所得到的结果往往低估了真实值。作为 $\ell_1$-norm 的一种替代，本节提出一种非凸惩罚函数，在保持稀疏最优化损失函数凸性的同时最大限度地逼近真实解，以此避免 $\ell_1$-norm 正则化的欠估计问题。所提出的惩罚函数是 Minimax-Concave(MC) 惩罚函数的多元推广，它是由 Huber 函数的一个新的多变量泛化定义的。下面详细介绍如何利用该方法对心电信号进行去噪。

1. ECG 信号模型

一段带噪声的 ECG 信号可以被建模成低通分量、稀疏分量和噪声分量的叠加，其数学模型如下：

$$y(n) = l(n) + d(n) + w(n), \quad n \in \mathbb{Z} \qquad (2\text{-}42)$$

式中，$n$ 表示离散 ECG 信号的下标；$l(n)$ 表示低通分量；$d(n)$ 表示稀疏分量；$w(n)$ 表示噪声分量。稀疏信号意味着包含 $n$ 个数据点的信号中有多个采样点数值为 0。为了便于下面的推导，省略了时间索引 $(n)$，以免混淆。

2. 降噪框架

我们的目标是从含噪信号 $y$ 中提取出干净信号 $(l+d)$，为了实现这一目的，最直接快速的方案是使用传统的线性低通滤波方法。设 $s=l+d$ 表示干净信号，那么，传统的线性低通滤波方法可以表示为

$$\begin{aligned} \mathrm{LPF}(y) &= \mathrm{LPF}(l+d+w) \\ &= \mathrm{LPF}(l+w) + \mathrm{LPF}(d) \\ &= l' + \mathrm{LPF}(d) \end{aligned} \tag{2-43}$$

式中，LPF 表示低通滤波系统(Low-Pass Filtering)。这里使用零相位滤波器，因为它可以在减少信号中噪声的同时保持 QRS 波形在降噪后不会位移。具体的 LPF 设置将在后续介绍。

通过式(2-43)可以看到，传统的低通滤波器不仅会对信号中的低通分量进行平滑，而且会将信号中的稀疏分量处理掉。由于稀疏分量中含有大量的高频信息，经过低通滤波器处理后会造成很大的损失，具体的表现就是心电信号降噪后细节信息被丢弃。例如，R 波波峰被削弱、S 波波谷被压缩等。

为了解决上述问题，增强降噪信号的质量，保存原始信号的细节，我们提出了一种新的 ECG 降噪框架，如图 2-3 所示。

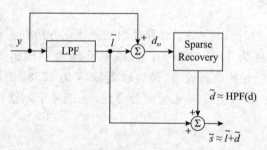

**图 2-3　基于稀疏表示的 ECG 降噪框架**

其主要思想是从低通滤波器滤除掉的信号中，恢复稀疏高频信息，具体数学推导如下：

$$\begin{aligned} y - \mathrm{LPF}(y) &= \mathrm{HPF}(y) \\ &= \mathrm{HPF}(l+d+w) \\ &= \mathrm{HPF}(d) + \mathrm{HPF}(l+w) \\ &= \mathrm{HPF}(d) + \tilde{w} \end{aligned} \tag{2-44}$$

式中，HPF 表示高通滤波器(High-Pass Filter)，并且与 LPF 滤波器是互补的(即 HPF=I−LPF)。通过上式可以看出，LPF 在去除了高频噪声的同时将信号中稀疏分量中的高频成分也去掉了。如果从噪声中恢复出稀疏信号的高频部分 $\tilde{d}(\tilde{d}=\mathrm{HPF}(d))$，然后加上低通滤波的信号即可得到干净信号，即

$$\begin{aligned} \tilde{s} &= \tilde{l} + \tilde{d} \\ &\approx l' + \mathrm{LPF}(d) + \mathrm{HPF}(d) \end{aligned} \tag{2-45}$$

在上面的描述中，$\mathrm{HPF}(d)$ 中包含稀疏信号的高频分量，即信号中的细节信息。如果可以将 $\mathrm{HPF}(d)$ 从经过低通滤波处理后的信号中提取出来，将显著提升降噪质量。那么下一步的问题就在于如何从噪声中恢复出 $\mathrm{HPF}(d)$。下面将设计两种算法对其进行恢复，第一

种是使用基于 $\ell_1$-norm 惩罚项的恢复方法,虽然能得到不错的效果,但是仍然存在欠估计现象;第二种是基于 GMC 惩罚项的恢复方法,用来验证在之前的理论探讨中改进的 $\ell_1$-norm 欠估计的问题。

### 3. 基于 $\ell_1$-norm 的稀疏恢复

如果要从噪声中恢复出 HPF($d$),首先想到的方法是使用传统的基于 $\ell_1$-norm 惩罚项的稀疏恢复模型:

$$\arg\min_x \|x\|_1 \quad \text{s. t.} \quad \tilde{d} = \mathbf{A}x \tag{2-46}$$

式中,$A\in\mathbb{R}^{m\times n}$;$x\in\mathbb{R}^n$。在上面的讨论中,超完备字典 $A$ 有多种构造方法,但是在本模型中,考虑到 ECG 信号在时间序列上的周期性以及实时性的需要,这里就选用分析字典,使用短时傅里叶(STFT)来构造,为了让表述更加顺畅,具体构造方法见式(2-46)。

定义好 $A$ 之后,为了求解,需要将式(2-46)约束问题转化为无约束形式:

$$\tilde{x} = L(x,\lambda) = \arg\min_x \frac{1}{2}\|d_w - \mathbf{A}x\|_2^2 + \lambda\|x\|_1 \tag{2-47}$$

式(2-47)求解的方法有很多,这里使用 FBS(Forward-Backward Splitting)算法来求解,求解的步骤如下。

**算法 2:$\ell_1$-norm 约束的稀疏恢复算法**

Input:$x^{(0)}$,$\mathbf{A}$,$\mathbf{A}^\mathrm{T}$,$\lambda$

Output:$x^{(i+1)}$

1:Set $\rho = \max\text{eig}(\|\mathbf{A}^\mathrm{T}\mathbf{A}\|)$

2:Set $\mu$:$0 < \mu < 1/\rho$

3:Number of iteration:$\mathbf{N}_\text{iter}$

4:for $i=0$ to $\mathbf{N}_\text{iter}$ do

5:$w^{(i)} = x^{(i)} - \mu\mathbf{A}^\mathrm{T}(\mathbf{A}x^{(i)} - d_w)$

6:$x^{(i+1)} = \text{soft}(w^{(i)}, \mu\lambda)$

7:end for

8:return $x^{(i+1)}$

其中,soft($\cdot$)为软阈值操作算子,定义如下:

$$\text{soft}(t,T) = t\times\max\{0, 1 - T/|t|\}, \quad T\in R_+ \tag{2-48}$$

maxeig($\cdot$)表示矩阵的最大特征值。

使用 $\ell_1$-norm 的稀疏恢复虽然可以解决问题,但是其结果并不令人满意,降噪后的信号依然存在欠估计现象,表现最为明显的是 $R$ 峰的峰值会被压缩。

### 4. 基于 GMC 的稀疏恢复

GMC 相比于 $\ell_1$-norm 而言,在保证整体代价函数为凸的前提下尽可能地降低 $\ell_1$-norm 的欠估计影响。使用 GMC 惩罚项替换 $\ell_1$-norm 后,式(2-47)便可以写成

$$\tilde{x} = L(x,\lambda) = \arg\min_x \frac{1}{2}\|d_w - \mathbf{A}x\|_2^2 + \lambda\Psi_B(x) \tag{2-49}$$

为了保持目标函数的凸性,需要对 $B$ 中的参数进行的设置:

$$B = \sqrt{\gamma/\lambda}A, \quad 0\leqslant\gamma\leqslant 1 \tag{2-50}$$

式中,参数 $\gamma$ 为凸性保障因子(Convexity-Guaranteeing Factor),控制着整个 $\Psi_B$ 的非凸性。当 $\gamma=0$ 时,$B=0$,整个 GMC 惩罚项就相当于 $\ell_1$-norm;当 $\gamma>0$ 时,$\gamma$ 越大,非凸性越强。

与 $\ell_1$-norm 相似,使用 GMC 惩罚项的代价函数也不存在解析解,并且 GMC 惩罚的梯度也不是明确的。为了求解,将式(2-50)代入式(2-49),获得一个重新表述的优化问题:

$$
\begin{aligned}
(\tilde{x},\tilde{v}) &= \arg\min_x\max_v F(x,v) \\
&= \frac{1}{2}\|d_w - Ax\|_2^2 + \lambda\|x\|_1 - \lambda\|v\|_1 - \frac{\gamma}{2}\|A(x-v)\|_2^2
\end{aligned}
\tag{2-51}
$$

式中,$0\leqslant\gamma\leqslant1$;$d_w=\tilde{d}+\tilde{w}$。

式(2-51)是一个鞍点优化问题(Saddle-point Optimization Problem),可以通过 FBS 算法进行求解。详细求解步骤如算法 3 所示。

**算法 3:GMC 约束的稀疏恢复算法**

Input:$x^{(0)},v^{(0)},A,A^{T},\lambda$

Output:$x^{(i+1)}$

1:Set $\rho=\max\{1,\gamma/(1-\gamma)\}\cdot\max\text{ eig}(A^TA)$

2:Set $\mu:0<\mu<2/\rho$

3:Number of iteration:$N_{\text{iter}}$

4:for $i=0$ to $N_{\text{iter}}$ do

5:$w^{(i)}=x^{(i)}-\mu A^T(Ax^{(i)}-d_w)+\mu\gamma A^TA(v^{(i)}-x^{(i)})$

6:$u^{(i)}=v^{(i)}-\mu\gamma A^TA(v^{(i)}-x^{(i)})$

7:$x^{(i+1)}=\text{soft}(w^{(i)},\mu\lambda)$

8:$v^{(i+1)}=\text{soft}(u^{(i)},\mu\lambda)$

9:end for

10:return $x^{(i+1)}$

至此,完整的基于 GMC 惩罚项的 ECG 信号稀疏降噪算法就已经构建完成,该方法的详细处理流程如图 2-4 所示,其中包含一些关键的参数设置。整个过程包括以下四个步骤。

(1) 构造 LPF 滤波器,具体的构造方式见式(2-47),随后设置 LPF 的滤波器阶数 $k$ 与截断频率 $w_c$,设置好后,将噪声信号输入低通滤波器 LPF 中。

(2) 获得低通分量 $\tilde{l}$ 与滤波去掉的信号 $d_w=y-\tilde{l}$。

(3) 设置线性转换矩阵 $A$、数据长度 $R$、数据重叠率以及窗口函数,并且设置合适的正则化参数 $\lambda$ 与凸性保障因子 $\gamma$。设置好后,将 $d_w$ 代入算法中进行稀疏恢复。

(4) 获得算法输出的最优结果 $\tilde{x}$,因为 $\tilde{x}$ 是频域的稀疏结果,需要将其转化为时域的,即计算 $\tilde{d}=A\tilde{x}$。最后,将低通分量加上稀疏分量就可以得到去噪后的心电信号。

**5. 使用 STFT 构造超完备字典**

本模型中,考虑到 ECG 信号在时间序列上的周期性以及实时性的需要,选用分析字典,使用短时傅里叶变换(STFT)来构造。首先需要构造一个长度为 $N=2R$ 的用于进行短时傅里叶变换的数据段,将输入的信号分割成长度为 $R$ 的小段,段与段之间的重叠率为 $50\%$,并且在每段的尾部填充 $R$ 个 0。

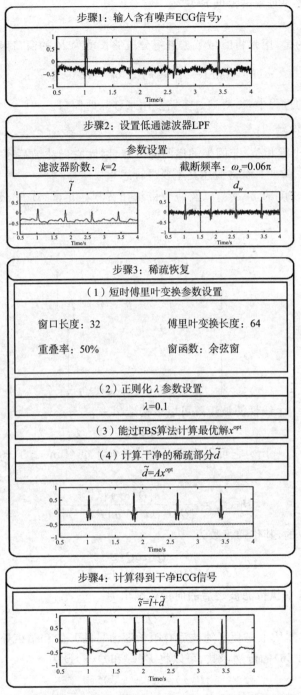

图 2-4  基于 GMC 惩罚项的 ECG 信号稀疏降噪算法流程

上述所构造的时域信号帧 $d \in R^N$ 可以用频域信号 $x \in C^N$ 表达为 $d = Ax$，其中，$A \in C^{N \times N}$ 为逆离散傅里叶变换（Inverse Discrete Fourier Transform）矩阵，定义如下：

$$A = \frac{1}{\sqrt{N}} \left[ e^{j\frac{2\pi}{N}kn} \right] \quad k = 0, \cdots, N-1; n = 0, \cdots, N-1 \tag{2-52}$$

将频域信号转化为时域信号的表示为

$$x = A^H d \tag{2-53}$$

需要特别注意的是,用来将时域数据进行分段的长度为 $R$ 的窗口函数定义为

$$w(n) = \sin\left(\frac{n+0.5}{R}\pi\right), \quad n = 0, \cdots, R-1 \tag{2-54}$$

在频域转换到时域的过程中,需要通过多路复用来移除此窗口。

### 6. LPF 滤波器设计

由于 LPF 是一个零相位、非因果的递归滤波器,因此它们滤波后不会引起相位偏移,避免了滤波后信号的失真。下面将概述其主要设计思想。

首先,给定有限长度的 $p_n$、$q_n$,以及两个带状托普利兹矩阵(Banded Toeplitz Matrices)$\boldsymbol{P}$ 和 $\boldsymbol{Q}$,定义如下:

$$
\boldsymbol{P} = \begin{bmatrix} p_1 & p_2 & p_3 & & & \\ & p_1 & p_2 & p_3 & & \\ & & & \ddots & & \\ & & & p_1 & p_2 & p_3 \end{bmatrix}
$$

$$
\boldsymbol{Q} = \begin{bmatrix} q_1 & q_2 & q_3 & & & \\ & q_1 & q_2 & q_3 & & \\ & & & \ddots & & \\ & & & q_1 & q_2 & q_3 \end{bmatrix} \tag{2-55}
$$

基于矩阵 $\boldsymbol{P}$、$\boldsymbol{Q}$,一个线性滤波矩阵可以被构造出来:

$$\boldsymbol{H} = (\boldsymbol{Q}^T\boldsymbol{Q} + \alpha\boldsymbol{P}^T\boldsymbol{P})^{-1}\boldsymbol{Q}^T\boldsymbol{Q} \tag{2-56}$$

矩阵 $\boldsymbol{H}$ 近似为 Toeplitz,它可以看成一个线性时不变(Linear Time Invariant, LTI)系统,其响应频率为

$$\boldsymbol{H}(e^{j\omega}) = \frac{|\boldsymbol{Q}(e^{j\omega})|^2}{|\boldsymbol{Q}(e^{j\omega})|^2 + \alpha|\boldsymbol{P}(e^{j\omega})|^2} \tag{2-57}$$

$\boldsymbol{H}(e^{j\omega})$ 是零相位的,其传递函数为

$$\boldsymbol{H}(z) = \frac{\boldsymbol{Q}(z)\boldsymbol{Q}(z^{-1})}{\boldsymbol{Q}(z)\boldsymbol{Q}(z^{-1}) + \alpha\boldsymbol{P}(z)\boldsymbol{P}(z^{-1})} \tag{2-58}$$

对输入的含噪声数据 $y$ 执行滤波之后的向量化输出为

$$x = Hy \tag{2-59}$$

上式的一个优点是在本质上避免了滤波后有限长度信号的开始和结束处的瞬态效应。

为了构造方程(2-56)的传递函数,可以将 $\boldsymbol{P}(z)$ 和 $\boldsymbol{Q}(z)$ 设为

$$\begin{cases} \boldsymbol{P}(z) = (1-z^{-1})^k \\ \boldsymbol{Q}(z) = (1+z^{-1})^k \end{cases} \tag{2-60}$$

式中,$k$ 表示滤波器的阶数;$P(1)=0, Q(-1)=0, H(1)=1, H(-1)=0$。因此,滤波器 $\boldsymbol{H}$ 的频率响应在 $\omega=0$ 处具有单位增益(unity gain),在 $\omega=\pi$ 的增益为 0。

通过式(2-60)定义的传递函数,滤波器 $H$ 便成为离散时间巴特沃斯滤波器,其频率响应为

$$H(e^{j\omega}) = \frac{\cos^{2k}(\omega/2)}{\cos^{2k}(\omega/2) + \alpha\sin^{2k}(\omega/2)} \tag{2-61}$$

式中，$\alpha$ 控制着截断频率。当使用 3dB 的截断频率时，$H(e^{j\omega_c}) = 0.5$，$\alpha$ 可以设置为 $\alpha = 1/\tan^{2k}(\omega_c/2)$。

本节介绍了基于稀疏恢复的心电信号降噪技术，将低通滤波和稀疏恢复相结合，取长补短，提出了一种新的稀疏心电信号降噪框架。同时引入了 GMC 惩罚项，虽然 GMC 函数本身是非可微的非凸函数，但是在限定条件下能保持损失函数整体的凸特性。同时，由于 GMC 函数具有对大数值的惩罚力度比 $\ell_1$-norm 的惩罚力度小的特点，解决了 $\ell_1$-norm 惩罚项对高幅值分量欠估计的问题。在最后的对比实验中，验证了本章所提算法具有非常理想的降噪效果。

## 2.3 基于共振稀疏分解的 ECG 降噪算法

### 1. 模型建立

本节首先介绍模型推导过程。对于含噪 ECG 信号 $y(n)$ 可建模为两部分之和，具体可表示为

$$y(n) = x(n) + w(n), \quad n \in \mathbb{Z} \tag{2-62}$$

式中，$x(n)$ 为干净的 ECG 信号；$w(n)$ 代表噪声，这里主要考虑高斯白噪声的情形。然后，将输入信号分解，对于信号的每一部分，可以分解为高共振成分（稳定振动成分）和低共振成分（瞬态变化成分），分别用下标 $h$ 和 $l$ 表示。

$$\begin{cases} y(n) = y_h(n) + y_l(n) \\ x(n) = x_h(n) + x_l(n) \\ w(n) = w_h(n) + w_l(n) \end{cases} \tag{2-63}$$

我们的目标是恢复 $x(n)$，结合式(2-62)和式(2-63)可知

$$\begin{aligned} x(n) &= y(n) - w(n) \\ &= [y_h(n) + y_l(n)] - [w_h(n) + w_l(n)] \\ &= [y_h(n) - w_h(n)] + [y_l(n) - w_l(n)] \end{aligned} \tag{2-64}$$

可以从 $y_h(n)$ 和 $w_h(n)$ 恢复信号 $x_h(n)$，从 $y_l(n)$ 和 $w_l(n)$ 恢复信号 $x_l(n)$，称前者为稳态振动分量去噪，后者为瞬态变化分量去噪。其中，$n$ 是离散采样序列的下标，$y_h(n)$、$w_h(n)$、$x_h(n)$ 属于高共振分量，$y_l(n)$、$w_l(n)$、$x_l(n)$ 属于低共振分量。

### 2. 流程框图

本节提出的基于 RSSD 联合 MAF 以及 NLMS 的 ECG 去噪算法，其详细的算法流程图及参数选取设置如图 2-5 所示。整个过程包括四个步骤：①在原始的干净 ECG 数据中添加随机高斯白噪声；②将 ECG 信号进行 RSSD 分解成高、低共振成分；③对高共振成分进行 MAF 去噪，对低共振成分进行 NLMS 去噪；④将去噪后的高、低共振成分叠加，恢复 ECG 信息。首先，在应用算法之前，需要设置各自的分解参数，此处 RSSD 需要设置的参数和对干净 ECG 信号（未添加噪声）进行分解测试的参数相同，主要包括 $Q_h$、$R_h$、$L_h$ 以及 $Q_l$、$R_l$、$L_l$。其次，有关 MAF、NLMS 的参数设置也在图 2-5 中做了标注，所选参数原因，在后面章节会有所涉及。

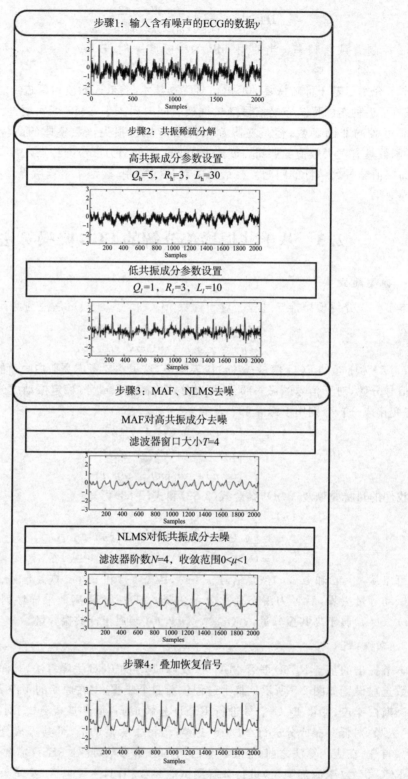

**图 2-5　RSSD-MN 算法去噪流程框**

### 3. 基于共振稀疏分解的求解算法

由生理和物理过程产生的许多复杂信号都是不稳定的,还表现出平稳成分和非平稳的瞬态成分的混合。例如,生物医学中的脑电波 α 波和 β 波节律信息,地球物理信号中的海浪高度信息等,都可以表达为稳定振荡成分和非稳定冲击成分的叠加。MCA 就是为区分复杂信号中的不同成分所提出的,为了测试该方法针对 ECG 信号的分解效果,首先对其使用共振稀疏分解。

针对干净的 ECG 信号中的分解随迭代次数的变化如图 2-6 所示。在确定了 $Q_h$、$Q_l$ 的情况下,随着迭代次数的增加,可以看到高共振分量中的尖峰信号不断减少,而低共振分量中尖峰信号不断增加,并逐渐趋于一个平稳的状态。但是若仍不断增加迭代次数,将会呈现逆趋势增长的状况。经过多次实验,显示大约在 150 次迭代时存在呈现逆趋势的临界点。在本节实验中,为了尽可能地将 ECG 信号中不同形态的成分进行分离,最终选择 150 次迭代次数作为实验分解次数。以下实验是针对干净 ECG 信号分解的情况,当加入噪声时,也选择迭代次数为 150,$Q_h$、$Q_l$ 分别为预先所设的情况。

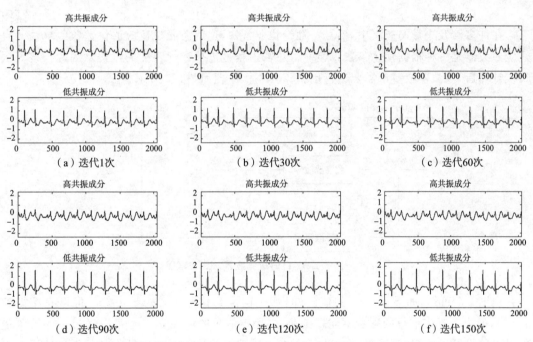

**图 2-6　当迭代次数分别为 1、30、60、90、120、150 次时,干净 ECG 信号分解结果示意图**

#### 1) MAF 高共振成分去噪

本节将阐述 MAF 是如何使用的,由式(2-64)可知,MAF 需要完成的工作应为

$$x_h(n) = y_h(n) - w_h(n) \tag{2-65}$$

MAF 相当于中值滤波与平均滤波方法的结合,又称防脉冲干扰平均滤波法。中值滤波方法使用连续采样的方法,将其中次级采样值按大小顺序依次排列,把中值作为有效值。该方法可以很好地排除由于外界偶然因素引起的噪声干扰。平均滤波方法是指连续采样值的平均运算,它在信号处理中具有较高的平滑度,但灵敏度较低,受突然出现的抖动影响较大,易失真。MAF 结合两种方法的优势在于能够有效去除平稳波形信号中的噪

声。其缺点是计算量要比中值、均值滤波方法大,但对于测试有限量数据的 ECG 信号仍是可取的。

对于高共振成分,从图 2-6 可以看出,其特征振动幅值相差不大,在[-1,1]上来回振荡。比较实验表明(2.3 节),在高共振成分中只有少量的脉冲噪声是稳定的振荡。因此,该方法在处理高共振成分时,在提高 SNR 方面仍可以保证 MSE 性能。其实验算法流程如下。

**算法 4:MAF 算法的实现**

步骤 1:获取输入数据 $y_h$,确定滤波窗口大小 $T$

步骤 2:依次取 $T$ 个数据,冒泡法进行排序

步骤 3:去除窗口内的最大、最小值,求和 sum

步骤 4:计算均值 mean=sum/$(T-2)$

步骤 5:循环计算至最后窗口

2) NLMS 低共振成分去噪

由式(2-65)可知,NLMS 需要完成的工作应为

$$x_l(n) = y_l(n) - w_l(n) \tag{2-66}$$

在许多涉及去噪的应用中,信号特性变化非常快,这就需要自适应的快速收敛算法。自适应滤波器是一种根据优化参数传递使得对输出信号进行最优匹配的过程。因此。该算法每次计算后,滤波器权重都需要进行更新。其工作原理如图 2-7 所示。

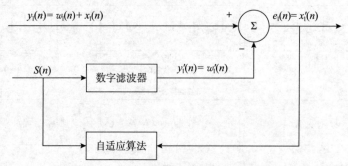

**图 2-7 NLMS 自适应滤波算法原理框图**

由图 2-7 可知,如果 $w_l(n)$ 的值已知,那么由混合信号 $y_l(n) - w_l(n)$ 可以直接得到 $x_l(n)$,但由于噪声信号的影响不能直接获得,噪声信号的估计 $w_l'(n)$ 可以通过一些可测量的噪声信号源 $S(n)$ 计算获得。如果 $w_l'$ 接近 $w_l$,那么估计的期望信号 $x_l'(n)$ 更接近原始信号 $x_l(n)$。

最小均方(Least Mean Square,LMS)是通过寻找与误差信号的最小均方相关的滤波器系数(期望信号与实际信号之间的差)来模拟期望滤波器,根据随机梯度下降法更新滤波器参数,由于计算简单而被广泛使用。

LMS 滤波器的基本设计思想是,为了使滤波器权值系数收敛于最优滤波器权重,先以某种方式不断更新它们近似最优滤波器的权重。算法中先假设一个较小权重(通常先设置为"0"),然后在每一步通过寻找均方误差的梯度更新权值。换句话说,如果均方误差梯度是正的,意味着如果在下一步的迭代中使用相同的权值,误差将不断增加,这时就需要减少权值。同样,如果梯度是负的,则增加权值。所以,基本的权值更新方程是

$$v(n+1) = v(n) + 2\mu e_l(n)x_l(n) \qquad (2\text{-}67)$$

式中，$x_l(n)$ 为延时输入值，$x_l(n) = [x_l(n), x_l(n-1), x_l(n-2), \cdots, x_l(n-N+1)]^{\mathrm{T}}$，$v(n) = [v_0(n), v_1(n-1), v_2(n-2), \cdots, v_{N-1}(n)]^{\mathrm{T}}$，表示自适应滤波器在第 $n$ 时刻的权重系数；$\mu$ 为步长参数，控制更新权重的变换。合适的 $\mu$ 值对 LMS 算法的性能至关重要。如果该值过小，则无法收敛到最优解；如果该值过大，输出会变得不稳定，甚至发散。其算法流程如下。

**算法 5：LMS 算法的实现**

每一次 LMS 都是需要 3 个不同步骤的迭代。

步骤 1：计算滤器的输出 $y_l'(n) = \sum\limits_{i=0}^{N-1} v(n)x_l(n-i)$

步骤 2：估算误差 $e_l(n) = y_l(n) - y_l'(n)$

步骤 3：更新权重，准备下一次迭代 $v(n+1) = v(n) + 2\mu e_l(n)x_l(n)$

LMS 算法在自适应滤波中使用普遍的原因是计算复杂度低，容易实现。对于 LMS 算法，每次计算使用 $2N$ 次加法和 $(2N+1)$ 次乘法。

LMS 算法的一个主要缺点是每次迭代时需要指定步长参数的大小，需要事先知道输入信号的统计特性才能使用自适应滤波。然而，实际上这几乎是不可能实现的。NLMS 是改进的 LMS 算法，它通过计算最大步长值来解决这一问题。步长值的计算公式如下：

$$步长大小 = \frac{1}{点积（输入向量，输出向量）}$$

步长与输入向量 $x_l(n)$ 的系数等于这一时刻信号能量的倒数，在数学上表达为信号输入向量与自身的点积，也等于输入向量的迹自相关矩阵 $\boldsymbol{R}$。

$$\mathrm{tr}[\boldsymbol{R}] = E\left[\sum_{i=0}^{N-1} x_l^2(n-i)\right] \qquad (2\text{-}68)$$

$$v(n+1) = v(n) + \frac{1}{x_l^{\mathrm{T}}(n)x_l(n)} e_l(x)x_l(n) \qquad (2\text{-}69)$$

算法流程如下。

**算法 6：NLMS 算法的实现**

每一次 NLMS 都是需要四个不同步骤的迭代。

步骤 1：计算滤波器的输出 $y_l'(n) = \sum\limits_{i=0}^{N-l} v(n)x_l(n-i)$

步骤 2：估算误差 $e_l(n) = y_l(n) - y_l'(n)$

步骤 3：估算步长 $\mu(n) = \dfrac{2\mu(n-1)}{x_l^{\mathrm{T}}(n)x_l(n)}$

步骤 4：更新权重，准备下一次迭代 $v(n+1) = v(n) + \mu e_l(n)x_l(n)$

与 LMS 算法相比，NLMS 算法在每次迭代计算过程中都需要使用 $(3N+1)$ 次乘法，比 LMS 算法多 $N$ 次计算。尽管如此，NLMS 算法能够有效提高系统稳定性并减少噪声，且计算量增加不大。

表 2-1 为 SNR 和 MSE 结果的对比，可以看出，RSSD-MN 算法对 ECG 信号更有效。

表 2-1 RSSD-MN 方法与其他方法去噪结果指标对比

| 实验数据编号 | | | 100 | 105 | 213 |
|---|---|---|---|---|---|
| RSSD-MN | 5dB | SNR_imp | 8.931 | 8.635 | 9.013 |
| | | RMSE | 0.150 | 0.117 | 0.153 |
| | 10dB | SNR_imp | 8.820 | 8.312 | 8.914 |
| | | RMSE | 0.100 | 0.102 | 0.114 |
| | 15dB | SNR_imp | 8.125 | 8.151 | 8.347 |
| | | RMSE | 0.080 | 0.090 | 0.082 |
| 小波去噪 | 5dB | SNR_imp | 5.312 | 6.417 | 6.471 |
| | | RMSE | 0.215 | 0.186 | 0.206 |
| | 10dB | SNR_imp | 7.415 | 6.154 | 6.448 |
| | | RMSE | 0.153 | 0.143 | 0.250 |
| | 15dB | SNR_imp | 5.786 | 7.415 | 6.412 |
| | | RMSE | 0.170 | 0.196 | 0.215 |
| 经验模态分解 | 5dB | SNR_imp | 4.144 | 6.145 | 3.864 |
| | | RMSE | 0.211 | 0.234 | 0.259 |
| | 10dB | SNR_imp | 5.336 | 6.846 | 4.379 |
| | | RMSE | 0.177 | 0.241 | 0.197 |
| | 15dB | SNR_imp | 6.412 | 5.343 | 6.314 |
| | | RMSE | 0.147 | 0.184 | 0.281 |

# 2.4 一种基于 HINet 和梯度差损失的两阶段心电信号降噪方法

目前,深度学习在图像处理领域已经得到广泛的应用,并取得了优异的成果。本节提出的网络模型是在 HINet 的基础上做出的改进。之所以选择使用两阶段的模型,是考虑到心电信号在经过第一阶段网络的去噪后,虽然噪声会被去除,但是在某些细节上可能会存在一定程度的失真或引入其他不必要的噪声。因此,使用两阶段的网络对心电信号进行先去噪后恢复的操作,以此实现在保证信号特征的基础上提高信号纯净度的目的。

假设 $y$ 表示原始干净心电信号,$x$ 表示含噪信号,我们的方法是通过 $\tilde{x} = g(f(x), x)$ 使得降噪信号 $\tilde{x}$ 尽可能地与干净心电信号 $y$ 接近。$f$ 是第一阶段的网络结构,它为第二阶段的网络输入提供了一个初步降噪信号 $f(x)$。$g$ 是第二阶段的网络结构,它有两个输入:一个是第一阶段的降噪信号 $f(x)$,另一个是含噪信号 $x$,其作用是对第一阶段的降噪信号进行重构和细节恢复,最后输出降噪信号 $\tilde{x}$。

## 2.4.1　模型结构

图 2-8 是我们提出的网络结构。它包含两个阶段的网络,每个阶段都是由编码器和解码器组成的 U-net。在每个 U-net 网络中都设计了两个 Half Instance Normalization Block (HIN Block)和一个 ResBlock。为了便于介绍,将第一阶段的网络命名为 D-Unet,将第二阶段的网络结构命名为 R-Unet。

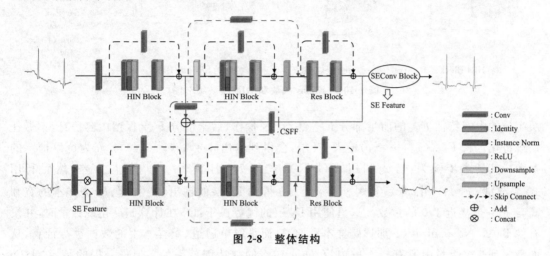

图 2-8　整体结构

## 2.4.2　D-Unet

D-Unet 的网络结构如图 2-9 所示,降噪信号 $x$ 首先经过一个卷积层提取初始特征,随后这些特征被送入编码器与解码器中。对于卷积结构,实验发现使用大小为 $1\times31$ 的卷积核效果要优于大小为 $1\times3$、$1\times5$、$1\times7$ 的卷积核,因此设置第一个卷积层的卷积核大小为 $1\times31$,步长为 1,通道数为 64,用来将信号维度由 1 变换到 64。在编码器与解码器中,主要包含三种模块:HIN 模块、上采样或下采样模块、Res 模块。在解码器的最后是一个用于特征增强的 SEConv(Squeeze Excitation Convolution Block,SEConv)模块。

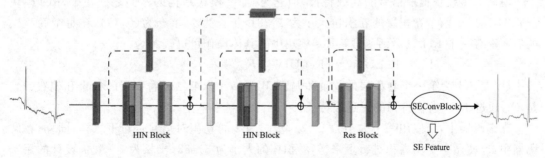

图 2-9　D-Unet 网络结构

HIN 模块的结构如图 2-10(a)所示,用它来提取信号多个尺度的特征。它由两个大小为 $1\times31$ 的卷积层、一个由 Instance Norm(IN)和 identity(ID)组成的 HIN 层、两个 ReLU 激活函数,以及一个用于残差连接的 $1\times1$ 卷积组成。HIN 层的主要操作是对由第一个卷积

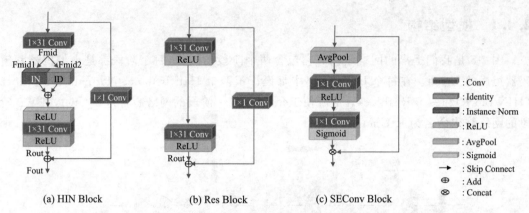

图 2-10　SEConv 模块和 HIN 模块细节图

层生成的中间特征 $F_{mid}$ 的前半部分 $F_{mid1}$ 进行 IN 操作，后半部分 $F_{mid2}$ 保留内容信息，不做任何规范化。将 $F_{mid1}(x_1,\cdots,x_k)$ 输入 IN 层，会得到输出 $y_i = IN_{\gamma,\beta}(x_i)$，$\gamma,\beta$ 为可以训练的参数。其具体步骤为：首先利用式（2-70）、式（2-71）计算 $x_i$ 的均值与方差，然后利用式（2-72）将 $x_i$ 归一化，最后利用 $y_i = \gamma\hat{x}_i + \beta$ 得到 IN 层的输出，其中 $W$、$H$ 为样本的宽和高，$\varepsilon$ 是一个接近于 0 的常数。这里使用 IN 层的优势在于：IN 在计算归一化统计量时，并没有像 Batch Normalization 那样跨样本和通道，而是取单通道、单样本上的数据进行计算，从而考虑到一个批量中所有样本的内容，防止样本的独特细节丢失。值得一提的是，在 HIN 中也使用了大小为 1×31 的卷积代替了原模块中的 3×3 卷积，使网络结构更适用于心电信号的特征提取，从而保留更多的细节信息。

$$\mu_i = \frac{1}{HW}\sum_{m=1}^{W}\sum_{n=1}^{H}x_i \tag{2-70}$$

$$\sigma_i^2 = \frac{1}{HW}\sum_{m=1}^{W}\sum_{n=1}^{H}(x_i-\mu_i)^2 \tag{2-71}$$

$$\hat{x}_i = \frac{x_i-\mu_i}{\sqrt{\sigma_i^2+\varepsilon}} \tag{2-72}$$

使用 Res 模块提取信号的高级特征，但它与 HIN 模块结构的不同之处在于，Res 模块没有 HIN 层。两个卷积层的卷积核大小为 1×31，步长为 1，填充为 (0,15)，在每个卷积层的后面都有一个 ReLU 激活函数。Res 模块中的具体操作可以表示为

$$H_{out} = ReLU(W^{[2]}(ReLU(W^{[1]}F_{out}+b^{[1]})+b^{[2]})+s_{Out} \tag{2-73}$$

式中，$W^{[1]}$、$b^{[1]}$ 为第一个卷积层的权重和偏置；$W^{[2]}$、$b^{[2]}$ 为第二个卷积层的权重和偏置；$s_{Out}$ 是 $F_{out}$ 通过 1×1 卷积得到的短连接特征。

在编码器中，仅使用一个大小为 1×31，步长为 2 的卷积对信号进行下采样；同样，在解码器中，也使用一个反卷积进行上采样，卷积核的大小为 3×32，步长为 2。我们设计的用于特征增强的 SEConv 模块如图 2-10(c) 所示，它是在 SE Block 的基础上，将其中的全连接层用大小为 1×1 的卷积层进行了替代，这种方式不仅可以有效保护信号的空间结构，也可以加快模型优化的速度。

### 2.4.3　R-Unet

R-Unet(图 2-11)与 D-Unet 的结构相似,都含有两个 HIN 模块与一个 Res 模块。与第一阶段最大的不同是,R-Unet 含有两个输入,一个是含噪信号,另一个是第一阶段的输出。因为含噪信号经过第一阶段的去噪后,虽然其中的噪声会被去除,但心电信号中的波形不可避免地会出现一定程度的失真。因此,将第一阶段的输出特征 SE Feature 与噪声信号进行融合后再作为第二阶段的输入。

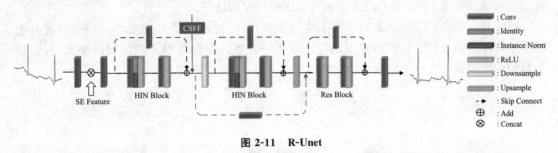

图 2-11　R-Unet

其具体操作是先将噪声信号 $x$ 经过一个卷积核大小为 $1\times31$、步长为 1 的卷积层进行特征提取,然后将第一阶段的输出特征与提取的特征在维度上进行拼接,经过 $1\times1$ 卷积后输入 HIN 网络中。

我们使用了跨阶段特征融合(Cross-Stage Feature Fusion,CSFF)来连接两个子网络。CSFF 是 MPRNet 中提出的模块,它可以简化信息的流动,使网络的优化过程更加稳定,并且可以减少网络由于上采样和下采样造成的信息丢失。在 CSFF 中,使用大小为 $1\times31$ 的卷积代替原始模块中的 $3\times3$ 卷积对第一阶段的特征进行变换,然后进行第二阶段特征融合,以此来丰富第二阶段的多尺度特征。在网络的最后,使用大小为 $1\times31$、步长为 1、通道数为 1 的卷积,将信号的维度由 64 降为 1,输出降噪的信号。

### 2.4.4.　损失函数

心电信号降噪领域常见的损失函数如均方差损失(Mean Squared Error,MSE)、L1 损失都是只考虑了降噪信号与干净信号之间的距离因素,因此函数往往收敛得不够好。基于此我们提出了一种新的正则项损失函数——梯度差损失,该损失函数将信号的梯度考虑在内,通过保证两条信号在同一间隔内的梯度尽可能相等来抑制信号中的噪声,从而加快模型的收敛速度。需要注意的是,梯度差损失函数是一种正则项,需要与其他的损失函数配合使用。梯度差损失函数的表达式为

$$L_{\text{grad}} = \sum_{i=0}^{k} \left| \frac{(\tilde{x}_i - \tilde{x}_{i-j}) - (y_i - y_{i-j})}{j} \right| \tag{2-74}$$

式中,$k$ 为样本点的总数量;$\tilde{x}_i$ 为降噪心电信号的第 $i$ 个数据点;$\tilde{x}_{i-j}$ 为降噪心电信号的第 $i-j$ 个数据点;$y_i$ 为原始干净心电信号的第 $i$ 个数据点;$y_{i-j}$ 为原始干净心电信号的第 $i-j$ 个数据点,这里取 $j=1$。它考虑了降噪信号和原始干净信号之间梯度变化的差异,利用干净信号和降噪信号的梯度差,使得信号变化的趋势一致。在此基础上,我们选择最大差值损失函数与梯度差损失函数结合,添加到最大差值损失函数中,意在确保降噪信号和原始干净信号的

变化趋势一致时,尽可能缩小两种信号之间的最大距离。其中最大差值损失函数为

$$L_{\max} = \max(|\tilde{x}_1 - y_1|, |\tilde{x}_2 - y_2|, \cdots, |\tilde{x}_k - y_k|) \tag{2-75}$$

因此,网络的损失函数被定义为

$$\text{Loss} = \lambda L_{\text{grad}} + L_{\max} \tag{2-76}$$

式中,$\lambda$ 设置为 $10^{-6}$。

为了便于进行比较,我们从 MIT-BIH 数据库中选取了编号为 103、105、111、116、122、205、213、219、223、230 的 10 条记录。我们将提出的方法与 S 变换、改进的小波变换、降噪自编码器以及基于 LNC 的主流方法进行了去噪结果的比较。

图 2-12～图 2-14 是 10 条记录在不同的信噪比、使用不同的方法对不同的噪声进行去噪后平均性能的比较。我们所提出的方法在每一种条件下都取得了最高的信噪比,这也说明我们的模型具有良好的降噪能力。

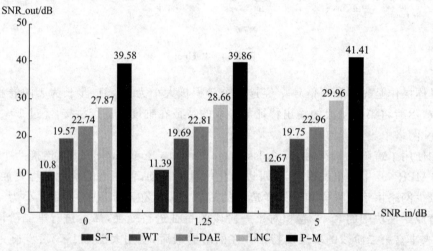

图 2-12　不同方法对 BW 噪声去噪后平均 SNR 的对比

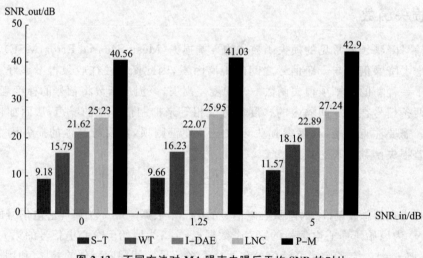

图 2-13　不同方法对 MA 噪声去噪后平均 SNR 的对比

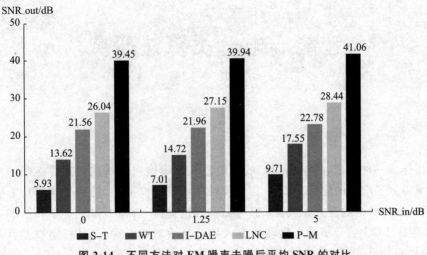

图 2-14　不同方法对 EM 噪声去噪后平均 SNR 的对比

　　本节提出了一种基于 HIN 和梯度差损失的两阶段心电信号去噪方法,即利用两阶段先去噪后恢复的思想从含噪信号中获得高质量的干净心电信号。在第一个阶段对心电信号进行去噪,并提取重要特征;第二个阶段融合第一阶段降噪的结果对心电信号进行重构,并对第一阶段去噪引起的波形失真进行校正,从而减少信息丢失。我们还根据降噪心电信号与干净心电信号斜率之间的差异以及两种信号之间的最大距离提出了一种新设计的损失函数,不仅考虑了信号的局部差异,也兼顾了信号的全局特性。为了证明所提方法的有效性,我们不仅进行了关于损失函数的消融实验,还将我们的方法与 S 变换、改进的 WT、DAE 以及基于 LNC 的主流方法进行了对比实验,结果显示,无论在信噪比还是均方根误差上我们的方法都取得了最优。然而,我们的方法还有一些限制值得注意:①训练样本的长度只有512 个数据点;②测试样本局限于 MIT-BIH 数据库。未来的研究应该朝这个方向努力。

# 第 3 章

# 智能心电分类算法研究

　　心电图作为一种无创、简单、高效、低廉的心脏健康检查工具在心血管疾病的主动预防和监测领域得到了广泛的应用。ECG 信号反映了心脏的电活动,提供了丰富的心脏活动的信息,是检测心脏异常的有力工具。ECG 的自动解析对于心律失常的早期预防和诊断具有重要意义,但因 ECG 信号易受采集环境和人体自身活动的干扰,信号稳定性差且不同个体的 ECG 信号差异显著,ECG 自动解析技术的广泛应用尚有较多限制。

　　为了尽早、有效地检测出潜在的心血管疾病,最佳的方法是对心电信号进行实时监测与分析,但目前以医师为主的人工医疗检测体系无法完成此项任务。首先,人的精力是有限的,面对如此庞大的数据量,专业医师无法在保证时效和准确度的情况下完成实时心电记录的精细化检测。其次,短缺的医疗资源不足以应对庞大的患者群体。因此,人工智能辅助医疗诊断是医疗行业发展的必然选择。

　　目前,心电图智能检测的发展主要分为两大类,分别是基于机器学习的分类方法和基于深度学习的分类方法。在基于机器学习的分类方法中,研究人员根据先验知识人工提取特征后将其有序地输入机器学习方法中进行分类识别,其中统计特征、频域特征、时间特征和形态特征等人工特征被广泛使用,该类方法计算效率较高,但需结合专家知识手工标注和提取特征,且当特征提取不合适时存在分类精度不佳的问题。随着高性能计算和深度学习技术的发展,基于深度学习方法的研究热度高于基于机器学习方法。

　　基于深度学习的分类方法是一种数据驱动的方法,它根据数据自适应地提取合适的心电特征,进而有效提升分类方法的检测能力。深度学习方法主要包含数据预处理、模型架构设计和模型训练与评估三个阶段。数据预处理主要包含数据降噪(均值滤波和小波变换等)、数据提取(样本分割和标签整理)和数据增强(数据变换和数据合成等)。不同的深度学习方法的主要区别在于模型的实现方式和设计结构。常用的模型实现方法有循环神经网络(Recurrent Neural Network,RNN)、长短期记忆网络(Long Short-Term Memory,LSTM)、门控循环网络(Gate Recurrent Unit,GRU)、CNN 和注意力机制等。常用的结构有顺序结构、分支结构、残差结构和一些特殊设计的结构等。总之,精心设计的合理的深度学习模型结构可以有效增强模型的特征学习能力,从而实现更加精确的识别结果。

## 3.1　基于膨胀因果卷积网络的心电信号分类方法

　　心电信号异常检测已经形成较为完整的体系,现有的大多研究成果对异常心电信号进行检测的方式是将卷积神经网络和循环神经网络组合使用。为了达到相应的目标精度,检测模型往往有层数较多、深度较深的特点,进而导致深度学习网络参数量较大、训练时间过长等问题,而网络深度过深则会产生梯度消失或梯度爆炸、网络过拟合等问题。本节设计了一种膨胀因果卷积网络(Dilated Causal Convolution Network,DCConvNet),通过利用膨胀因果卷积代替常规的卷积运算,可以有效避免模型在训练中出现性能退化和梯度消失,同时可以加快训练效率。

## 3.1.1　算法设计思想

传统 CNNs+RNNs 网络模型在进行心电信号异常检测时,会对网络模型进行改造,以提升网络模型的有效性,比如堆叠卷积层数、增大网络感受野等。这些方法虽然提升了模型的异常检测准确率,但因加深了网络深度、增加了网络模型深度,训练时间增长的同时网络普遍存在梯度消失、网络退化等性能问题。为了解决这些问题,本小节在传统 CNNs+RNNs 框架的基础上做出如下改进。

(1)将传统卷积运算替换为膨胀因果卷积运算,在提升网络非线性拟合能力的同时,可以减少网络参数的规模;同时得益于膨胀因果卷积运算的特点,使网络层数减少。

(2)为了提升心电异常检测模型的准确率,在不同层级的网络中分别加入了跳跃连接,有效避免梯度消失问题,加快了网络模型的收敛;并在卷积运算层中增添了权重归一化运算来进一步加快网络模型的训练和改善模型的鲁棒性。

## 3.1.2　基于膨胀因果卷积网络的特征提取模块

### 1. 膨胀因果卷积

膨胀因果卷积(Dilated Causal Convolution,DCC)的整体运算过程如图 3-1 所示,该结构层中存在各种规格的膨胀因子,使得卷积层的感受野随着网络深度的增加而增加。相较于相同网络深度的普通卷积神经网络,加入膨胀因子后的网络在感受野上具有明显优势,因此浅层网络便可以覆盖数千个输入历史信息。为了进一步扩大感受野的范围,增加网络深度是一个较为简单的选择。可以通过将多个卷积层一层一层堆叠在另一层的顶层上来构造这种深度的膨胀因果卷积网络,并将上层的输出序列视为下一层的输入序列。

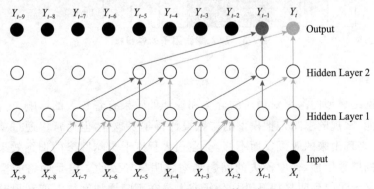

**图 3-1　膨胀因果卷积运算示意图**

膨胀因果卷积可以基本等价于一个统计模型,对于给定的输入样本序列 $x=\{x_1, x_2, \cdots, x_T\}$,对应的输出样本序列 $y=\{y_1, y_2, \cdots, y_T\}$ 的条件分布被分解为条件概率的乘积,如式(3-1)所示。

$$p(y|x) = \prod_{i=1}^{T} p(y_i|x_{i-N+1}, x_{i-N+2}, \cdots, x_i) \tag{3-1}$$

式中,$N$ 为感受野的范围。膨胀因果卷积结构可以使网络具有低时延和回归生成机制,旨在捕获大量过去的输入信息。

同样,对于心电信号的异常检测任务来说,将来的输入信息也非常重要。如图 3-2 所示的 ByteNet 膨胀非因果卷积架构,旨在充分利用输入序列的上下文进行分析。因此,这种非因果的模型布局在后续输入信息同等重要时会非常有效。同时,式(3-1)应重写为

$$p(y|x) = \prod_{i=1}^{T} p(y_i|x_{i-N/2}, x_{i-N/2+1}, \cdots, x_{i+N/2}) \tag{3-2}$$

式中,$N+1$ 为对应的感受野的长度。

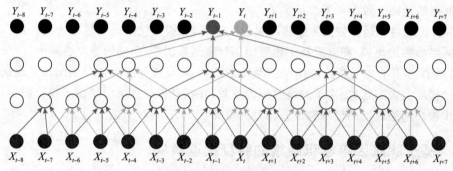

图 3-2 膨胀非因果卷积运算示意图

与上述膨胀卷积相对应的加入膨胀因子(dilated factor)的卷积核如图 3-3 所示。

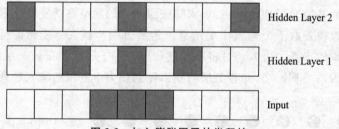

图 3-3 加入膨胀因子的卷积核

## 2. 残差网络

深度学习网络模型的深度对最后的分类和检测的效果有着较大的影响。为了提高深度网络模型的性能,常规的思路是把模型的层数设计得越多越好,但通常仅通过单一地堆叠网络层数,模型所表现出来的效果反而不好,会在很大程度上影响网络的训练效果。这是由于随着网络模型的层数增加,梯度消失的问题越来越明显导致的。但是网络的检测效果在浅层神经网络中又无法得到明显提升,因此,研究人员在不断增加网络深度和提升浅层神经网络的检测能力这两个方面提出了两种思路。

为了解决深层网络中的梯度问题,研究人员提出了密集连接网络(DenseNet),该网络模型为减轻梯度消失所带来的影响将所有层连接到一起。但考虑到心电异常检测任务对结果时效性的要求较高,而过深的网络深度必然会带来更重的计算负担,因此选择残差网络结构

进行实验。

He 等在 2015 年提出的残差神经网络(Residual Network, ResNet)可以很好地解决浅层网络检测效果差的问题(图 3-4)。残差网络使得浅层网络也能够学到更多东西,因其在保证了深层模型性能不衰退的同时又兼顾了网络的学习能力。He 等人发现利用恒等映射的方式可以将模型变为一个浅层的网络模型,该方法既保证网络深度可以增加,又避免了出现梯度消失以及模型退化等问题。

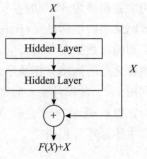

图 3-4　残差网络模型示意图

另外,由于膨胀卷积中卷积核并不连续,在卷积运算的过程中会产生栅格效应进而导致信息的连续性被破坏,在模型中加入残差连接可以有效避免栅格效应的产生。

ResNet 中残差学习单元的运算表达式如下:

$$x_L = x_l + \sum_{i=1}^{L-1} F(x_i, W_i) \tag{3-3}$$

式中,$x_l$ 为未经过卷积的特征向量;$F(x_i, W_i)$ 代表经过卷积运算的特征向量;$x_L$ 为残差结构整体输出的结果。

为了使其能够直接完成运算,在未经过卷积的特征向量与经过卷积运算的特征向量的维度不同的情况下,则需要通过卷积操作来提高或减少某一条支路的维度,调整后的残差学习单元如式(3-4)所示。式中,我们默认调节了未经过卷积的特征向量的维度。

$$y = F(x_i, W_i) + W_s x \tag{3-4}$$

式中,$W_s$ 代表一个卷积操作。

3. 改进的心电信号特征提取模块

本小节所用的改进的心电信号特征提取模块是基于瓶颈残差模块改进而来的,改进的目的是增强模型的有效性,减少模型的运算量。

瓶颈模块(Bottleneck Block)能够降低计算量,优化模型性能,主要用于目前主流残差网络中。瓶颈残差模块的结构如图 3-5 所示。

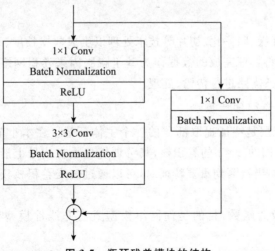

图 3-5　瓶颈残差模块的结构

本小节所提出的膨胀因果卷积残差模块正是基于瓶颈残差模块所设计优化而来的,其设计图如图 3-6 所示。在改进的模型中,使用膨胀因子可调的膨胀因果卷积替换了原有结构中卷积核为 3×3 的卷积层,同时利用权重标准化(Weight Normalization,WN)层替换了原网络中的批标准化(Batch Normalization,BN)层。WN 的计算量明显低于 BN,并且不会受到随机数据划分的影响,因此 WN 层拥有更好的鲁棒性的同时也会进一步提升训练效率。调整之后的网络运算顺序为:①在网络主体部分,首先对输入特征进行维度调整,该步骤是利用 1×1 卷积对输入向量进行卷积,然后利用膨胀因果卷积对维度调整后的特征向量进行特征提取;②在残差连接支路部分,利用 1×1 卷积将原始特征向量的维度调整至与经过网络主体运算后相同。

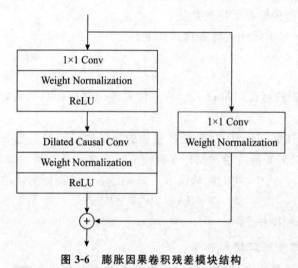

图 3-6　膨胀因果卷积残差模块结构

## 3.1.3　基于膨胀因果卷积网络的心电信号分类算法模型设计

本小节使用基于膨胀因果卷积的心电信号分类模型设计主要有以下几个步骤。

### 1. 网络模型的输入

对心电数据进行降噪、归一化、切片等技术处理以生成数据长度、维度固定的数据片段。在数据预处理完成后,将处理完成的数据作为基于膨胀因果卷积网络的心电信号分类模型的输入,数据将分为两条支路进行传输、处理。

### 2. 基于膨胀因果卷积的残差块

(1) 膨胀因果卷积层是特征提取部分的一个主体环节。在本小节中,它包括三个膨胀因子(dilated factor)不同的 3×1 的卷积核,其可训练权重在信号上滑动以从心电数据中提取特征,滑动步长为 1。当检测到重要特征时,可以通过改变卷积核权值的方式来标记重要特征。

(2) 引入 ReLU 激活函数,目的是使网络模型具有非线性模型架构来避免饱和度的问题。

(3) 随着网络模型层数的增加,提出 Dropout 层解决过拟合问题。Dropout 层是通过网络模型在训练过程中将某层的神经元随机舍弃进而减少神经元之间的连接来降低过拟合现

象的可能性。本小节中,在 ReLU 激活函数层后加入 Dropout 层。图 3-7 为使用 Dropout
层和没有使用 Dropout 层的对比。

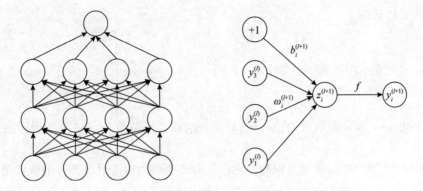

（a）没有使用Dropout层的网络

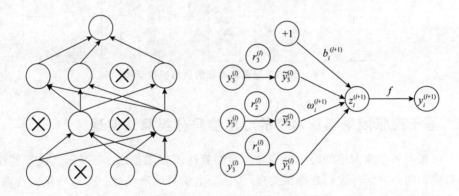

（b）使用Dropout层的网络

**图 3-7　ReLU 激活函数层加入 Dropout 层前后对比**

没有使用 Dropout 层的网络计算公式:

$$z_i^{(l+1)} = w_i^{(l+1)} y^l + b_i^{(l+1)} \tag{3-5}$$

$$y_i^{(l+1)} = f(z_i^{(l+1)}) \tag{3-6}$$

式中,$z_i^{(l+1)}$ 为隐藏层神经元;$f(\cdot)$ 为激活函数。

采用 Dropout 层的网络计算公式:

$$r_j^{(l)} \sim Bernoulli(p) \tag{3-7}$$

$$\tilde{y}^{(l)} = r^{(l)} * y^{(l)} \tag{3-8}$$

$$z_i^{(l+1)} = w_i^{(l+1)} \tilde{y}^{(l)} + b_i^{(l+1)} \tag{3-9}$$

$$y_i^{(l+1)} = f(z_i^{(l+1)}) \tag{3-10}$$

式中,$r$ 是(0—1)分布随机产生的 mask 向量,这个向量元素取值 0 或 1,将取 1 的概率记作
为 $p$,则取 0 的概率记作为 $1-p$,随机产生向量的维度要求与某一层的输入神经元维度一
致,在 Dropout 层中,这个随机产生的向量与神经元对应元素相乘,与向量元素为 1 相乘的
可以参与这次训练,被保留;与 0 相乘的则置 0,需舍弃。

3. 网络模型的输出

在网络模型架构的输出模块中,网络模型的分类器选择 Softmax 回归分类器。Softmax 多分类的函数表达式如下:

$$h_{\theta}(x^{(i)}) = \begin{bmatrix} p(y^{(i)}=1/x^{(i)};\theta) \\ p(y^{(i)}=2/x^{(i)};\theta) \\ \vdots \\ p(y^{(i)}=k/x^{(i)};\theta) \end{bmatrix} = \frac{1}{\sum_{j=1}^{k} e^{\theta_j^{\mathrm{T}} x^{(i)}}} \begin{bmatrix} e^{\theta_1^{\mathrm{T}} x^{(i)}} \\ e^{\theta_2^{\mathrm{T}} x^{(i)}} \\ \vdots \\ e^{\theta_k^{\mathrm{T}} x^{(i)}} \end{bmatrix} \qquad (3\text{-}11)$$

式中,$x^{(i)}$ 为 Softmax 多分类函数的输入值;$k$ 为心电的类别总数;$h_{\theta}(x^{(i)})$ 为所预测的心电类别概率。

如图 3-8 所示,基于膨胀因果卷积的心电信号分类模型为以上几个部分的级联架构。

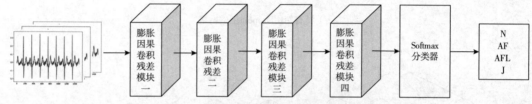

图 3-8 基于膨胀因果卷积的网络模型架构

## 3.1.4 基于膨胀因果卷积网络的心电信号分类算法实现

基于膨胀因果卷积网络的心电信号异常检测算法流程图如图 3-9 所示。该算法流程第一步是对输入的心电信号进行数据预处理,包括心电信号的降噪、切片、归一化以及训练集、测试集的划分等操作。第二步是对当前状态进行判断,判断当前是否处于模型训练阶段。若当前处于模型训练阶段,则先要对模型进行参数初始化,再利用划分好的训练集,使用 DCConvNet 模型进行特征提取和分类预测,最后计算损失函数,损失函数的计算利用了神经网络的预测值与真实标签。根据损失函数的值,利用反向传播对模型参数进行调整。重复以上训练过程,若迭代完成或连续 5 次迭代中损失函数值不下降时,停止训练并保存损失函数最小值时的模型及参数。若当前状态不处于模型训练阶段,则默认判断当前处于模型测试阶段。模型测试阶段就是算法模型利用已经训练好的心电异常检测模型对测试集数据进行检测并输出预测结果。

## 3.1.5 实验设计

实验配置:实验程序基于 PyTorch 框架完成编写,版本号 V1.2。使用的中央处理器配置参数:Intel Xeon E5-2698 v4,主频为 2.2GHz,内存为 48GB;实验所使用的图像处理器配置参数:NVIDIA TESLA V100,显存为 32GB。

1. 心电数据库

本小节采用 MIT-BIH 房颤数据库 MIT-BIH AFDB,该数据库包含针对四种不同节律的 605 段,其中房颤 291 段,房扑 14 段,交界性节律 12 段,其他节律 288 段。该数据库为双导联心电信号,本实验只取第一个导联用于研究。原始心电信号图像如图 3-10 所示。

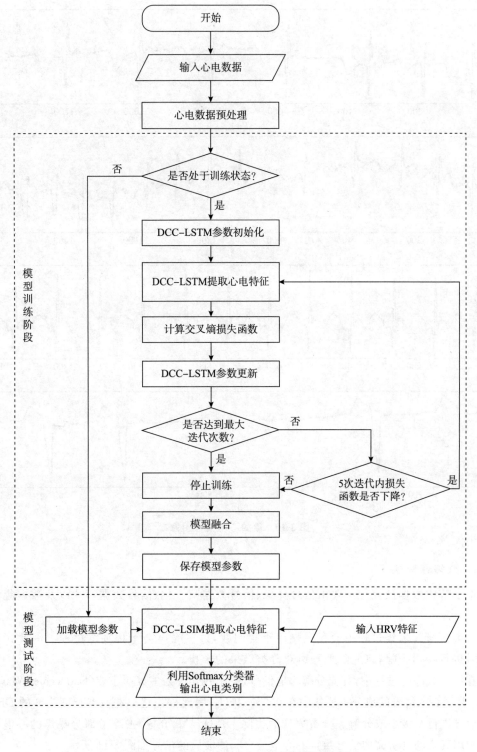

**图 3-9 DCConvNet 心电异常检测算法流程**

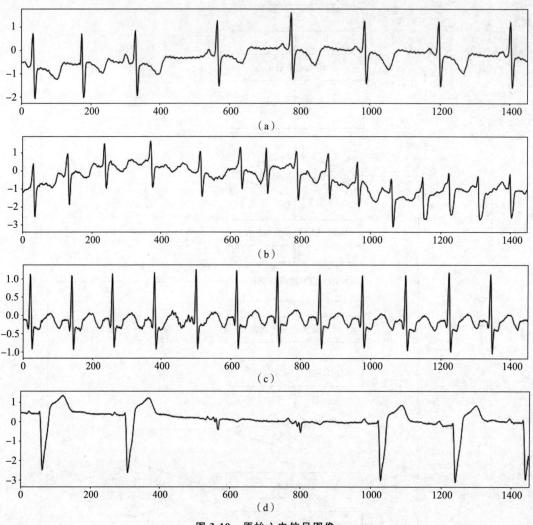

图 3-10　原始心电信号图像

## 2. 数据预处理

本小节中数据预处理主要由信号降噪、信号数据归一化、信号数据切片以及数据集划分组成。

心电信号在采集过程中会存在噪声干扰问题，过多噪声会干扰训练过程。因此先考虑对信号进行噪声去除，以此降低噪声对分类结果的干扰。

在噪声去除的过程中，首先分解心电信号，使用的方法为多贝西小波（Daubechies Wavelet，DB）。鉴于心电信号的成分主要集中在 0.05～40 Hz，因此首先选取滤波器长度为 6 的 DB6 小波对信号进行 9 级小波分解。分解完成后去除 D1、D2、A9 分量，去除了部分噪声的心电信号则是利用其余的分量完成信号重构的心电信号。滤波后的信号如图 3-11 所示。

由于数据集中的心电数据分别采集自不同的个体，在振幅上存在较大差异，且振幅变化区间不均匀。实验表明，神经网络在数据分布均匀时往往可以获得更好的收敛性。因此，为减少数据因振幅不同带来的影响，可利用式(3-12)来进行数据归一化。

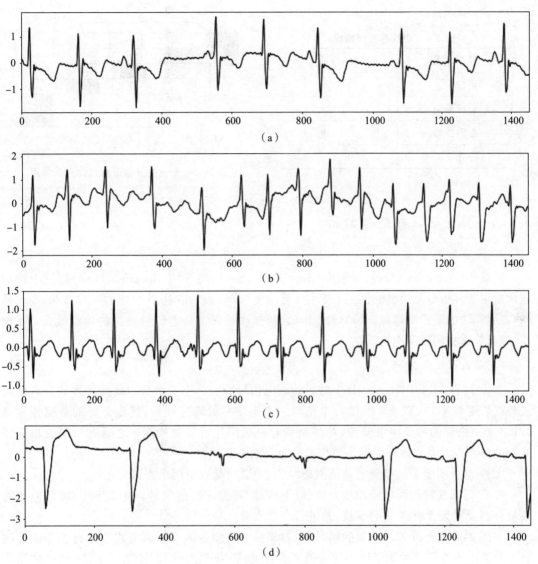

图 3-11　滤波后心电信号图像

$$\text{Normalized}(X) = \frac{X - \overline{X}}{\sigma} \tag{3-12}$$

式中，$X$ 是 ECG 数据的值；$\overline{X}$ 代表 ECG 数据的平均值；$\sigma$ 为 ECG 数据的标准差。

心电数据经过归一化后还面临着数据长度不统一且数据长度较长的问题。为此，本小节中以 4s（1000 个采样点）为一段将数据统一划分，将长度不足 1000 个采样点的片段舍弃。在后期的对比实验中，会将 ECG 数据每段长度设置为 8s（2000 个采样点）、12s（3000 个采样点）进行裁剪，以此来比较 ECG 数据长度对心电信号异常检测精度的影响。表 3-1 说明了经过裁剪后各类别数据数量。

经过数据切片后，将数据等分成 5 份，利用五折交叉验证法（5-fold Cross-Validation）对数据集进行划分，以完成网络模型的训练和测试。划分训练集和验证集后的数据分布如图 3-12 所示。

表 3-1　切片后数据构成

| 种　类 | 数量/条 |
| --- | --- |
| 正常 | 124 808 |
| 心房颤动 | 83 626 |
| 心房扑动 | 1449 |
| 总计 | 209 883 |

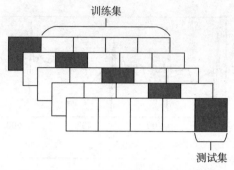

图 3-12　五折交叉验证数据划分示意图

## 3.1.6　算法验证和结果分析

### 1. 评价标准

准确率(Accuracy,Acc)、灵敏度(Sensitivity,Sen)、特异性(Specificity,Sp)这三个指标通常被用来评价分类模型的性能。其中,灵敏度(Sen)表示算法对疾病的检测效果,Sen 越高,说明算法的漏诊率越低。特异性(Sp)表明算法对正常心电信号数据的检测效果,Sp 越高,说明算法检测错误率越低。

### 2. 实验及结果分析

实验1:将 MIT-BIH AFDB 中的原始心电信号按照 3.1.5 小节中的处理方式分别处理成数据长度为 4s、8s 以及 12s 的心电信号。心电信号处理完成后,将划分好的数据传入到 3.1.3 小节搭建的神经网络模型,对各类别心电数据进行异常检测。之后利用提前划分好的测试集数据对完成训练的网络模型进行分类效果测试。

实验2:在实验 1 的基础上调整网络结构,主要包括以下两个方面。

方面1:调整膨胀因果卷积残差块(以下简称"残差块")的数量。在实验中,将残差块的数量分别设置为 3 块、4 块和 5 块,并进行多次实验。

方面2:在调整残差块数量的同时,对卷积核中的膨胀因子取值方式也进行了尝试性调整。本节中设置了四种膨胀因子的取值方式:①膨胀因子 $d=0$;②膨胀因子 $d=i$;③膨胀因子 $d=2\times(i+1)$;④膨胀因子 $d=2^i$。其中,$i$ 为残差块的编号。

在之前搭建的神经网络框架上检测正常心电数据、房颤心电数据、房扑心电数据的实验结果如表 3-2 所示。使用被处理成 4s 一段的心电数据时,准确率为 89.78%,灵敏度为 90.26%,特异性为 89.84%;使用被处理成 8s 一段的心电数据时,准确率为 88.67%,灵敏度为 88.92%,特异性为 89.26%;使用被处理成 12s 一段的心电数据时,准确率为 85.34%,灵敏度为 86.76%,特异性为 85.01%。

通过表 3-2 中的实验结果对比可知,使用被处理成 4s 一段的心电数据时,三项评价指标均为最高值,准确率为 89.78%,灵敏度为 90.26%,特异性为 89.84%。当数据被处理为 8s 一段时,模型的训练效果存在小幅下降。但当数据长度为 12s 时,模型的检测能力又得到了一定的提升,表明数据长度的增加并不代表实验结果的下降。由此可得出,网络的检测能力并不是随着输入数据长度的增加而单纯增强或减弱。

**表 3-2　实验 1 结果对比**

| 数据长度 | 准确率（Acc） | 灵敏度（Sen） | 特异性（Spe） |
| --- | --- | --- | --- |
| 4s | 89.78% | 90.26% | 89.84% |
| 8s | 87.67% | 87.92% | 88.26% |
| 12s | 85.34% | 86.76% | 85.01% |

实验 2 的方面 1 的实验结果对比如表 3-3 所示。由表中的实验结果对比分析可知,网络模型的训练效果在残差块数量为 4 且数据长度为 4s 时最佳,准确率为 89.78%,灵敏度为 90.26%,特异性为 89.84%。当输入数据长度相同时,网络模型的检测能力并没有随着网络的加深而得到提升。随着残差块数量的增加,网络的检测效率在数据长度为 8s 和 12s 时得到不断提高,但准确率上升速率下降。当数据长度为 4s 时,网络模型分类效率随着网络模型的加深而先上升后下降,在残差块数量为 4 时取得最大值。

**表 3-3　实验 2 的方面 1 结果对比表**

| 残差块数量 | 数据长度 | 准确率（Acc） | 灵敏度（Sen） | 特异性（Spe） |
| --- | --- | --- | --- | --- |
| 3 | 4s | 88.91% | 89.03% | 88.26% |
| 4 | 4s | 89.78% | 90.26% | 89.84% |
| 5 | 4s | 88.26% | 88.22% | 89.03% |
| 3 | 8s | 86.22% | 88.64% | 89.06% |
| 4 | 8s | 87.67% | 86.92% | 88.26% |
| 5 | 8s | 87.12% | 87.03% | 87.99% |
| 3 | 12s | 85.93% | 86.33% | 85.56% |
| 4 | 12s | 85.34% | 86.76% | 85.01% |
| 5 | 12s | 85.75% | 85.66% | 86.12% |

在实验 2 的方面 2 中,实验数据长度被固定为每段 4s,同时引入程序运行时间作为另一项评价标准。由表 3-4 记录的实验运行情况可以看出,网络模型的分类效率在膨胀因子取值方法为 $d=2^i$ 时较好,且膨胀因子的加入使卷积运算中的计算量减少。网络的分类效率在膨胀因子取 $d=2^i$ 且残差块数量为 4 时最佳,分类准确率为 98.65%。为了更直观地对比膨胀因子取值方式以及残差块对分类结果的影响,绘制了图 3-3 来对比分类准确率和程序运行时间。

**表 3-4　实验 2 的方面 2 结果对比表**

(a)

| 残差块数量 | 时间/s | 准确率 |
| --- | --- | --- |
| 3 blocks | 26.48 | 87.66% |
| 4 blocks | 29.34 | 89.78% |
| 5 blocks | 31.26 | 90.14% |

(b)

| 残差块数量 | 时间/s | 准确率 |
| --- | --- | --- |
| 3 blocks | 25.76 | 92.65% |
| 4 blocks | 28.97 | 94.22% |
| 5 blocks | 30.06 | 95.03% |

(c)

| 残差块数量 | 时间/s | 准确率 |
| --- | --- | --- |
| 3 blocks | 24.83 | 93.27% |
| 4 blocks | 28.35 | 95.43% |
| 5 blocks | 29.51 | 96.15% |

(d)

| 残差块数量 | 时间/s | 准确率 |
| --- | --- | --- |
| 3 blocks | 23.76 | 92.31% |
| 4 blocks | 27.62 | 98.65% |
| 5 blocks | 28.06 | 97.92% |

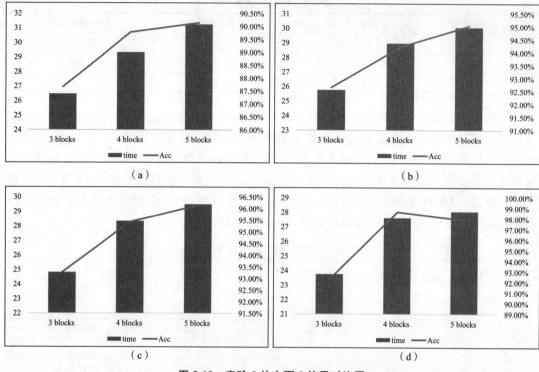

图 3-13 实验 2 的方面 2 结果对比图

如图 3-13 所示,当残差块数量由 4 增加到 5 时,准确率的上升速率在 A、B、C 三种膨胀因子取值方式中均小于残差块数量由 3 增长为 4 时的上升速率。当膨胀因子取值方式为 D 且残差块数量由 3 增加到 4 时,网络模型分类效率和运行速度都增加。但当由 4 个残差块增加到 5 个时,网络模型运行时间进一步上升但分类效率却下降了 0.73%。

由实验 1、实验 2 的方面 1 和实验 2 的方面 2 可得到一个较为适合用于正常-房颤心电信号检测的基于膨胀因果卷积的心电异常检测模型。

3. 对比实验及分析

为了验证基于膨胀因果卷积的心电异常检测模型的有效性,我们与现有网络模型进行了对比实验。实验结果如表 3-5 所示,可以看出本小节提出的基于膨胀因果卷积的心电异常检测模型的检测准确率为 98.65%,高于大部分现有模型且运行时间小于大部分模型。由此可见,相比其他深度学习网络,我们提出的 DCConvNet 具有运行时间短、异常检测准确率高的优点。

表 3-5 与现有模型实验结果对比

| 作者和发表年份 | 模 型 | 运行时间/s | 准确率(Acc)/% |
|---|---|---|---|
| Acharya et al.,2017 | CNN | 25.67 | 94.93 |
| Andersen et al.,2018 | CNN+RNN | 32.60 | 97.80 |
| Dang et al.,2019 | CNN+BiLSTM | 40.82 | 96.59 |
| F. Ma et al.,2020 | LSTM | 30.64 | 97.21 |

| 作者和发表年份 | 模　型 | 运行时间/s | 准确率(Acc)/% |
|---|---|---|---|
| Sangaiah et al. ,2020 | ANN | 48.37 | 99.11 |
| Park et al. ,2020 | SE-ResNet | 46.20 | 97.05 |
| Proposed | DCConvNet | 27.62 | 98.65 |

## 3.1.7　小结

本小节提出了一种基于膨胀因果卷积的心电信号异常检测算法。通过引入残差网络，减轻了膨胀因果卷积中的栅格效应对结果的影响，并通过引入膨胀因子减少了模型参数量，提高了网络的训练速度，加速了模型的收敛。在内容结构上，我们首先介绍了算法设计思想，引出网络主体运算层——膨胀因果卷积层，并简单介绍了其相关原理。然后，简单说明其构成框架，从而完成了对残差网络及瓶颈残差网络的介绍。基于膨胀因果卷积网络的心电特征提取模块基础，对瓶颈残差网络进行了改进。接着对该分类方法的整体模型设计流程以及算法实现方法进行了说明。经过控制变量的对比实验以及与现有文献的对比实验，验证了相比于其他的深度学习算法，本小节所设计的基于膨胀因果网络的心电异常检测算法在 MIT-BIH AFDB 上不仅心电异常识别率高，而且该模型的收敛速度更快。

# 3.2　基于残差及注意力机制的心律失常图像分类算法

本小节首先利用连续小波变换(Continuous Wavelet Transform,CWT)方法将 ECG 信号逐心拍转换为二维特征图，然后在网络模型的训练中针对室上性异位节律(S)和异位室性搏动(V)进行增强，最后以跳跃连接的方式将深度学习中注意力机制的思想和残差网络思想融合到 U-Net 网络中，提出了自上而下、自下而上的沙漏结构的 RA-CNN 模型，用于心律失常分类的研究。该模型使用的评估数据集为 MIT-BIH 心律失常数据库，根据 AAMI 标准心律失常分类的平均准确率达到了 98.5%，S 类和 V 类的 $F_1$ 分数分别为 82.8% 和 91.7%。

## 3.2.1　信号数据预处理

本小节中信号预处理部分主要包括三个方面，分别是心拍提取、ECG 信号二维处理和 ECG 特征图增强。

### 1. 心拍提取

由于 ECG 中每个心拍持续时间不同，使得从 ECG 中分割出的心拍存在长度不相等的问题。在心拍二维化的研究中，研究者采用不同的心拍分割方法，将心拍分割成相等的长度，由于受试者身体机能的不同，每个心拍的长度也不相同，同时考虑到每个波段都有明确的医学意义，所以在统一图像大小时，一维信号转换成二维特征图不宜进行常规的图片拉伸等操作，否则心拍信息的完整性将被破坏。

本研究未进行额外的 R 波峰定位操作，直接使用了 MIT-BIH 数据库中的 R 波峰标注位置，根据 R 波峰位置定位 QRS 波群后对心拍长度进行确定。本小节中 $R_{current}$、$R_{previous}$ 和

$R_{last}$表示当前所定位心拍及当前心拍前后相邻心拍的 R 波波峰,其中 R-R 间期是指两相邻 R 波之间的采样点数量。取 $R_{previous}$ 和 $R_{last}$ 两 R 峰的中间 3/4 位置作为截取心拍长度,以充分的保证所分割出心拍医学信息的完整性,故截取第 $n$ 个心拍可表示为

$$E_{Beat} = \frac{3(R_{last} - R_{previous})}{4} \tag{3-13}$$

式中,$E_{Beat}$ 表示所提取出的心拍;$R_{previous}$ 和 $R_{last}$ 分别表示所提取心拍的上一个与下一个心拍在坐标轴上的横坐标数值。若所提取心拍无 $R_{previous}$ 或 $R_{last}$ 坐标所对应心拍,则不对当前心拍进行分割(图 3-14)。

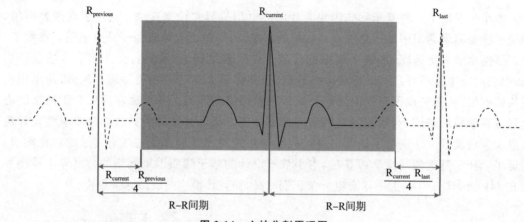

**图 3-14　心拍分割原理图**

### 2. ECG 信号二维化处理

确定每个心拍的长度后,为方便特征提取而使用 CWT 将一维 ECG 信号转换到时频域。选择 CWT 是因为它输出的维度高于输入的维度,这种过完备表示能够从数据中找到一些更有利于网络学习的特征。对于 ECG 时间序列,其相对于给定的母小波 $E_{beat}$ 的 CWT 定义如下:

$$C_{a,b}E_{beat}(t) = \frac{1}{|a|^{\frac{1}{2}}} \int_{-\infty}^{\infty} E_{beat}(t) \Psi\left(\frac{t-b}{a}\right) dt \tag{3-14}$$

式中,$a$ 为比例参数;$b$ 为平移参数;$E_{beat}(t)$ 为给定信号;$\Psi$ 是母小波。

### 3. ECG 特征图增强

在 ECG 研究中,即使对于患有心律失常的患者,其大部分 ECG 波动都为正常信号,这就导致病灶数据在 ECG 数据库中较少,在此使用数据增强的方法增加病灶数据,以避免训练数据不平衡问题。

根据二维 ECG 特征图波形的特性,本小节将心拍通过左移、右移、上移和下移等操作,在预定义的范围内,对心拍在原始图像的边缘进行裁剪。对原始 ECG 采用上述操作后,可以生成多倍病灶心拍数据,具体如图 3-15 所示,步骤(1)介绍了提取心拍后转化为图像的过程,步骤(2)展示了带有增强效果的部分数据。

使用上述心拍增强方式,对 $DS_1$ 中数据进行增强处理,处理后 S 类和 V 类数据量占比明显提升,使 RA-CNN 模型能够更好地进行训练。增强前后的心拍数量及占比如表 3-6 所示。

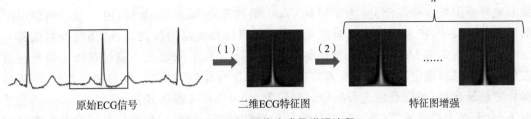

**图 3-15　ECG 图像生成及增强流程**

**表 3-6　数据集增强前后数据对比**

| 数据集 | 增强 | 类型 | 节拍数量及百分比 | | | | 总计 |
|---|---|---|---|---|---|---|---|
| | | | N | S | V | F | |
| MIT-BIH | 增强前 | 数量 | 90 042 | 2779 | 7007 | 802 | 100 630 |
| | | 百分比/% | 89.48 | 2.76 | 6.96 | 0.80 | — |
| | 增强后 | 数量 | 90 042 | 20 696 | 41 099 | 8668 | 160 505 |
| | | 百分比/% | 56.10 | 12.89 | 25.61 | 5.40 | — |

## 3.2.2　残差注意力 CNN 网络构建

### 1. 网络模型整体架构

图 3-16 展示的整体流程图为所提出的 RA-CNN 模型对心律失常进行分类的流程图。数据处理模块(左)采用 3.2.1 小节中的预处理过程将 ECG 数据库中的一维的 ECG 通过 CWT 逐心拍转化为 224×224 的二维特征图;RA-CNN 模型(中)旨在通过学习二维心电特征图特征并将其转换为易于分类的形式;心律失常分类预测模块(右)实现按照 AAMI 标准对心律失常类别进行输出的作用。

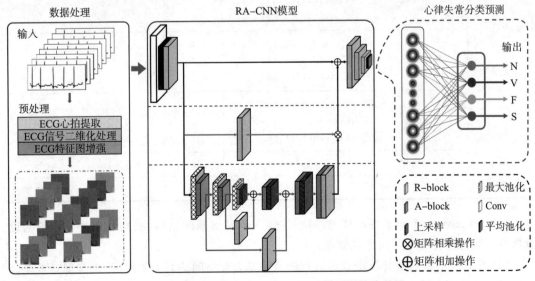

**图 3-16　残差注意力 CNN(RA-CNN)模型训练流程图**

RA-CNN 模型由顶层、中间层和底层三部分组成,顶层的左侧部分为对输入模型的二维心电特征图特征降维部分,主要包括 Conv、平均池化和 R-block 层,用于减小网络层中的输入信号尺寸,扩大特征感受野范围,奠定中间层和底层的执行基础;顶层的右侧部分使用连续多次的 R-block 和平均池化将图像维度降为 1,右侧输入为通过跳跃连接思想将左侧与另两层所输出特征进行残差连接(矩阵相加操作)的结果。中间层为执行 R-block 操作的跳跃连接,并与底层进行融合。底层为 RA-UNET,融合 R-block 和 A-block 的自上而下、自下而上的沙漏结构,该尺寸特征图的特性根据一层层的局部信息提取高维图像的表示,并以每次下采样输出为载体而保存,实现了 RA-CNN 模型输出结果能够对前景像素具有高的敏感度。总的来说,若使模型能够高效地关注心电曲线区域,则应设计实现动态的注意力权重分配过程。RA-CNN 模型中的特征图通道数和输出尺寸具体变化情况如表 3-7 所示。

表 3-7　RA-CNN 网络各层通道数和输出尺寸

| 层名称 | 操　作 | 卷积核大小 | 步长 | 输出尺寸/像素 | 通道数 |
|---|---|---|---|---|---|
| 输入 | | | | 224×224 | 3 |
| 顶层 | Conv2d | 7×7 | 2 | 112×112 | 16 |
| | 最大池化 | 3×3 | 2 | 56×56 | 16 |
| | R-block1 | $\begin{pmatrix} \text{Conv2d},1×1,4 \\ \text{Conv2d},3×3,4 \\ \text{Conv2d},1×1,16 \end{pmatrix}×1$ | 1<br>1<br>1 | 56×56 | 16 |
| 中间层 | R-block5 | $\begin{pmatrix} \text{Conv2d},1×1,4 \\ \text{Conv2d},3×3,4 \\ \text{Conv2d},1×1,16 \end{pmatrix}×1$ | 1<br>1<br>1 | 56×56 | 16 |
| 底层 | RA-UNET | | | 56×56 | 16 |
| 顶层 | R-block2 | $\begin{pmatrix} \text{Conv2d},1×1,8 \\ \text{Conv2d},3×3,8 \\ \text{Conv2d},1×1,32 \end{pmatrix}×1$ | 1<br>2<br>1 | 28×28 | 32 |
| | R-block3 | $\begin{pmatrix} \text{Conv2d},1×1,16 \\ \text{Conv2d},3×3,16 \\ \text{Conv2d},1×1,64 \end{pmatrix}×1$ | 1<br>2<br>1 | 14×14 | 64 |
| | R-block4 | $\begin{pmatrix} \text{Conv2d},1×1,16 \\ \text{Conv2d},3×3,16 \\ \text{Conv2d},1×1,64 \end{pmatrix}×1$ | 1<br>2<br>1 | 7×7 | 64 |
| | 平均池化 | 7×7 | 1 | 1×1 | 64 |
| 输出 | | | | 4 | |

(1) R-block:一个封装好的残差模块,作为一个网络基础结构,根据通道数及步长的设置执行一般性的特征学习操作或降维。

(2) A-block:通过对特征图分组进行通道注意力和空间注意力的学习,以实现对重要信息区域的关注更加准确。

（3）RA-UNET：包含一个完整的下采样、上采样过程。通过沙漏结构，模块将二维心电特征图的内在特征充分学习。同时，在其中引入注意力机制及残差思想，RA-UNET通过跳跃连接的方式将每次上采样输出的内在特征图转化为注意力掩码以指导模型的特征学习，进而使模型能够对输入图像的不重要信息进行抑制，同时增强特定重要信息。

2. R-block

R-block 是带有判断分支的残差结构，是由若干 Batch-Norm2d-ReLU-Conv2d 层组合而成的，穿插在整个 RA-CNN 模型中，实现对 ECG 图像进行一般性的特征处理功能。

R-block 指代 RA-CNN 的基础模块，其结构细节如图 3-17 所示，是具有判断功能的结构，结构的设计受深度残差网络的启发，目的是解决深度神经网络"退化"（Degradation）问题，R-block 对特征进行处理，其主干包含三次连续的 Batch-Norm2d、ReLU 和 Conv 操作，是否保留更多的原始特征信息通过具有判断功能的 Exit 分支结构对步长及通道的设置不同决定，因此判断分支的目的在于能够最大限度地保证不破

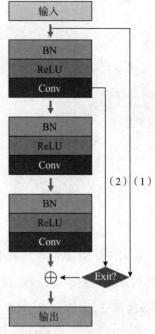

图 3-17　R-block 示意图

坏特征图的本质特性，同时需选择合适的处理方式以满足不同的输出需要。最终的输出结果为主干卷积结果与分支结构的判断结果进行残差连接的结果。

对于基础模块 R-block 输入样本 $X_R$，期望输出 $R(X_R)$ 可表示为

$$R(X_R) = f_i(\theta^{\mathrm{T}}(\sigma_1(X_R))) \oplus X_R \tag{3-15}$$

$$R(X_R) = f_i(\theta^{\mathrm{T}}(\sigma_1(X_R))) \oplus f_1(\theta^{\mathrm{T}}(\sigma_1(X_R))) \tag{3-16}$$

式中，$f_i(\cdot)$ 代表 $i$ 次 BatchNorm2d-ReLU-Conv 操作；$\theta$ 为卷积操作；$\sigma_1(\cdot)$ 为 ReLU 函数；$\oplus$ 为像素点求和操作。

在 Exit 判断过程中，当输入、输出通道数相等且卷积步长为 1 时，流程如图 3-17 过程（1）所示，期望输出 $R(X_R)$ 为式（3-15）。输入和输出的通道数不相等或者卷积步长不是 1 时，流程如图 3-17 过程（2）所示，期望输出 $R(X_R)$ 为式（3-16）。则 R-block 最终的输出特征图 $R(X_R) \in R^{C \times H \times W}$。

通过带有判断分支的残差连接，R-block 实现了传统残差网络中解决退化问题及梯度消失问题，提升了网络性能，并且通过改变分支结构中通道数或步长可以实现图像降维。

3. A-block

A-block 是一种注意力机制，该机制分别从空间和通道两个维度对上下文信息进行捕获。首先将采样后的特征沿通道维度分为 $n$ 组，然后将每组特征分为两个分支，分别使用全连接和 ReLU 的方法应对两分支，再拼接两个分支的结果。最后合并 $n$ 组特征，得到和输入尺寸一致的特征图。图 3-18 对分为 $n$ 组后其中的一组注意力学习过程进行了详细流程展示。

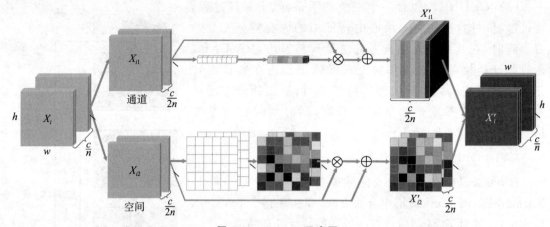

**图 3-18　A-block 示意图**

以 RA-UNET 中首次采用最大池化后输出的特征图 $X \in R^{C \times H \times W}$ 为例,先将其延通道维度划分为 $n$ 组子特征,即 $X_i \in R^{\frac{C}{n} \times H \times W}(1 \leqslant i \leqslant n)$,然后进行拆分每一个子特征延通道维度,分为两支,即 $X_{i1}, X_{i2} \in R^{\frac{c}{2n} \times H \times w}(1 \leqslant i \leqslant n)$。

第一分支进行通道注意力特征学习,生成通道注意力特征图。首先通过使用平均池化(AvgPool2d,AVG)嵌入全局信息来生成通道统计注意力权值分布,然后将 $X_{i1}$ 以跳跃连接方式与处理后的通道注意力权值分布特征图进行残差连接和像素点相乘操作,期间使用残差思想。使用通道注意力方法最终输出的特征图 $X'_{i1}$ 可以通过式(3-17)实现:

$$X'_{i1} = (\sigma_2(W_1 \cdot \text{AVG}(X_{i1}) + b_1) \otimes X_{i1}) \oplus X_{i1} \tag{3-17}$$

式中,$W_1 \in R^{\frac{C}{2n} \times 1 \times 1}$ 和 $b_1 \in R^{\frac{c}{2n} \times 1 \times 1}$ 是用于缩放和平移的参数;$\sigma_2(\cdot)$ 是激活函数 Softmax;$\otimes$ 为矩阵相乘操作。

第二分支进行空间注意力学习生成注意力图,其每一个像素点的重要性更加受到关注。首先,将 $X_{i2}$ 通过组归一化(Group Norm,GN)获得空间注意力权值分布,然后将 $X_{i2}$ 以跳跃连接方式与处理后的空间注意力权值分布特征图进行残差连接和像素点求和操作,期间再次使用残差思想。使用空间注意力方法最终输出的特征图 $X'_{i2}$ 可以通过式(3-18)实现:

$$X'_{i2} = (\sigma_2(W_2 \cdot \text{GN}(X_{i2}) + b_2) \otimes X_{i2}) \oplus X_{i2} \tag{3-18}$$

式中,GN$(\cdot)$ 是组归一化操作;$W_2 \in R^{\frac{c}{2n} \times 1 \times 1}$ 和 $b_2 \in R^{\frac{c}{2n} \times 1 \times 1}$ 是参数。

其次,沿通道维度拼接通道和空间两个维度的注意力特征图(Concat$\{\cdot\}$),使输出通道数与输入通道数相同,进而生成一个完整的组特征图。

$$X'_i = \text{Concat}\{X'_{i1}, X'_{i2}\} \tag{3-19}$$

最后,将 $n$ 组特征图沿通道维度聚合,生成包含每个特征权值系数的注意力特征图 $X' = \text{Concat}\{X'_1, X'_2, \cdots, X'_n\}$。

### 4. RA-UNET

RA-UNET 是通过融入残差思想和注意力机制思想对 U-Net 结构的改进,RA-UNET 是编码-解码结构(图 3-19),其原理是根据一层层的局部信息提取高维图像的表示,通过设计实现了模型输出对前景像素较高的敏感度。总之,注意力权重分配过程是通过 RA-

UNET 过程动态实现的,进而使心电曲线区域被 RA-CNN 模型高效地关注。

(1)编码(Encoder):对输入图像重要数字信号的重新采样,其采用最大池化实现,减小下一层输入信号尺寸的同时扩大特征感受野,并与注意力机制相结合,加强对重点区域信息的学习。

(2)解码(Decoder):通过双线性插值层实现上采样操作,可以直观地理解为特征图的恢复过程,在每一步采样操作后,同样使用 A-block 促使模型利用已经学习到的知识去学习更多的特征图信息。

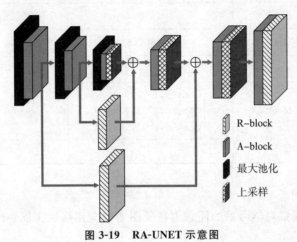

R-block
A-block
最大池化
上采样

图 3-19  RA-UNET 示意图

(3)跳跃连接(Skip Connections):为了深度网络能够得到更好地训练,使用 R-block 在下采样并完成 A-block 后进行特征处理,不仅更好地融合上下文语义特征、防止由于编码层的堆叠导致的梯度消失问题,而且能够保存该尺寸特征图的特性因其作为跳跃连接的载体,使上采样过程中相同尺寸特征图的细节能够得到更好的恢复,网络对多样性波形变化的识别效果也得以提升。

RA-UNET 处理过程中具体的尺寸变化及卷积核大小如表 3-8 所示。

表 3-8  RA-UNET 各层结构与输入尺寸

| 层名称 | 操作 | 卷积核大小 | 输出尺寸 | 通道 |
|---|---|---|---|---|
| 编码 | 最大池化 | $3\times3$, stride 2 | $28\times28$ | 16 |
| | A-block | — | $28\times28$ | 16 |
| | R-block | $\begin{pmatrix}\text{Conv2d},1\times1,4\\\text{Conv2d},3\times3,4\\\text{Conv2d},1\times1,16\end{pmatrix}\times1$ | $28\times28$ | 16 |
| | 最大池化 | $3\times3$, stride 2 | $14\times14$ | 16 |
| | A-block | — | $14\times14$ | 16 |
| | R-block | $\begin{pmatrix}\text{Conv2d},1\times1,4\\\text{Conv2d},3\times3,4\\\text{Conv2d},1\times1,16\end{pmatrix}\times1$ | $14\times14$ | 16 |
| | 最大池化 | $3\times3$, stride 2 | $7\times7$ | 16 |
| | A-block | — | $7\times7$ | 16 |

续表

| 层名称 | 操 作 | 卷积核大小 | 输出尺寸 | 通道 |
|---|---|---|---|---|
| 解码 | 上采样 | size(14,14) | 14×14 | 16 |
| | A-block | — | 14×14 | 16 |
| | 上采样 | size(28,28) | 28×28 | 16 |
| | A-block | — | 28×28 | 16 |
| | 上采样 | size(56,56) | 56×56 | 16 |
| | A-block | — | 56×56 | 16 |
| | R-block | $\begin{pmatrix} \text{Conv2d,1×1,4} \\ \text{Conv2d,3×3,4} \\ \text{Conv2d,1×1,16} \end{pmatrix} \times 1$ | 56×56 | 16 |
| 输出 | | | 56×56 | 16 |

**5. 心律失常预测**

最终 RA-CNN 模型对学习后的注意力特征图通过全连接层实现心律失常的分类。

## 3.2.3 算法验证及实验结果分析

**1. 实验环境**

本小节数据预处理部分在 i7-10700K 中进行处理。采用 NVIDIA A100 进行实验,在 Ubuntu 18.04.3 系统下完成。使用 PyTorch 运行,使用 WFDB 包处理心电信号,然后使用 Matplotlib 将处理的逐心拍 ECG 信号绘制成图像。

**2. 数据集设置**

训练模型使用来自 MIT-BIH 的数据。本实验严格遵循 AAMI 分类标准,忽略了数据库 48 条记录中 4 条噪声严重的记录。对其余记录,使用文献[24-29]中提出的患者间划分方案。

数据集分为训练集($DS_1$)和测试集($DS_2$)。$DS_1$ 包含 22 条用于训练和参数确定的记录。最终性能评估的测试集则仅用 $DS_2$。使用这种划分方法,无须担心在训练和测试集中都包含同一个患者的心跳。

表 3-9　患者间数据集划分方案

| 数据集 | 数据设置 | 划 分 | 心拍特征图数量 | | | | 总 计 |
|---|---|---|---|---|---|---|---|
| | | | N | S | V | F | |
| MIT-BIH | $DS_1$ | 训练集 | 45 824 | 18 860 | 37 880 | 8280 | 110 844 |
| | $DS_2$ | 测试集 | 44 218 | 1836 | 3219 | 388 | 49 661 |
| 总计 | | | 90 042 | 20 696 | 41 099 | 8668 | 160 505 |

### 3. 训练参数设置

所提出的 RA-CNN 模型中,学习率是重要的训练参数,为了训练得到模型对心律失常分类的最佳性能,我们优化了参数。训练模型时将初始的学习率设置为 0.001,并且每训练 20 轮次学习率下降为原来的 10％;使用小批量对模型进行训练来减少内存的占用,batch size 值设为 16;采用交叉熵误差作为损失函数,优化函数采用 Adam。

### 4. 评价指标

为了测试 RA-CNN 模型的性能,本项研究使用 MIT-BIH 心律失常数据库,按照 AAMI 标准对 RA-CNN 模型的评估,这几项指标在相关的研究中也得到了广泛的使用,分别是分类的准确性(Acc)、灵敏度(Sen)、正预测速率(Ppr)以及 $F_1$ 分数。

Acc 是所有分类问题中最常用的指标,是指分类任务中正确预测的 ECG 样本数量占总样本的比例。

$$Acc = \frac{TP + TN}{TP + TN + FP + FN} \times 100\% \tag{3-20}$$

Sen 只处理阳性心拍,它表示检测到的真阳性心拍与实际阳性心拍的比率。

$$Sen = \frac{TP}{TP + FN} \times 100\% \tag{3-21}$$

Ppr 表示所有被检测为阳性心拍中,检测正确的阳性心拍所占比例。

$$Ppr = \frac{TP}{TP + FP} \times 100\% \tag{3-22}$$

$F_1$-Score 是综合考虑精确率和召回率的一项指标,用于对模型整体的效果进行评估。

$$F_1 = \frac{2 \times Sen \times Ppr}{Sen + Ppr} \times 100\% \tag{3-23}$$

## 3.2.4 模型验证及分析

### 1. A-block 对分类结果影响分析

图 3-20 展示了使用 RA-UNET 过程中,经 A-block 中通道注意力及空间注意力进行特征学习后的心拍特征图。在探索生成注意力图像的过程中,A-block 使用有助于分类像素点分配更高权重的方式,随着 RA-UNET 深度的加深,特征图中表征心电曲线的像素区域会变得越来越明显,波形变化较多的图像下部区域这一特定范围将会被 RA-UNET 模型更加精准地聚焦在这里,并过滤背景信息,从而能够“不做无用功”。图 3-20(a)展示了随机从 2D-ECG 中选取的 8 张节拍图,图 3-20(b)展示了第一次使用 A-block 中通道注意力所输出可视化结果,图 3-20(c)展示了空间注意力对数据进行学习后的可视化结果。可以看出,图 3-20(c)比图 3-20(b)更加关注图像下部区域,实现了将大范围、多通道的特征集中在图像底部波形变化多样的关键位置。

### 2. 数据增强效果实验

图 3-21 与图 3-22 分别展示了仅对数据是否增强设置变量时,使用 RA-CNN 对 N、S、V 和 F 四类心电的分类最优结果。可以发现,相较于增强前分类的正确样本数,增强后分类正确的样本数有所增加。

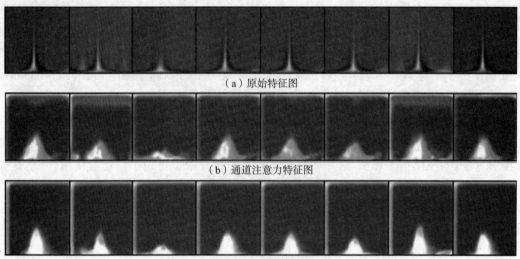

（a）原始特征图

（b）通道注意力特征图

（c）空间注意力特征图

**图 3-20　A-block 两分支对 2D-ECG 数据处理结果**

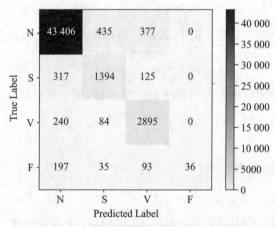

**图 3-21　不使用数据增强所得混淆矩阵图**

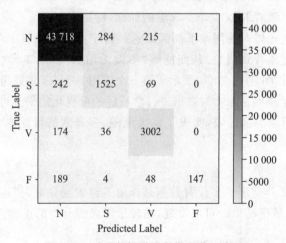

**图 3-22　采用数据增强所得混淆矩阵图**

表 3-10 展示了使用所介绍的评价指标对数据增强前后的评价结果,可以看出,我们提出的数据增强方式平均精确度在模型相同和参数基本设置不变的情况下增加了约 0.8%。其他指标也均有所提升,因此所提数据增强方式对分类结果具有促进作用。

表 3-10　数据增强前后效果对比

| 增强 | ACC | N/% | | | S/% | | | V/% | | |
| --- | --- | --- | --- | --- | --- | --- | --- | --- | --- | --- |
| | | SEN | Ppr | F₁ | SEN | Ppr | F₁ | SEN | Ppr | F₁ |
| 不采用 | 97.6 | 98.16 | 98.29 | 98.23 | 75.93 | 71.56 | 73.68 | 89.93 | 82.95 | 86.30 |
| 采用 | 98.5 | 98.87 | 98.64 | 98.75 | 83.06 | 82.48 | 82.77 | 93.46 | 90.04 | 91.72 |

最终实验结果表明,RA-CNN 模型对于 N 类和 V 类具有较好的分类效果,而 S 类分类效果明显低于这两类模型。原因是首先在增强数据的情况下,S 类的训练样本数也明显少于其他两类,其次是在波形相似性上,S 类与 N 类在波形上相似性极高,造成这两类样本在分布上重叠部分较多,分类效果不理想。

3. 相关实验对比

为了验证本研究 RA-CNN 对心律失常分类的先进性,本节将所提出方法与近几年类似研究进行了比较。表 3-11 展示了使用相同数据库和相同数据划分方式下,不同方法的分类性能。

表 3-11　相关实验对比

| 相关工作 | ACC | N/% | | | S/% | | | V/% | | |
| --- | --- | --- | --- | --- | --- | --- | --- | --- | --- | --- |
| | | SEN | Ppr | F₁ | SEN | Ppr | F₁ | SEN | Ppr | F₁ |
| Dictionary (2018) | 95.1 | 90.9 | 99.4 | 94.2 | 80.8 | 48.8 | 60.8 | 82.2 | 85.4 | 83.8 |
| DCNN (2018) | 94.0 | 90.6 | 98.8 | 94.5 | 82.3 | 38.1 | 52.1 | 92.0 | 72.1 | 80.9 |
| MPCNN (2019) | 96.4 | 98.8 | 97.4 | 98.1 | 76.5 | 76.5 | 76.6 | 85.7 | 94.1 | 89.7 |
| DDCNN+CLSM (2020) | 95.1 | 97.5 | 97.6 | 97.6 | 83.8 | 59.4 | 69.5 | 80.4 | 90.2 | 85.0 |
| linear discriminant (2021) | 87.3 | 78.7 | 99.3 | 87.8 | 89.4 | 37.5 | 52.9 | 86.5 | 93.0 | 89.6 |
| RA-CNN | 98.5 | 98.9 | 98.6 | 98.8 | 83.1 | 82.5 | 82.8 | 93.5 | 90.1 | 91.7 |

Raj 等使用传统方法进行分类研究,引入了 60 个特征到分类步骤中,不仅预处理过程复杂,而且 S 级 Ppr 值为 48.8%,并不理想。Sellami A 等的研究中,计算量增加,因心跳分类需要读取多个心跳特征。Niu 等的研究中,模型的输入不仅包括原始信号还额外的引入了特征提取操作,相比本研究的分类效果也差一些。He 等在使用深度双通道 CNN(DDCNN)完成初始分类后,需要进一步使用 Central-Towards LSTM 支持模型(CLSM)来区分 N 类和 S 类,然而,S 类的分类效果仍不尽如人意。F. M. 等[29]的研究中进行了烦琐的降噪处理,增加了特征提取的难度。

与上述实验相比,该模型的特征提取过程不仅简单,而且对于逐心拍分类具有更高的 $F_1$ 值,在 S 类病理识别方面具有优势。

通过对 N 类、S 类和 V 类分类效果的综合分析,我们所提出 RA-CNN 模型进行的分类研究达到了较高的 $F_1$ 值,S 类病理类别的识别方面也具有一定的优势,不论在平均准确性还是每一类的分类效果均优于该领域的其他方法。

### 3.2.5　小结

在本节研究中,为了避免造成原始 ECG 数据中细节信息丢失,影响特征提取效果,数据无须任何形式降噪操作及人工特征提取。RA-CNN 模型则将计算机资源偏向 2D-ECG 中最具信息性的部分,因融合了神经网络、注意力机制等深度学习框架的强有力的信息表征能力。预处理中,即使心拍中混有前后心拍的信息也不需严格地提取单个心拍,通过 CWT 也可以较好地表征 ECG 信息,从而促进分类效果的提升。

我们提出的 RA-CNN 模型新颖且有效,经过将该模型进行对患者间心律失常数据的实验,表明其具有高效的 ECG 识别能力以及极强的泛化性,可节省受试者及医生大量的时间,同时也为突发性心脏相关病症争取抢救时间,有利于诊断和预防心血管相关疾病。

## 3.3　基于对抗域自适应学习的心电信号分类方法

本节提出一种基于对抗域自适应学习的多尺度心电信号分类方法。为改善不同域样本数据分布不同造成的模型无法直接复用的现象,提高训练分类模型的效率,该方法通过对抗域自适应学习解决带标签的训练数据少的问题;为增强特征的丰富性,同时使用多个特征提取器提取多尺度特征,将时间特征与深度学习模型提取特征结合;最终通过这些特征训练一个高度适用的分类模型。

图 3-23 展示了心电信号分类任务的流程。首先将心电记录中的信号进行预处理生成输入数据,将其输入对抗域自适应模型训练,再将模型自动提取的特征与手动提取的时间特征融合输入到分类器,获取最终分类结果。

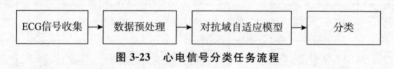

**图 3-23　心电信号分类任务流程**

### 3.3.1　数据预处理

原始数据在输入模型训练之前需要预处理。如图 3-24 所示,该阶段主要包含以下几个步骤。

(1) 数据降噪:利用截断频率为 $[0.5,40]$ 的带通滤波器 $F_{band}$ 和基函数为 db6 的离散小波变换 DWT,消除肌电噪声 MA 和基线漂移噪声 BW 对心电信号的影响。

(2) 心拍分割:首先读取心拍注释中提供的 R 峰位置,假设 $R_i$ 为第 $i$ 个心拍 R 峰所在位置,心拍起始位置见式(3-24),心拍终止位置为式(3-25),当前心拍采样点个数见式(3-26)。其

中 $\lfloor n \rfloor$ 表示对 n 向下取整。

$$\left\lfloor \frac{1}{2}(R_{i-1} + R_i) \right\rfloor \tag{3-24}$$

$$\left\lfloor \frac{1}{2}(R_i + R_{i+1}) \right\rfloor \tag{3-25}$$

$$H_i = \left\lfloor \frac{1}{2}(R_i + R_{i+1}) \right\rfloor - \left\lfloor \frac{1}{2}(R_{i-1} + R_i) \right\rfloor + 1 \tag{3-26}$$

（3）心拍统一：心拍分割后，每个心拍的采样点个数 $H_i$ 各不相同，要想传入深度学习模型必须将心拍统一。设统一后的采样点个数为 $D$，若 $H_i$ 小于 $D$，则补零至 $D$，若 $H_i$ 大于 $D$，则裁剪至 $D$，最终处理后的心拍为 $H_f$。在实验中 $D$ 为 411。

（4）数据标准化：将统一后心拍 $H_f$ 通过公式（3-27）进行 Z-score 标准化，消除偏移和信号中的幅度缩放问题。

$$H_f = \frac{H_f - \mu}{\sigma} \tag{3-27}$$

（5）提取时间特征：手动提取 6 个时间特征 $N_{RR}$，分别包括当前心拍的前 RR 间期 PreRR，后 RR 间期 PostRR，持续 10s 的局部 RR 间期 LocalRR，整条记录的均值 RR 间期 AvergeRR，以及通过公式（3-28）进行归一化操作后的归一化 PreRR 与归一化 PostRR。

$$\frac{P_{RR} - \overline{P}_{RR}}{\max(P_{RR}) - \min(P_{RR})} \tag{3-28}$$

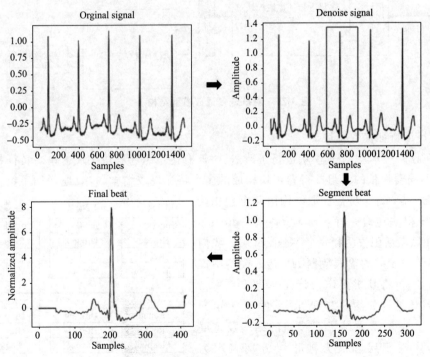

**图 3-24　输入数据生成**

（6）数据增强：采用 SMOTE 算法生成少样本类别的数据，以此克服不同类别中样本数量不均衡的问题，达到平衡数据集的效果。

在心拍分割阶段,使用固定数据点个数分割心拍的方法会将一部分心拍的重要信号特征遗漏,原因在于不同个体相邻不同方向的 R 峰之间的平均间隔大小不一致,使用本节所提出的心拍分割和心拍统一的方法可以解决这一问题。

## 3.3.2 对抗域自适应模型构建

### 1. 模型架构

首先假设模型适用于输入样本 $x \in X$ 和某些标签 $y \in Y$,进一步假设存在两个分布 $S(x;y)$ 和 $T(x;y)$,即源域分布和目标域分布。这两种分布都假设是复杂的和未知的,而且相似但不同。我们的目标是通过目标分布的输入 $x$ 来预测标签 $y$。在训练过程中,可以访问大量来自 $S(x;y)$ 和少量 $T(x;y)$ 的训练样本 $\{X_1,X_2,X_3,\cdots,X_N\}$。定义 $X_i$ 为第 $i$ 个数据样本的域标签,用来表明 $X_i$ 是来自源域还是目标域。如果来自源域,则 $X_i=0$;如果来自目标域,则 $X_i=1$。所提出的对抗域自适应模型的实现原理如下。

定义一个改进的对抗域自适应模型来预测每个输入 $x$ 的对应标签 $y \in Y$,以及它们的域标签 $d \in \{0,1\}$。该对抗域自适应模型如图 3-25 所示。构建的对抗域自适应模型包含多尺度特征提取 F、域判别 D 和分类 C 3 个模块。

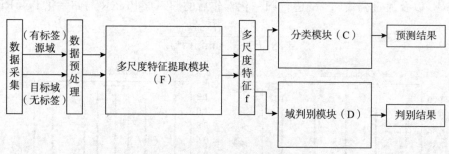

**图 3-25 对抗域自适应模型结构**

(1) 多尺度特征提取模块 F

针对特征单一问题,对 F 模块进行了改进,将原有的单组卷积块构成的单一特征提取结构,扩充为不同卷积核的三组并行卷积块构成的多个特征提取结构,有效地增加了特征的广度与丰富度。其中每个特征提取结构由两个卷积块组成,每个卷积块包含一个 Conv 层,一个 dropout 层,一个 ReLU 激活函数层和一个 Maxpool 层。我们将 3.3.1 小节中生成的输入数据 $H_f$ 传入模型中提取到三个特征,再将其拼接作为特征 f,即 $f=[F_{s1};F_{s2};F_{s3}]$。具体结构如图 3-26 所示,其中 K 表示卷积核的大小。表 3-12 总结了 F 模块的结构及每层的输出。其中卷积层和最大池化层分别表示为 Conv_(内核大小)_(内核数)和 Maxpool_(内核大小)_(内核数)。

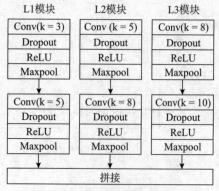

**图 3-26 特征提取模块 F 结构**

表 3-12　特征提取模块 F 汇总

| 模　　块 | 层 | 输　出　尺　寸 |
|---|---|---|
| | 输入(预处理后 ECG) | 411×1 |
| L1 模块 | Conv_3_16,stride=1<br>Dropout,0.2<br>ReLU<br>Maxpool_2_16,stride=2 | 204×16 |
| L1 模块 | Conv_5_32,stride=1<br>Dropout,0.2<br>ReLU<br>Maxpool_2_32,stride=2 | 100×32 |
| L2 模块 | Conv_5_16,stride=1<br>Dropout,0.2<br>ReLU<br>Maxpool_2_16,stride=2 | 203×16 |
| L2 模块 | Conv_8_32,stride=1<br>Dropout,0.2<br>ReLU<br>Maxpool_2_32,stride=2 | 98×32 |
| L3 模块 | Conv_8_16,stride=1<br>Dropout,0.2<br>ReLU<br>Maxpool_2_16,stride=2 | 202×16 |
| L3 模块 | Conv_10_32,stride=1<br>Dropout,0.2<br>ReLU<br>Maxpool_2_32,stride=2 | 96×32 |
| | 拼接 | 9408×1 |

(2) 域判别模块 D

对 D 模块进行了优化,将原有的仅使用两个全连接层扩充为三个卷积块以及一个全连接层,以此解决原始模型层数较少,提取特征抽象程度低的问题。具体结构如图 3-27 所示。

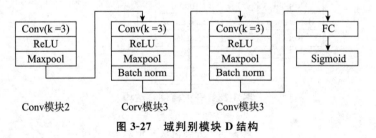

图 3-27　域判别模块 D 结构

其中三个卷积块分别包含如下。

第一个卷积块包括卷积核为 3 的 Conv 层、ReLU 激活层和 Dropout 层。

第二个卷积块和第三个卷积块结构一致,由卷积核为 3 的 Conv 层、ReLU 激活层、Dropout 层和 Batchnorm 层构成。将来自源域和目标域数据中经过 F 模块提取的特征 f 传入域判别模块 D,经过二分类判别提取的特征来源 $d \in \{0,1\}$。表 3-13 总结了 D 模块的结构以及每层的输出。

表 3-13　域判别模块 D 汇总

| 模　　块 | 层 | 输 出 尺 寸 |
|---|---|---|
| | Input(the output of the F model) | 9408×1 |
| Conv 模块 2 | $\begin{cases}\text{Conv\_8\_6,stride}=1\\\text{ReLU}\\\text{Maxpool\_2\_6,stride}=2\end{cases}$ | 4691×6 |
| Conv 模块 3 | $\begin{cases}\text{Conv\_10\_6,stride}=1\\\text{ReLU}\\\text{Maxpool\_2\_6,stride}=2\\\text{BatchNorm}\end{cases}$ | 2336×6 |
| Conv 模块 3 | $\begin{cases}\text{Conv\_10\_6,stride}=1\\\text{ReLU}\\\text{Maxpool\_2\_6,stride}=2\\\text{BatchNorm}\end{cases}$ | 1159×6 |
| | FC 层(3474,100) | 100×1 |
| | Sigmoid | 2 |

（3）分类模块 C

对 C 模块进行优化,从而提高特征的维度和丰富度。在 Softmax 层前,将来自源域数据中全连接层提取到的特征 $f_c$ 与 3.3.1 小节中提取的 6 个时间特征 $N_{RR}$ 拼接,作为最终的特征 $M=[f_c;N_{RR}]$ 输入多分类器进行分类,该方式融合了时间特征与深度学习提取特征,增加了特征的维度。两个相同的全连接模块和一个 Softmax 分类器组成该模块。其中,全连接模块包含全连接层、Dropout 层、Batchnorm 层和 ReLU 激活层。具体结构如图 3-28 所示。表 3-14 总结了 C 模块的结构及每层的输出。

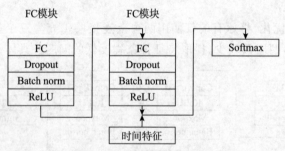

图 3-28　分类模块 C 结构

表 3-14　分类模块 C 汇总

| 模　　块 | 层 | 输 出 尺 寸 |
|---|---|---|
| | Input(the output of the F model) | 9408×1 |
| FC 模块 | $\begin{cases}\text{FC(9408,100)}\\\text{Dropout,0.2}\\\text{BatchNorm}\\\text{ReLU}\end{cases}$ | 100×1 |

· 78 ·

| 模　　块 | 层 | 输 出 尺 寸 |
|---|---|---|
| FC 模块 | FC(100,10)<br>Dropout,0.2<br>BatchNorm<br>ReLU | 10×1 |
| | Add(10,6) | 16×1 |
| | Softmax | 4 |

**2. 模型训练**

定义 $\{x_i^s, y_i^s\}_{i=1}^{n_s}$ 为源域 $D_s$ 中带标签的实例样本，$\{x_j^t\}_{j=1}^{n_t}$ 为目标域 $D_t$ 中不带标签的实例样本。$F(\cdot)$、$C(\cdot)$ 为对应的特征提取器与分类器。在学习阶段，其目标就是学习一个特征提取器 F 及任务分类器 C，使得预期目标损失最低，使源域的数据分布与目标域的数据分布对齐，缩减域间差异。其中，F、D 和 C 3 模块对应的网络映射分别为 $G_f$、$G_d$ 和 $G_c$。引入联合损失函数 $E(\omega_f, \omega_c, \omega_d)$ 如下：

$$
\begin{aligned}
E(\omega_f, \omega_c, \omega_d) &= \sum_{\substack{i=1..N \\ d_i=0}} L_c(G_c(G_f(X_i; \omega_f); \omega_c), y_i) \\
&\quad - \lambda \sum_{i=1..N} L_d(G_d(G_f(X_i; \omega_f); \omega_d), y_i) \\
&= \sum_{\substack{i=1..N \\ d_i=0}} L_c^i(\omega_f; \omega_c) - \lambda \sum_{i=1..N} L_d^i(\omega_f; \omega_d)
\end{aligned}
\tag{3-29}
$$

该损失函数主要包含两部分，分别是分类模块的分类损失 $L_c^i(\omega_f; \omega_c)$ 和域判别模块的分类损失 $L_d^i(\omega_f; \omega_d)$。$L_c^i$、$L_d^i$ 表示在第 $i$ 个训练样本中计算的相应损失函数。$L_c$ 选用 Focalloss，不再使用传统的交叉熵损失。其中，$\omega_f$、$\omega_c$、$\omega_d$ 分别代表 F、C、D 模块的参数；$\lambda$ 表示控制两个学习目标之间的权重；$d_i=0$ 表示第 $i$ 个样本是源域样本。

训练过程如下：

$$(\hat{\omega}_f, \hat{\omega}_c) = \mathrm{argmin}_{\omega_f, \omega_c} E(\omega_f, \omega_c, \hat{\omega}_d) \tag{3-30}$$

$$(\hat{\omega}_d) = \mathrm{argmax}_{\omega_d} E(\hat{\omega}_f, \hat{\omega}_c, \omega_d) \tag{3-31}$$

模型训练步骤如下。

(1) 保持域判别模块的参数 $\omega_d$ 不变，通过式(3-30)计算得到最大化域判别模块的损失来更新多尺度特征提取模块的参数 $\omega_f$，以获取能同时概括源域数据与目标域数据的域不变的特征，以及最小化分类模块的损失，更新分类模块的参数 $\omega_c$，获得精准预测标签的分类器。式中，$\hat{\omega}_f$ 为 $\omega_f$ 寻求鞍点位置的参数值；$\hat{\omega}_c$ 为 $\omega_c$ 寻求鞍点位置的参数值；$\hat{\omega}_d$ 为 $\omega_d$ 寻求鞍点位置的参数值。

(2) 固定参数 $\omega_f$、$\omega_c$ 保持不变，通过式(3-31)最小化域判别模块的损更新域判别模块的参数 $\omega_d$，得到一个可以判别特征来源的强判别器。

(3) 重复步骤(1)的操作，固定域判别模块的参数 $\omega_d$ 不变，通过式(3-30)训练特征提取模块以及分类模块。如此对抗训练，交替更新参数。

(4) 网络保持动态平衡，达到预设迭代次数后，获取最优值，保存最优模型。将新的心拍样本输入到保存的最优模型中,获得最终分类结果。训练过程如图 3-29 所示。

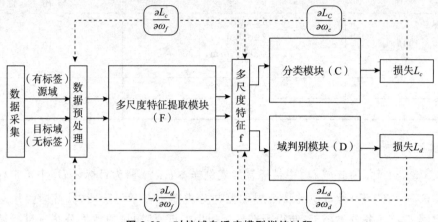

**图 3-29　对抗域自适应模型训练过程**

### 3.3.3　实验平台搭建及性能评价指标

本实验所用心电信号来源于 MIT-BIH 心律失常数据库。所有的记录都包含原始的心电信号,并由两名或两名以上的心脏科医生分别对它们进行标注。这些心跳被分成 15 种不同的类型,如表 3-15 所示。根据美国国家标准(ANSI/AAMIEC57:2012),以上 15 种心律失常类型可以划分为表 3-15 中的五大类,分别是:正常心拍(N)、室上性异位心拍(S)、室性异位心拍(V)、融合心拍(F)以及未知心拍(Q)。在 MIT-BIH 数据库中,由于导联 MLII 正常 QRS 波群通常比较突出,所以本实验仅用 44 条记录的 MLII 导联信号进行心电图分类。

**表 3-15　根据 2012 年 ANSI/AAMIEC57 标准分类的心拍汇总**

| N | S | V | F | Q |
|---|---|---|---|---|
| Normal | Atrial premature | Premature ventricular contraction | Fusion of ventricular and normal | Paced |
| Left bundle branch block | Aberrant atrial premature | Ventricular escape | | Fusion of paced and normal |
| Right bundle branch block | Nodal (junctional) premature | | | Unclassifiable |
| Atrial escape | Supra-ventricular premature | | | |
| Nodal (junctional) escape | | | | |

目前主流的数据集划分方案主要分两种,即患者内部方案(intra-patient)及患者间方案(inter-patient)。为了使实验结果更具真实性和说服性,本次实验所用数据集划分统一使用患者间方案。由于记录 102、104、107 和 217 包含的不是来自心脏窦房结的受刺激的搏动,因此将其去除,即将 44 条记录分为 DS1、DS2 两组,其中 DS1 包含心电记录编号有 101、

106、108、109、112、114、115、116、118、119、122、124、201、203、205、207、215、220、223、230、DS2 所包含心电记录编号有 100、103、105、111、113、117、121、123、200、202、210、212、213、214、219、221、222、228、231、232、233、234。表 3-16 总结了本次实验中数据集划分方案。由于 Q 类数据极少,无法作为评判分类结果的依据,因此将其去除,只使用 N、S、V、F 四类数据。

**表 3-16　MIT-BIH 心律失常数据库的患者间划分方案**

| 数 据 集 | 心 拍 个 数 | | | | 总 计 |
|---|---|---|---|---|---|
| | N | S | V | F | |
| DS1 | 45 824 | 943 | 3787 | 414 | 50 968 |
| DS2 | 44 213 | 1836 | 3219 | 388 | 49 656 |
| Total | 90 037 | 2779 | 7006 | 802 | 100 624 |

在数据划分方面,将 DS1 全部心拍样本定义为源域数据,DS2 中每条记录的前 5min 心拍样本作为目标域数据。训练数据包含源域数据及其标签以及目标域数据,测试数据为整个 DS2 全部数据。训练结束后,保存最优模型,将 DS2 所有心拍样本传入保存的最优模型中进行测试。在训练过程中,采用网格搜索的方法从海量参数中选择一组最优参数,并使用带有默认参数的 SGD 优化器进行训练,学习率初始值设置为 0.001。Dropout 是一种被广泛使用的抑制过拟合方法,有利于模型的泛化,其参数设置为 0.2。为了更好地更新模型参数,训练的批大小被设置为 128。

该实验在一台配备 Tesla V100-SXM2 GPU 的服务器上进行训练,计算机的动态内存是 32480MiB,操作系统是 Ubuntu 16.04。该网络通过 Pytorch 高级神经网络 API 实现。

性能评价指标遵循 AAMI 提供的准则,计算两个性能指标,即准确率(Acc)、敏感性(Sen)。

在 AAMI 的分类标准下,Q 类数据比例非常小(小于 1%),它的分类性能对总体性能影响微不足道,同时 S、V 和 F 类的比例则高得多(大约 10%),这三个类包含大部分的心律失常。因此,我们重点关注 N、S、V、F 四大类的分类精度。

### 3.3.4　实验算法验证及结果讨论

本小节分为三个部分对提出的对抗域自适应网络的有效性和高效性进行阐述。第一部分为算法有效性实验。第二部分为纵向对比实验,通过改变特征提取模块及添加时间特征来验证所提算法的高效性。第三部分为横向对比实验,通过与不同算法进行对比,进一步阐述所提算法的有效性。

**实验一:**提出的算法有效性实验。

本方法结果如下:图 3-30 展示了模型训练过程中及测试过程中的损失大小变化以及精度曲线变化。从图中可以看出,测试集损失变化与训练集趋势相同,同时训练集和测试集的精度大小也是沿着期望的方向逐渐升高,未出现测试集精度急转直下的现象,表明没有过拟合。所提算法的混淆矩阵如图 3-31 所示。从图中可以看出,为提高 S 类及 V 类心拍的分类准确度,牺牲了 N 类心拍的准确率,N 类中有 501 个心拍被错分为 S 类,1979 个心拍被错分为 V 类,主要原因是 N 类中有些信号的波形特征与 S 类、V 类相似,但总体分类效果仍在可接受范围内。该方案的总体准确率为 92.3%。对于 N 类、S 类、V 类、F 类四大类,系统的阳性预测值分别为 97.4%、73.2%、57.8% 和 44.9%。四类的敏感性分别为 94.0%、76.6%、85.2% 和 38.4%。具体评价指标如表 3-17 所示。

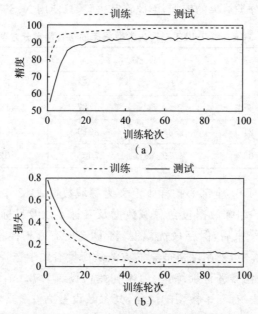

（a）

（b）

图 3-30 训练集/测试集精度损失曲线图

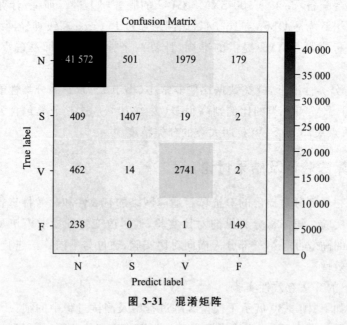

图 3-31 混淆矩阵

表 3-17 所提出方法的实验结果

| 类 别 | Sen/% | PPV/% | Acc/% |
| --- | --- | --- | --- |
| N | 94.0 | 97.4 | 91.8 |
| S | 76.6 | 73.2 | 98.0 |

| 类　　别 | Sen/% | PPV/% | Acc/% |
|---|---|---|---|
| V | 85.2 | 57.8 | 93.5 |
| F | 38.4 | 44.9 | 99.0 |
| 平均值 | 73.6 | 68.3 | 95.5 |

**实验二:**纵向对比实验。

为了验证多尺度特征提取器以及时间特征的加入对实验结果的影响,将使用以下三个模型进行对比实验。

(1) 单尺度 Model A。Model A 使用三个卷积层、三个池化层以及两个全连接层构建。其中卷积层的核大小均为 3。

(2) Model A+RR。在 Model A 的最后一个全连接层处添加 6 个时间特征,将拼接后的总体特征共同输入 Softmax 分类器进行分类。

(3) 本小节所提模型。实验过程中,采用相同的输入数据,分类结果对比如表 3-18 所示。

表 3-18　不同模型结构实验结果对比

| 模　型 | Acc/% | N(Sen、PPV)/% | S(Sen、PPV)/% | V(Sen、PPV)/% | F(Sen、PPV)/% |
|---|---|---|---|---|---|
| Model A | 89.0 | 90.1、97.6 | 63.5、35.7 | 90.4、54.6 | 20.6、28.4 |
| Model A+RR | 91.3 | 92.5、97.8 | 81.9、59.1 | 88.8、56.1 | 23.7、43.8 |
| Proposed | 92.3 | 93.9、97.4 | 76.6、73.2 | 85.1、57.8 | 38.4、44.9 |

从表 3-18 可以看出,第一组使用单尺度 Model A 与第二组添加时间特征相比,第二组模型的训练精度更高,原因在于时间特征是手动基于专业知识获取的,因而时间特征的加入,近似于给分类器添加了专家知识,从而使分类的准确度得到了有效的提升。由于 S 类中有许多信号的波形特征与 N 类相似,最大的区别在于相较 N 类而言 P 波的消失以及 RR 间期的变化,因为时间特征的加入对 S 类心拍的判别起到了关键作用,所以 S 类的准确度得到了显著的提升。

将第二组单尺度模型与第三组多尺度模型对比,可以看出采用多尺度特征提取模块,可以有效提升分类准确率。其主要原因是复杂的网络结构能够更全面地提取信号的整体特征而非部分特征,还可以提取更多容易被忽视的细节特征。由表 3-18 可以看出,训练结果中整体准确率为 92.3%,四类心拍的阳性预测值都明显高于第二组。虽然第二组单尺度模型中 S 类、V 类的召回率稍高,但是 N 类中的很多心拍却被划分到 S 类,造成 S 类阳性预测值明显偏低,整体分类准确率也因为 N 类的降低而下降。

综上所述,本节所提出多尺度对抗域自适应模型分类表现要优于其他两组模型。

**实验三:**横向对比实验。

表 3-19 列举了在患者间评估范例下,其他算法所取得的分类结果。由表 3-19 可以看出,采用所提出的模型(方法)得到的结果除了 N 类和 V 类的阳性预测值稍低,其他都明显优于 Chazal 所提方法。本小节所提出的方法是将一个导联的信号作为输入,并且没有繁杂

的特征提取过程,而 Chazal 不同的是他利用从 2 导联心电信号中提取的许多领域特有特征来构造分类器。将提取的特征作为每个导联信号的统计分类器模型的输入,并建立第三个分类器来结合前两个分类器的输出。因此,他们需要算力较多,时间成本高,不适合在单导联心电监测设备上进行实时心跳分类。

Ye 等使用形态学和动态特征的方法,检测精度达到了 86.4%。而我们所提出方法不需要复杂的手动提取特征的过程,并且整体准确率与各类的分类情况都要明显优于 Ye 的方法。

Mathews 等使用限制玻尔兹曼机(RBM)和深度信念网络(DBN)检测异常心拍。与本小节方法的结果相比,虽然 S 类和 F 类的灵敏度得到了显著提高,但 N 类和 V 类的分类精度却降低了,尤其是 N 类,其分类精度仅达到 73.89%。由于 N 类的下降,整体准确率也降到 74.81%。因此,我们提出的方法在 N 类、V 类的分类精度和整体分类精度上具有明显优势。

在 Sellami 中,虽然 S 类、V 类和 F 类的精度高于我们所提出方法,但 N 类的精度却明显偏低。在该数据集中,N 类占 89%,说明有很大一部分数据分类是错误的。而且该方法 N 类的分类精度明显高于 A 类(88.51%),虽然 V 类和类的分类精度略低,但还在可接受的范围,S 和 F 类的 PPV 值分别达到 73.2% 和 44.9%。

在 Shi 中,与本小节相比,S 类、V 类和 F 类分类精度有一定优势,而整体精度和 N 类精度同时略低。同时,本小节需要手工提取 6 类 168 个信号特征,需要两个层次加权的 XGboost 分类器进行分类。这无疑增加了该方法的复杂性和耗时性。

表 3-19　不同文献方法实验结果对比

| 方法 | 年份 | Acc/% | N | | SVEB | | VEB | | F | |
| --- | --- | --- | --- | --- | --- | --- | --- | --- | --- | --- |
| | | | Sen/% | PPV/% | Sen/% | PPV/% | Sen/% | PPV/% | Sen/% | PPV/% |
| Chazal | 2004 | 85.8 | 86.8 | 99.1 | 75.9 | 38.5 | 77.7 | 81.9 | 68.2 | 26.5 |
| Ye | 2012 | 86.4 | 88.6 | 97.5 | 60.8 | 52.3 | 81.5 | 63.1 | 19.5 | 2.5 |
| Mathews | 2018 | 74.81 | 73.89 | 99.66 | 88.39 | 33.63 | 77.24 | 69.20 | 73.7 | 4.67 |
| Sellami | 2019 | 88.34 | 88.51 | 98.80 | 82.04 | 30.44 | 92.05 | 72.13 | 89.4 | 8.6 |
| Shi | 2019 | 92.1 | 92.1 | 99.5 | 91.7 | 46.2 | 95.1 | 88.1 | 61.6 | 15.2 |
| Proposed | — | 92.3 | 93.9 | 97.4 | 76.6 | 73.2 | 85.1 | 57.8 | 38.4 | 44.9 |

## 3.3.5　小结

对训练数据标记较少、个体差异导致数据分布不同以及特征提取单一等问题,提出了一种基于对抗式域自适应的多尺度心跳分类模型。该方法的 F、D、C 模块分别进行了优化。优化 F 模块,从不同卷积核组成的卷积块中提取多尺度的心电特征;D 模块被优化为三个卷积块和一个全连接层;C 模块通过时间特征和振幅特征混淆增强。采用对抗性领域自适应学习方法解决了标记训练样本不足的问题,改善了个体差异导致的数据分布不同的现象。F 模块中多尺度特征提取器的设计和 C 模块中时间特征与自动特征的融合,可以提高所提取数据特征的丰富性和多样性。通过实验验证了改进的对抗性领域自适应学习分类模型的有效性。

# 3.4　基于混沌神经网络的心电图分类

## 3.4.1　混沌神经网络概述

人工神经网络(Artificial Neural Network,ANN)是基于生物学中神经网络的基本工作原理,并在理解和抽象了人脑结构和外界刺激响应机制后,以网络拓扑知识为理论基础,模拟人脑的神经系统以实现对复杂信息处理机制的一种数学模型。该模型将信息的加工和存储结合在一起,具有并行分布、高容错性、自适应性、智能化和自学习等特征。

近年来,随着脑科学的不断研究,学者发现脑神经系统中存在混沌现象。从表面上看来,混沌与神经网络各自拥有不同的特征,而从本质上来说,两者存在相同的特性即非线性。1990年 K. Aihara、T. Takabe 和 M. Toyoda 等根据生物神经元的混沌特性首次提出混沌神经网络模型,将混沌学引入神经网络中,使得人工神经网络具有混沌行为,更加接近实际的人脑神经网络,因此混沌神经网络成为神经网络的主要研究方向之一。混沌神经网络是一个统称,通过人们对其研究现状,根据其构造和设计方法,本小节将混沌神经网络分为以下两种类型。

1. 基于混沌映射的混沌神经网络

由于神经网络的本质是梯度下降法,存在收敛速度慢和容易陷入局部极小的问题,因此提出将混沌映射的遍历性与神经网络结合。混沌运动在其混沌吸引域内是各态历经的,在有限时间内混沌轨道不重复地经历吸引子内每一个状态点的邻域。利用混沌映射的遍历性可以克服神经网络陷入局部极小值的问题。

混沌搜索的主要思想是通过某种迭代方式产生混沌序列,一般多采用 Logistic 方程产生混沌序列:

$$x(n+1)=\mu x(n)[1-x(n)] \tag{3-32}$$

式中,$\mu$ 为控制参数,满足 $\mu \in (0,4]$;$x \in (0,1)$。

分岔图描述了混沌系统从分岔到混沌的过程,这对于分析混沌特征非常重要。当 $\mu \in (0,4]$ 时,一维 Logistic 混沌映射的分岔如图 3-32 所示。

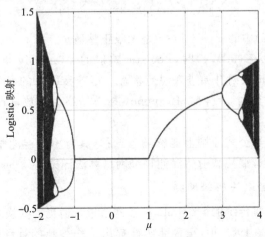

图 3-32　Logistic 映射分岔

由图 3-39 可知,当 $\mu \leqslant -2$ 或 $\mu > 4$ 时,Logistic 映射是发散的。

（1）当 $-2 < \mu < 0$ 时,混沌映射的输出范围为 $[-0.5, 1.5]$。但当 $\mu$ 是负数时,它在实际应用中是没有意义的,故这里不详细讨论。

（2）当 $0 < \mu \leqslant 4$ 时,系统的动态行为从一个固定点→两个固定点→四个固定点→八个固定点→……→混沌的（$\mu = 3.5699456$）。

因此,当 $\mu$ 取不同的值时,方程(3-32)表现出不同的动力学行为,$\mu$ 对于 Logistic 映射具有特殊含义。Logistic 映射的参数范围一般为 $0 < \mu \leqslant 4$,通常不采用负数范围。当 $\mu = 3.98$ 时,初始值 $x(0) = 0.5$ 的 Logistic 映射如图 3-33 所示。第 200 次到第 400 次迭代之间的输出被局部放大。可以看出,Logistic 映射的输出是非周期性的、非收敛性的和非发散性的,即是混沌的。Logistic 映射的分布具有不可预测性、随机性和遍历性。

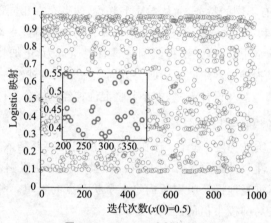

图 3-33　Logistic 映射的输出

混沌的动力学行为可以根据分岔图（图 3-33）和最大 Lyapunov 指数来表征。对于混沌系统,最大 Lyapunov 指数为正,而对于非混沌系统,最大 Lyapunov 指数不大于零。因此,正的 Lyapunov 指数表明该系统具有混沌行为。Lyapunov 指数越大,混沌程度越高。

Lyapunov 指数定义如下:

$$\lambda = \lim_{n \to \infty} \frac{1}{n} \sum_{i=1}^{n} \ln |f'(x_i)| = \lim_{n \to \infty} \frac{1}{n} \sum_{i=1}^{n} \ln |\mu(1 - 2x_i)| \qquad (3\text{-}33)$$

式中,$f(x)$ 表示式(3-32)中的 $x(n+1)$;$n$ 是无限正整数。

根据式(3-33),当 $\mu \in (3.4, 4)$ 时,Logistic 映射的 Lyapunov 指数如图 3-34 所示。当 $\mu \in (3.57, 4)$ 时,Logistic 映射开始进入混沌状态。随着参数 $\mu$ 的变化,Lyapunov 指数显示出普遍正的上升趋势。直到 $\mu = 4$ 时,Lyapunov 指数始终为正数,Logistic 映射进入完全混沌状态。

混沌映射的迭代函数公式原则上能够随意选择,具有不同混沌映射的模型即是不同类型的混沌神经网络。具有混沌映射的混沌神经网络算法详见式(3-34)和式(3-35)。

**2. 具有混沌特性的混沌神经网络**

此种混沌神经网络将传统的 Hopfield 神经网络进行适当的变换之后得到的一些具有混沌特性的神经网络模型。1982 年,霍普菲尔德提出了一种新的神经网络,可以解决一大类模式识别问题,还可以给出一类组合优化问题的近似解。这种神经网络模型后被称为

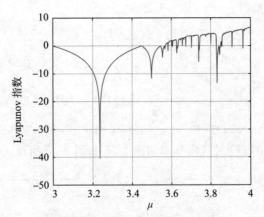

图 3-34　$\mu$ 变化时的 Lyapunov 指数

Hopfield 神经网络,如图 3-35 所示。根据基尔霍夫定律,可得到 $n$ 个神经元的 Hopfield 神经网络定义如下:

$$\frac{\mathrm{d}y_i}{\mathrm{d}t} = -\frac{y_i}{\tau} + \sum_{j=1}^{N} w_{ij}x_j + I_i \tag{3-34}$$

式中,$i=1,2,\cdots,N$,$I_i$ 为神经元 $i$ 的偏置。神经元的输出 $x_i$ 由神经元 $i$ 的内部状态 $y_i$ 决定。

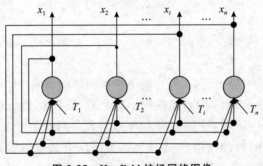

图 3-35　Hopfield 神经网络图像

1995 年,Aihara 的学生 Chen 在 Hopfield 神经网络基础上加入具有模拟退火机制的自反馈项,提出了暂态混沌神经网络。其动力学方程如下:

$$y_i(t+1) = ky_i(t) + \alpha\left[\sum_{j=1,j\neq i}^{N} w_{ij}x_j(t) + I_i\right] - z_i(t)g[x_i(t) - I_0]$$

$$x_i(t) = S_1(y_i(t)) = 1/[1 + \exp(-y_i(t)/\varepsilon)] \tag{3-35}$$

$$z_i(t+1) = (1-\beta)z_i(t)$$

式中,$y_i(t)$ 是神经元的内部状态;$x_i(t)$ 是神经元的输出;$k$ 是记忆常数,表示记忆或遗忘内部状态的能力;$\alpha$ 是正比例参数。它表示能量函数对混沌动力学特性的影响;$\varepsilon$ 是激活函数的陡度参数;$I_0$ 是正参数;$z_i(t)$ 是自反馈连接权重;$\beta$ 是 $z_i(t)$ 的退火衰减因子。

一般正 Lyapunov 指数表示该模型具有混沌特征。根据 Lyapunov 指数的另一种定义形式:

$$\lambda = \lim_{n\to\infty}\frac{1}{n}\sum_{i=0}^{n-1}\log\left|\frac{\mathrm{d}y(t+1)}{\mathrm{d}y(t)}\right| \tag{3-36}$$

针对暂态混沌神经元模型得

$$\frac{dy(t+1)}{dy(t)} = k - z(t)\frac{dx(t)}{dy(t)} = k - z(t)\frac{dS_1(y(t))}{dy(t)} \tag{3-37}$$

式中,

$$\frac{dS_1(y(t))}{dy(t)} = \frac{1}{\varepsilon}S_1(y(t))(1-S_1(y(t))) \tag{3-38}$$

设置参数:$k=1, \beta=0.02, I_0=0.65, z(0)=0.8, \alpha=0.07, \varepsilon=0.05$。暂态混沌神经网络的倒分岔和 Lyapunov 指数时间演化分别如图 3-36 和图 3-37 所示。

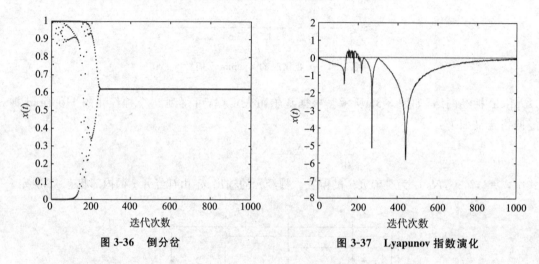

图 3-36　倒分岔　　　　　　　　　　图 3-37　Lyapunov 指数演化

从图 3-36 和图 3-37 可以看出,在暂态混沌神经网络模型演进的初期阶段,$z_i(t)$ 取较大的初始值,模型是混沌的。由于 $z_i(t)$ 随时间不断衰减,直到 0,因此模型经历倒分岔过渡并退化为梯度收敛的 Hopfield 神经网络。该模型最终收敛到稳定点以获得最优解。

传统神经网络(如 BP 神经网络)的本质是梯度下降方法。虽然其每次的下降方向是函数的最快递减方向,但误差面上的局部梯度一般不指向全局最小值,而收敛路径为之字形。因此,它需要许多步骤才能达到全局最小值,否则很容易陷入局部最小值。混沌具有遍历性和初始条件敏感性的特征。将混沌理论应用于神经网络可以有效避免传统神经网络陷入局部极小值问题。全局搜索过程如图 3-38 所示。传统的神经网络使用梯度下降来搜索全局

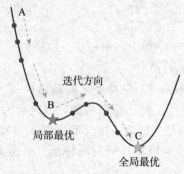

图 3-38　搜索全局最小值的过程

最小值。搜索从点 A 开始并收敛到点 B,但实际的最小值是点 C。该算法陷入局部极小值。同时,混沌神经网络具有离散混沌的优势。相邻时刻的值是离散的,这意味着它们不在一个小的邻域中。搜索过程可以跳出局部邻域以解决局部最小值的问题,例如从 B 收敛到 C。

此外,初始条件在混沌中的敏感性使得混沌神经网络比传统神经网络具有更高的搜索效率、泛化能力和模式识别能力。因此,混沌的遍历性和敏感性可以有效提高神经网络的性能。

## 3.4.2 心电图分类预处理

心电图领域最常用的数据库是 MIT-BIH 心律失常数据库,其中包含 48 条记录,持续时间为 30min。它总共包括 648 000 个采样点,总计 109 500 次心跳,其中异常心跳约占 30%。

QRS 波是每种心跳的每个波段中最明显和最尖锐的,它比其他波形更容易被检测到。在数学上,QRS 波的“奇点”峰点(或波谷点),它显示出斜率的突变和不可导点。利用该性质可配合多种处理手法,如差分法,小波变换法等进行有效检测。数据预处理后,截取心拍数据,完成混沌神经网络的训练和测试,从而实现心拍的基本识别和分类。

心电图信号经过五个处理过程:滤波、自适应阈值、心拍截取、滑动窗口积分、心拍分类,如图 3-39 所示。

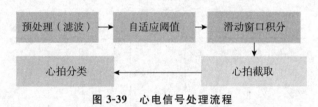

**图 3-39　心电信号处理流程**

下面详细描述了心拍预处理过程。

### 1. 数字滤波

首先,通过去除基线,消除噪声和信号分割这样三个步骤对 ECG 信号完成预处理。心电图滤波算法一般要求计算量少,实时性能好。同时,心电图滤波算法要求尽可能地滤除干扰,为准确地心拍分类提供良好的数据。

本小节仿真采用了经典的数字滤波方法。以数据库中的 103 号信号为例,对心电信号进行 40 阶数字带通滤波,通带为 15～25Hz,大致是 QRS 波的频带。滤波前后的 103 信号波形如图 3-40 所示。可以看出,经过滤波后,P 波和 T 波明显减弱,同时消除了大量噪声,QRS 波特征则更加明显。

### 2. 自适应阈值

为了使心拍的波形模式更加单一,经过带通滤波后,对图形进行“双斜率”处理。基本思想是分别在一个点的左右两侧的某个区间内寻找最大平均斜率与最小平均斜率,然后分别用左侧最大斜率减去右侧最小斜率,用右侧最大斜率减去左侧最小斜率,再求取两者中的最大者。设定这个寻找斜率的区间是 QRS 波尖峰左右两侧 0.015～0.060s 处,此为经验参数。处理后的波形如图 3-41 所示。

由于滤波或双斜率处理的因素,得到的波形幅度越来越小,但幅度太小不利于检测。这里使用滑动窗口积分。这种方法增加了绝对幅度,并进一步平滑波形。滑动窗口的宽度设置为 17 个采样点。经过处理后,波形幅度显著增加。因此,波形模式变得更加单一,QRS 的变化更加突出。处理后的波形如图 3-42 所示。

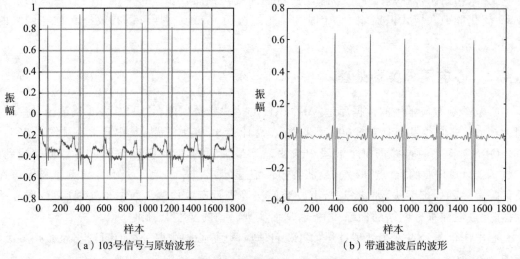

（a）103号信号与原始波形　　　　　　　　　（b）带通滤波后的波形

**图 3-40　滤波前后的 103 信号波形**

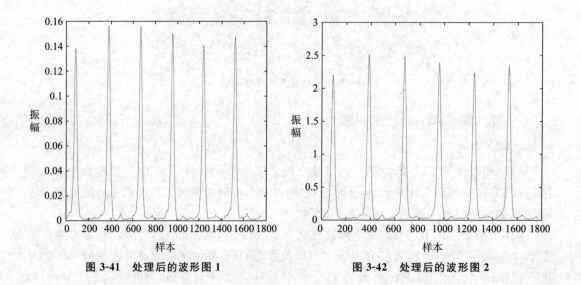

**图 3-41　处理后的波形图 1**　　　　　　　**图 3-42　处理后的波形图 2**

**3. 心拍截取**

　　无论 QRS 波定位算法有多严谨,都很难将人工标注过的所有心拍定位准确,一定存在错检和漏检。神经网络算法鲁棒性强,如果忽略漏检信号,而错检和正确检出的心拍都截取出来,则对结果影响不大。心拍的类型(标签),我们以距离该心拍最近的人工标记的类型为准。

　　以 QRS 波的位置为基准分别向前截取 100 个点,并向后截取 150 个点,即每个节拍的长度为 250 点。选择四种不同的心拍类别,即正常(N)、左束支传导阻滞(LBBB)、右束支传导阻滞(RBBB)和室性早搏(PVC)。3.4.3 节要分别介绍两种不同的混沌神经网络进行心电图的分类识别。

### 3.4.3　基于 Logistic 混沌神经网络的心电分类算法

#### 1. 新型激活函数

针对神经网络梯度消失和局部最小值问题,本小节提出一种具有混沌特性的新型激活函数。激活函数的方程如下:

$$
\begin{cases}
x(t) = A \times [S_1(t) + BS_2(t)] - C \\
S_1(t) = a \times \sin[2\pi f L(t)] \times \exp[-bL(t)] \\
L(t) = \mu \times S_2(t) \times [1 - S_2(t)] \\
S_2(t) = 1/[1 + \exp(-t/\varepsilon)]
\end{cases}
\tag{3-39}
$$

式中,$S_2(t)$ 是 Sigmoid 激活函数;$L(t)$ 是 $S_2(t)$ 的 Logistic 映射;$f$ 是正弦函数的频率;$b$ 是指数函数的正频率;$A$、$B$、$C$、$a$ 和 $b$ 是正参数。当 $A = 0.9, B = 1.12, C = 0.5, a = 0.09$,$2\pi f = 6.3, b = 1.4$ 时,$x(t)$ 的图像如图 3-43 所示。

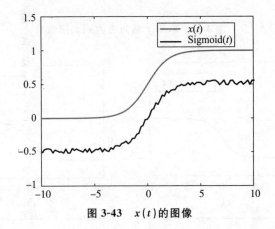

图 3-43　$x(t)$ 的图像

从图 3-45 中可以看出,Logistic 映射具有遍历性和有界性。基于 Logistic 混沌的新激活函数具有以下优点。

(1) 混沌神经网络避免陷入局部最小值。利用 Logistic 映射的遍历性,所提出的混沌神经网络可以避免局部最小值问题。图 3-44 和图 3-45 显示了不同 $a$ 和 $f$ 对应的激活函数图像。$f$ 的值越大,激活函数的频率越高。$a$ 的值越大,逻辑映射的权重就越大。增大 $f$ 和 $a$ 的值可以增强激活函数的非单调性。

(2) 所提出的激活函数解决了梯度消失问题。Sigmoid 函数具有软饱和性。一旦 Sigmoid 函数向下传递到饱和区域,输出往往接近于 0,这导致向后传输的梯度越来越小。因此,Sigmoid 函数中的梯度消失问题使得神经网络难以有效地训练。从图 3-43 可以看出,当 $t \rightarrow \infty$ 时,Sigmoid 函数的梯度趋向于 0。而本小节所提出的激活函数的输出是不规则振荡波形,不会产生梯度消失问题。另外,Sigmoid 函数的输出和梯度是正的,而本节提出的激活函数的输出和梯度有时是正的,有时是负的,这扩大了函数及其梯度的输出范围。

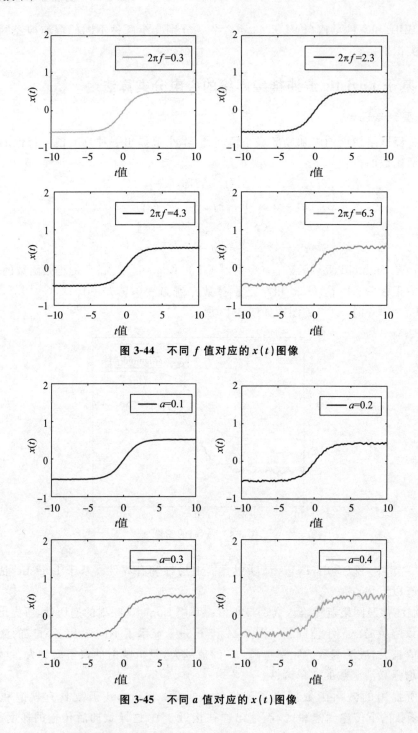

图 3-44　不同 $f$ 值对应的 $x(t)$ 图像

图 3-45　不同 $a$ 值对应的 $x(t)$ 图像

### 2. Logistic 混沌神经网络算法

本节将 Logistic 混沌映射和传统的激活函数组合成非单调激活函数然后应用于卷积神经网络的全连接层。具体算法如下。

步骤 1：设置输入的一组数据为 $X_0$，将 $X_0$ 通过第一个卷积层以及 ReLU 激活层，变为一组特征值，再经过最大池化进行降噪采样。得到数据 $X_1$。

步骤 2:将 $X_1$ 通过第一个卷积层以及 ReLU 激活层,变为一组特征值,再经过最大池化进行降噪采样,得到数据 $X_2$。

步骤 3:将最后一个池化层的特征值 $X_2$ 与全连接层隐含层相连,经过混沌激活函数后传递到 Softmax 层。

步骤 4:利用梯度下降法计算出权重的下一次迭代结果,记为 $W_k$,当 $k=0$ 时,令 $W=W_0$ 计算误差。当误差小于特定阈值时算法结束,否则再从步骤 1 开始执行。其具体流程图如图 3-46 所示。

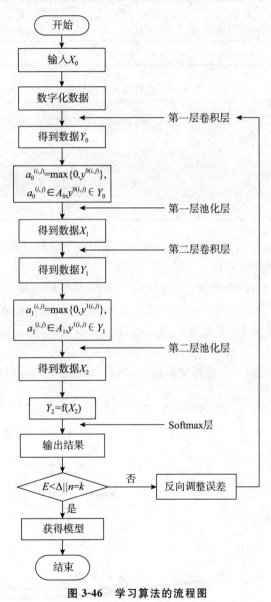

**图 3-46　学习算法的流程图**

在图 3-46 中,$A_0$ 和 $A_1$ 是通过 $Y_0$ 和 $Y_1$ 的 ReLU 激活层转换得到的;$a_l^{(i,j)}$ 是第 $(l+1)$ 层第 $i$ 帧中第 $j$ 个神经细胞的激活值;$y^{l(i,j)}$ 是第 $(l+1)$ 层第 $i$ 个框架中第 $j$ 个神经元的卷积转换结果;$f(\cdot)$ 为所提出的激活函数。

3. 仿真实验及结果分析

仿真实验中,首先使用带通滤波和双阈值处理来处理数据,然后将 20 000 个心跳信号随机分为训练集和测试集。有 14 000 个训练样本和 6000 个测试样本,它们由 rand 函数选择。

经过 50 次独立重复试验,每次独立实验经过 1000 次迭代,心电图样本的识别结果如表 3-20 所示,预测结果的样本分布如表 3-21 所示,用于表示分类结果的样本分布。

表 3-20 心电图分类结果

| 平均预测精度/600 次 | 正常(N)/600 次 | 心室早搏(PVC)/600 次 | 右束支阻滞(RBBB)/600 次 | 左束支阻滞(LBBB)/600 次 |
|---|---|---|---|---|
| 98.98% | 99.93% | 98.13% | 98.73% | 99.15% |

表 3-21 预测结果混淆矩阵

| 类别 | 1 | 2 | 3 | 4 |
|---|---|---|---|---|
| 1 | 1467 | 1 | 0 | 0 |
| 2 | 3 | 1473 | 15 | 10 |
| 3 | 0 | 17 | 1479 | 2 |
| 4 | 1 | 12 | 0 | 1520 |

表 3-21 中,类别 1、2、3、4 分别表示 N、PVC、RBBB 和 LBBB。对角线是每个类别的正确预测数,其余数是错误预测数。

例如,在第 2 行第 4 列(表示为(2,4))中,10 次室性早搏被错误地识别为左束支阻滞。(4,3)中的数字为 0,这意味着没有一个左束支传导阻滞被错误地识别为右束支传导阻滞。它表明它们之间的差异更大,更容易识别。通过分析混淆矩阵,可以更仔细地分析算法的性能。

经过 600 次迭代后,用于心拍分类的模型平均误差率如图 3-47 所示。

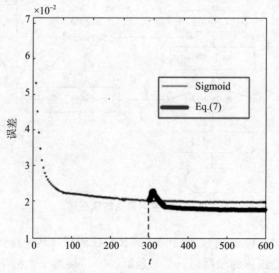

图 3-47 心拍分类模型平均误差率

仿真实验的损失函数图像如图 3-49 所示,其中前 300 次迭代的激活函数为 Sigmoid 函数,激活函数在 300 次迭代后由方程(3-39)表示。从图中可以看出,具有 Logistic 映射的激活函数可以克服局部最小值问题。

为了更有效地评估算法的准确性,引用了准确率和召回率。对于分类问题,可以根据其真实类别和学习者预测类别的组合分为:真阳性、假阳性、真阴性和假阴性四个条件。让 $TP$、$FP$、$TN$ 和 $FN$ 分别表示相关样本数,那么很明显 $TP+FP+TN+FN=$ 样本总数。

精确率(Precision Rate,$P$)表示预测结果中正确预测的比例。其公式如下:

$$P = \frac{TP}{TP+FP} \tag{3-40}$$

召回率(Recall Rate,$R$)旨在找到实际为正的样本中被预测为正的概率。其公式如下:

$$R = \frac{TP}{TP+FN} \tag{3-41}$$

$F_1$ 是为了既能体现精确率又能体现召回率的一个评价指标。其定义如下:

$$F_1 = \frac{2 \times TP}{(TP+FP+TN+FN)+TP-TN} = \frac{2 \times TP}{2 \times TP+FP+FN} \tag{3-42}$$

根据以上指标,将所提方法实现的心跳分类精度与其他方法进行比较,如表 3-22 所示。该方法的总体准确率为 98.98%,是所有方法中最好的。同时,常规卷积神经网络的准确率为 98.26%,BP 神经网络的准确率为 97.97%。

表 3-22　本小节提出的混沌神经网络与已知神经网络的比较

| 指标<br>算法 | $P$ | $R$ | $F_1$ |
| --- | --- | --- | --- |
| 卷积神经网络 | 98.06% | 99.06% | 98.66% |
| BP 神经网络 | 97.97% | 97.97% | 97.97% |
| 本小节算法 | 98.99% | 98.99% | 98.99% |

本小节提出了一种基于 Logistic 混沌映射的激活函数,Logistic 混沌映射的遍历性使得激活函数非单调性。因此,它提高了 CNN 的全局搜索能力。同时,解决了 Sigmoid 激活函数梯度消失的问题。整个方法本质上是一个通用的优化算法。

仿真实验中,将所提算法应用于 MIT-BIH 数据集。最佳识别率在 98.98%,识别指数高而稳定,平均精度为 98.99%,平均召回率为 98.99%,$F_1$ 平均得分为 98.99%。与其他心拍分类方法相比,该方法显著提高了整体分类精度。所提出的 Logistic 混沌映射 CNN 模型具有良好的全局优化能力,适用于心拍分类。

## 3.4.4　基于复值权重的混沌神经网络的心电图分类算法

### 1. 复值 Logistic 映射混沌

2021 年,Zhang 等提出了 2D 滞后复 Logistic 图(2D-LCLM),并将其应用于彩色图像加密。2D-LCLM 可通过把变量从实域扩展到复杂域。因此本小节提出一种复值 Logistic 映射混沌(CLCM)。CLCM 将 Logistic 映射的变量和参数从实域扩展到复域,以增加混沌系

统的遍历性。数学模型定义为

$$\begin{cases} w_{n+1} = bw_n(1-z_n) \\ z_{n+1} = ax_{n+1}^2 + y_{n+1}^2 \end{cases} \tag{3-43}$$

式中，$w_n = x_n + jy_n$ 是复数域中的状态变量；$j = \sqrt{-1}$ 是虚数单位；$z_n$ 代表输出序列；$a$ 和 $b$ 是系统参数，$a$ 是实数，$b = b_1 + jb_2$ 是复值参数。

将 $w_n$ 的实部和虚部分开得

$$\begin{cases} x_{n+1} = b_1 x_n(1-z_n) - b_2 y_n(1-z_n) \\ y_{n+1} = b_1 y_n(1-z_n) + b_2 x_n(1-z_n) \\ z_{n+1} = ax_{n+1}^2 + y_{n+1}^2 \end{cases} \tag{3-44}$$

令 $b_1 \in (-1.33, 1.33)$，$a \in (-0.1, 8.9)$，变量 $x_n$ 随参数 $a$ 和 $b$ 的变化的分岔图如图 3-48 所示，其中初始值为 $(x_1, y_1, z_1) = (0.2, 0.4, 0.1)$。当分岔图上出现大量不规则分布点时，表示系统处于混沌状态。

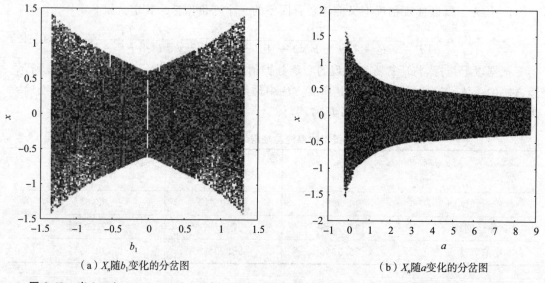

（a）$X_n$ 随 $b_1$ 变化的分岔图　　　　　　　　　　（b）$X_n$ 随 $a$ 变化的分岔图

**图 3-48　当 $b_1 \in (-1.33, 1.33)$，$a \in (-0.1, 8.9)$ $(x_1, y_1, z_1) = (0.2, 0.4, 0.1)$ 参数变化的分岔图**

图 3-49 显示当 $b_2 = 1.5$ 时系统（12）随参数 $a$ 和 $b_1$ 变化的 Lyapunov 指数图。从图 3-49（a）可得，当参数 $b_1$ 在 $(-1.3, 1.3)$ 区间发生变化时，Logistic 映射开始进入混沌状态。当 $b_1 = 1.5$，Lyapunov 指数总是正数，Logistic 映射完全在混沌区域内。同样，从图 3-49（b）可得，当参数 $a$ 在 $(-0.1, 8.9)$ 区间发生变化时，Logistic 映射开始进入混沌状态。当 $a = 8.9$，Lyapunov 指数总是正数，Logistic 映射完全在混沌区域内。因此，当 $-1.3 < b_1 < 1.3$，$-0.1 < a < 8.9$，CLCM 具有混沌行为。与一维 Logistic 映射相比，它具有更宽的混沌区间。

CLCM 的吸引子如图 3-50 所示。在图 3-50（a）中，当 $a = -0.1$ 时，吸引子的形状是一个稍微扭曲的环时。如图 3-50（b）和（c）所示，许多小环和点开始出现并扩散到前两个环周围。在图 3-50（d）中 $a$ 达到 0.05 之前，许多环和粒子完全散射在前两个环中。从图 3-52 可以看出，点在形状复杂的有限区域内移动。

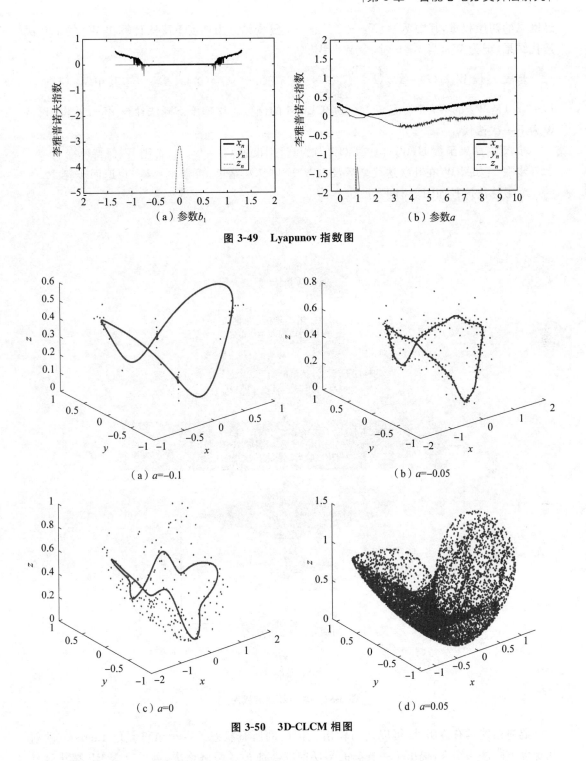

（a）参数 $b_1$　　　　　　　　　（b）参数 $a$

**图 3-49　Lyapunov 指数图**

（a）$a=-0.1$　　　　　　　　　（b）$a=-0.05$

（c）$a=0$　　　　　　　　　（d）$a=0.05$

**图 3-50　3D-CLCM 相图**

**2. 基于复值权重的混沌神经网络算法**

在本小节中，结合 CLCM 的遍历性和梯度下降法，本小节提出了新的混沌神经网络的学习算法。具体算法如下。

步骤 1：设置一个较大的正数 $M$，设置范围集合 $I=[-M,M]$，令 $W_0 \in I^m$ 作为混沌神经网络的初始权重,其中 $W_0 = X_0 + Y_0 j$ 是一个复变量。用梯度下降法计算出 $W_0$ 的下一次迭代结果,记为 $W'_0$,当 $k=0$ 时,令 $W' = W'_0$。

步骤 2:设 $W_{k+1}(i) = 2M\left\{L\left[\dfrac{W_k(i)}{2M} + (0.5 + 0.5j)\right] - (0.5 + 0.5j)\right\}$,其中 $W_k(i)(i = 1, \cdots, m)$ 是 $W_k$ 的第 $i$ 个分量,$L(\cdot)$ 是 CLCM 的函数。用梯度下降法计算 $W'_{k+1}$ 并将 $W'_{k+1}$ 设为下一次迭代。

步骤 3:如果函数 $E(W'_{k+1}) < E(W'_k)$ 为真,则设置 $W' = W'_{k+1}$;否则 $W'$ 保持不变。

步骤 4:如果 $W'$ 在几次迭代之后没有改变,则算法结束,否则,$k = k+1$,返回步骤 2。

学习算法流程如图 3-51 所示。

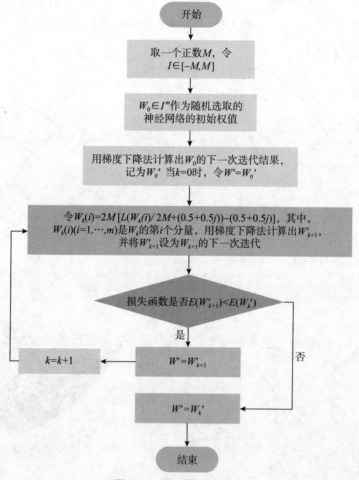

**图 3-51　学习算法流程图**

混沌系统具有遍历性,可以遍历输出范围内的所有状态。本小节将复值 Logistic 映射和梯度下降法相结合,提出了一种新的多层前馈混沌神经网络算法,可以克服 BP 算法容易落入局部极小值的缺点,实现高精度的分类识别。

3. 仿真实验及结果分析

在本实验中,首先使用带通滤波和双阈值处理来处理数据,然后将 20 000 个心跳信号随机分为训练集和测试集。有 14 000 个训练样本和 6000 个测试样本,它们由 rand 函数选择。

经过 50 次独立重复试验,每次独立实验经过 600 次迭代,心电图样本的识别结果如表 3-23 所示,预测结果的样本分布如表 3-24 所示,用于表示分类结果的样本分布。

**表 3-23　心电图分类结果**

| 平均预测精度/50 次 | 正常(N)/50 次 | 心室早搏(PVC)/50 次 | 右束支阻滞(RBBB)/50 次 | 左束支阻滞(LBBB)/50 次 |
| --- | --- | --- | --- | --- |
| 99.10% | 99.87% | 97.97 % | 99.73% | 98.86% |

**表 3-24　混淆矩阵**

| 类别 | 1 | 2 | 3 | 4 |
| --- | --- | --- | --- | --- |
| 1 | 1515 | 2 | 0 | 0 |
| 2 | 4 | 1494 | 18 | 9 |
| 3 | 0 | 4 | 1462 | 0 |
| 4 | 0 | 17 | 0 | 1475 |

表 3-24 中,类别 1、2、3、4 分别表示 N、PVC、RBBB 和 LBBB。对角线是每个类别的正确预测数,其余数是错误预测数。

例如,在第 2 行第 4 列(表示为(2,4))中,9 次室性早搏被错误地识别为左束支阻滞。(4,3)中的数字为 0,这意味着没有一个左束支传导阻滞被错误地识别为右束支传导阻滞。它表明它们之间的差异更大,更容易识别。通过分析混淆矩阵,可以更仔细地分析算法的性能。

经过 600 次迭代后,用于心拍分类的模型的平均误差率如图 3-52 所示。

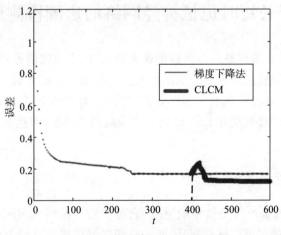

**图 3-52　心拍分类的平均误差率**

仿真实验的平均误差率图像如图 3-52 所示,其中细线表示的算法为梯度下降法,粗线表示的算法为 CLCM。从图中可以看出,CLCM 可以克服局部最小值问题。

将本小节方法实现的心跳分类精度与其他方法进行比较,如表 3-25 所示。常规卷积神经网络的准确率为98.26％,BP 神经网络为97.97％,相应参考文献中的支持向量机精度为96.69％,实值 Logistic 混沌神经网络为98.85％,而本节所提出的复值 Logistic 混沌神经网络的总体准确率为99.10％,是所有方法中精度最高的。

表 3-25　本小节提出的混沌神经网络与已知神经网络的比较

| 项　　目 | P | R | $F_1$ |
|---|---|---|---|
| 卷积神经网络 | 98.26％ | 99.06％ | 98.66％ |
| BP 神经网络 | 97.97％ | 97.97％ | 97.97％ |
| 支持向量机 | 96.69％ | 96.73％ | 96.71％ |
| 混沌神经网络 | 98.35％ | 98.36％ | 98.35％ |
| 具有实 Logistic 映射的混沌神经网络 | 98.85％ | 98.86％ | 98.85％ |
| 本小节所提算法 | 99.10％ | 99.09％ | 99.09％ |

### 3.4.5　小结

本节提出了复数域的 Logistic 混沌映射,并利用其遍历性来选择权重,使用梯度下降法来确定搜索方向。整个方法本质上是一种通用的优化算法。采用该方法用于心拍模式识别,获得良好的性能。识别率高达99.10％,四种心电图心跳的识别指标高且稳定。其中,该模型的平均召回率为99.09％,综合指数为99.09％。

与其他几种心跳分类方法相比,该方法显著提高了整体识别准确率、平均召回率和综合指标。仿真实验结果表明,所提出的 CNN 模型具有更好的遍历性和更好的全局优化能力,适用于心拍识别。

## 3.5　基于长短时记忆神经网络的房颤检测算法设计

目前的检测算法大多是以整段心电数据作为输入,由于房颤信号特点不明显,并且心电信号容易受到噪声的影响,使得现有的房颤检测算法在稳定特征提取、准确识别等方面存在较大的进步空间。本节以波形识别为基础,构建以 RR 间期和 P 波为输入的双向记忆神经网络来识别房颤,并且设计并优化 LSTM 网络作为检测分类器,利用 RR 间期和有无 P 波对房颤表述的紧关联性。

### 3.5.1　长短时记忆神经网络

LSTM 网络全称为长短时记忆神经网络,它将递归神经网络 RNN 内置处理模块进行复合加强,不再以单一的网络层进行交互,而是将四层网络以一种特殊的方式交互。LSTM 的反向传播解决了 RNN 所面临的梯度消失问题以及 RNN 无法从较早的时间步传递到后面的时间步的问题,非常适合处理与时间序列高度相关的问题。本小节将分为两个子小节分别介绍 LSTM 网络的演变过程以及双向 LSTM 原理。图 3-53 所示的是 LSTM 网络的复合加强模块。

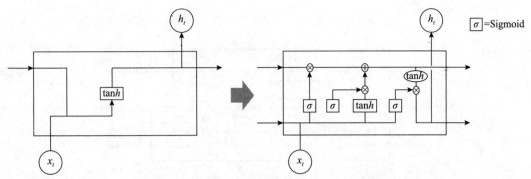

图 3-53　RNN 网络与 LSTM 网络的交互改进示意图

1. 长短时记忆神经网络概述

LSTM 网络是由 RNN 发展而来。RNN 可简单理解为包含循环的网络,可以使有效信息在训练中保留得更久。如图 3-54 所示,RNN 可以将信息从当前时间步传递到下一时间步,所传递信息包含了之前网络所传递的信息,将同一神经网络进行多次赋值,依次传递下去。展开后的 RNN 也表明了 RNN 本质是处理序列信息,使得 RNN 可以学习长期的依赖。RNN 在处理序列信息时,只能考虑就近的状态,不能决定哪些信息选择遗忘,哪些信息保留,因为在 RNN 的每一个时间间隔增大时,梯度的增加和减少会被放大,造成梯度收敛到零或是发散到无穷大,这就会造成梯度消失或者是梯度爆炸,使 RNN 丧失了连接长期的功能。

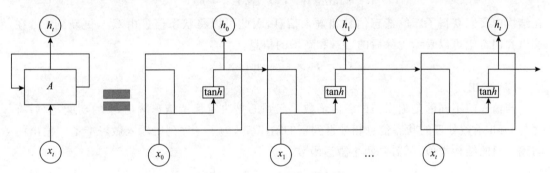

图 3-54　RNN 展开示意图

LSTM 网络被提出来解决这个问题,为了能够保留长期的信息,它在 RNN 的基础上增加了一条输入和一条输出,处理单元也被分为三个部分用于实现保留、遗忘和输出的功能特性,它比 RNN 更复杂。这些功能的实现取决于 LSTM 所特有的“门”结构,即遗忘门、输入门和输出门,这些门结构能够让信息选择性地通过,LSTM 网络的结构如图 3-55 所示,下面将对这三个“门”结构进行详细介绍。

(1) 遗忘门

遗忘门结构可以根据当前序列所输入的信息 $x_t$ 和上一序列的信息 $h_{t-1}$ 通过激活函数,得到上一层的状态中哪些需要保留哪些需要遗忘。我们希望所选用的激活函数在对各项信息的输入中具有明显的区分度,因为理想状态下遗忘门需要对每个值做到完全忘记或者是完全保留。遗忘门的输出 $f_t$ 可以表示为

$$f_t = \sigma(W_f \cdot [h_{t-1}, x_t] + b_f) \tag{3-45}$$

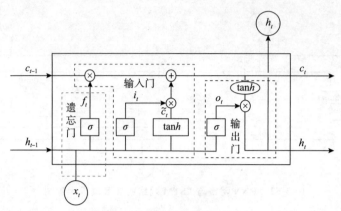

**图 3-55　LSTM 网络的结构**

（2）输入门

LSTM 在输入门中的做法是将所有的信息都转化为细胞的状态，确定需要更新的信息来更新新的细胞状态。由图 3-55 可以看出，输入门包含两条传输路径，一条路径在确定了使用 tanh 函数来产生新的候选向量 $\widetilde{C}_t$，另一条路径使用激活函数来确定可以保留下来的信息 $i_t$，$i_t$ 和 $\widetilde{C}_t$ 可分别表示为

$$i_t = \sigma(W_i \cdot [h_{t-1}, x_t] + b_i) \tag{3-46}$$

$$\widetilde{C}_t = \tanh(W_c \cdot [h_{t-1}, x_t] + b_c) \tag{3-47}$$

在结构中我们获得了新的遗忘信息和输入信息，因此可以将状态信息由 $C_{t-1}$ 更新到 $C_t$，在这里我们希望可以表示去除后的信息和新增的信息。

$$C_t = f_t \times C_{t-1} + i_t \times \widetilde{C}_t \tag{3-48}$$

（3）输出门

与输入门不同的是输出门的激活函数 $\sigma$ 起到的是决定保留信息输出 $o_t$ 的功能，然后将之与 tanh 函数处理的状态信息相乘得到新的输出 $h_t$，为下一序列的输入做好准备。输出门与输入门的结构类似，都需要两个激活函数。

$$o_t = \sigma(W_o \cdot [h_{t-1}, x_t] + b_o) \tag{3-49}$$

$$h_t = o_t \times \tanh(C_t) \tag{3-50}$$

在 LSTM 网络的模型中，包含了 tanh 激活函数和 Sigmoid 激活函数。之所以选用 Sigmoid 函数是因为它的输出范围 0、1、0～1 可以分别代表完全遗忘、完全保留和部分保留，这是 ReLU 激活函数所不能实现的。Sigmoid 激活函数的输出在 0～1，在功能上可以决定输入的嵌入程度、长期记忆的保留程度和短期记忆的保留程度。图 3-56 展示了 Sigmoid 函数与 ReLU 函数的示意图。

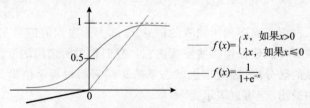

**图 3-56　Sigmoid 函数和 ReLU 函数示意图**

综上所述,LSTM 不再是简单的选择短期的状态,而是在 RNN 的基础上,通过"门"结构的特性增加了对过去状态的过滤,进而选择对当前更有利的状态。在改进过程中,每一层的门结构使得输出接近于 0 或者 1,这就使得遗忘门的输出 $f_t$ 和输出门的输出 $o_t$ 是 0 或 1。当输出为 0 时,说明上一序列的信息对当前无影响,不在进行梯度传递更新参数;当输出为 1 时,梯度可以在 LSTM 中传递,很大程度上减少了梯度消失的概率。

2. 双向长短时记忆神经网络

双向长短时记忆神经网络(Bi-LSTM)是由前向 LSTM 和后向 LSTM 结合而成,它解决了 LSTM 网络只能根据前面的序列来对后面的序列进行分类的局限性(图 3-57)。与单向 LSTM 网络不同,Bi-LSTM 网络的前向 LSTM 层和后向 LSTM 层共同连接着输出层,每一个输出值的确定都是前向隐含层和后向隐含层由序列 $1\sim t$ 的计算得到的结果,这使得 Bi-LSTM 的稳定性要好,准确度要高。在很多实际问题中,分类的结果不仅受前面信息的影响,还可能和后续的信息有关,即对于每一序列的数据分类,输出由这两个单向的 LSTM 决定,输入会提供两个相反方向的 LSTM。

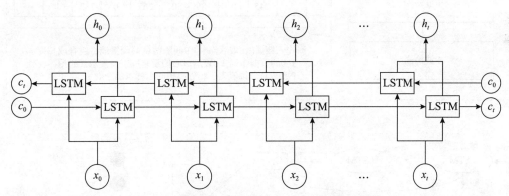

**图 3-57　双向长短时记忆(Bi-LSTM)神经网络结构**

## 3.5.2　模型构建

基于 Bi-LSTM 网络提出的房颤自动检测方法,在设计的过程中考虑到房颤在心电图上的表征主要是 RR 间期和 P 波状态,在双向 LSTM 网络中引入注意力机制以实现对关键信息的重点关注。房颤自动检测算法的流程如图 3-58 所示,首先,为了保证信号的质量采取基于 GMC 惩罚项的稀疏降噪算法对信号进行降噪;其次,将心电信号的 RR 间期和有无 P 波组合为新的序列作为 Bi-LSTM 网络的输入实现更深层次的特征提取;最后,通过全连接层实现房颤类与正常类心电信号的二分类。

1. 心电信号预处理

基于 GMC 惩罚项的稀疏降噪算法在处理过程中可以最大化地保留房颤的关键特征,尤其是对于 R 波峰值和稳定 f 波的起伏变化有积极的影响,因此本小节采用该算法进行心电信号降噪。

2. 房颤特征预处理

本小节采用的 MIT-BIH 房颤数据库(MIT-BIH Atrial Fibrillation Database,MIT-BIH

AFDB)包含 25 条心电记录,其中编号为 00735 和 03665 的记录不可用,剩余 23 条心电记录是采样率为 250Hz 的双导联信号。本节通过提取心电信号的 R-R 间期和 f 波状态,然后将每 50 个 RR 间期和 f 波序列进行组合作为新的输入序列,如图 3-59 所示。

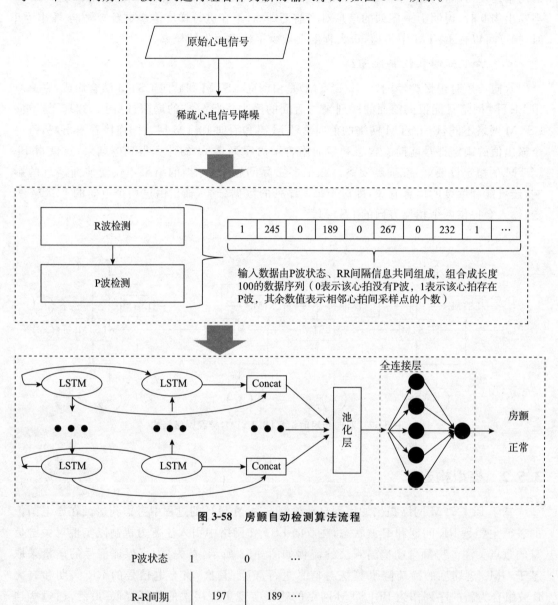

**图 3-58 房颤自动检测算法流程**

**图 3-59 序列输入组合示意图**

3. 网络模型设计

房颤自动检测框架由一个带有注意力机制的双向 LSTM 网络、一个最大池化层和两个全连接层组成。模型的架构如图 3-60 所示,首先双向 LSTM 网络可以有效地提取组合序列的有效特征,其次经过一个最大池化层保留重要信息,最后经过全连接层实现房颤与正常的二分类。

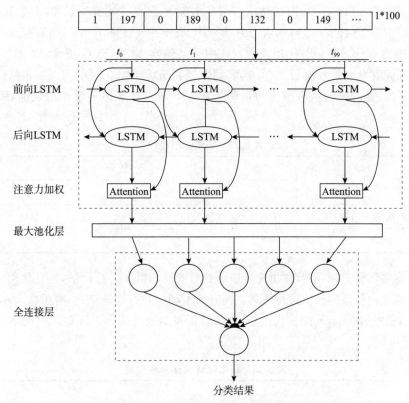

**图 3-60　基于体表心电图序列信息的房颤检测网络结构**

　　Bi-LSTM 网络层使用了注意力机制来处理 LSTM 网络的中间输出结果,这有助于房颤检测模型对关键特征进行选择性学习,保留更多有利特征。Attention 对 LSTM 输出加权后池化,然后连接以 ReLU 为激活函数的第一层全连接层构成单侧抑制机制并使用 Dropout 实现模型优化,减少一部分网络参数,缓解过拟合现象,第二层全连接层输出检测的结果。Bi-LSTM 网络的结构参数如表 3-26 所示。

**表 3-26　Bi-LSTM 网络结构**

| 网络层 | 类　　型 | 输 出 大 小 | 参 数 数 量 |
|---|---|---|---|
| 1 | 输入层 | 100,1 | 0 |
| 2 | 网络层 | 100,400 | 161 600 |
| 3 | 最大池化层 | 400 | 0 |
| 4 | 全连接层(ReLU) | 50 | 20 050 |
| 5 | Dropout | 50 | 0 |
| 6 | 全连接(Sigmoid) | 1 | 51 |

　　4. 实验流程

　　(1) 计算 R 波和 f 波位置:利用双正交小波算法和差分修正算法计算中每个 ECG 信号

的 R 波及 f 波。

（2）构建组合序列：首先进行心拍分割，每条 ECG 记录以 R 峰位置为中心，前后各取 25 个心拍，共截取 51 个心拍，即在截取的信号中包含了 50 个 f 波位置和 51 个 R 峰位置；其次计算 R-R 间期和 f 波状态，将两者合并为一个共 50 个 f 波和 R-R 间期的有限序列。

（3）数据集划分：MIT-BIH 房颤数据库中一共包含 23 条 ECG 记录，以 51 个心拍为一个序列段，可提取出房颤数据段 20 329 条，将其随机分为 4 组。其中训练集包括房颤类和正常类各 4582 条，测试集包括房颤类和正常类各 500 条来客观评价模型的性能，所有的数据详细统计见表 3-27。

表 3-27　数据分组统计

| 分　　组 | 数 据 记 录 | |
| --- | --- | --- |
| | 训练集 | 测试集 |
| 房颤 | 4582 | 500 |
| 正常 | 4582 | 500 |

（4）模型参数设置：本小节使用交叉熵函数对网络的损失进行评估，并且使用 Adam 优化器对梯度下降反向传播的权值进行更新。同时为了利用并行计算结构，将批次大小 batch_size 设置为 512，减少一次 epoch 的迭代次数，加快数据量的处理速度。Bi-LSTM 网络的参数设置如表 3-28 所示。

表 3-28　Bi-LSTM 网络参数设置

| 参　　数 | 值 |
| --- | --- |
| 初始学习率 | 0.001 |
| 最小批大小 | 512 |
| 学习的回合数（epoch） | 30 |
| Adam 优化器参数 | lr=0.001，beta_1=0.9，beta_2=0.999，epsilon=1e-8 |

（5）训练和验证模型：使用十折交叉验证的方法来评估房颤检测模型的有效性。其中 90% 的数据用于训练，10% 用于测试，并且在训练集中随机抽取 30% 的数据作为验证集来评估模型性能，验证模型的损失并决定是否停止训练以防止过拟合。图 3-61 显示了交叉验证策略。

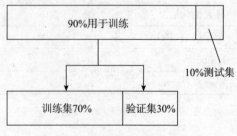

图 3-61　交叉验证数据划分

### 3.5.3　检测模型性能评估

**1. 模型评价指标**

本节使用特异性（Specificity，Sp）、准确度（Accuracy，Acc）、受试者工作特征曲线（ROC）、灵敏度（Sensitivity，Sen）和曲线下面积（Area Under Curve，AUC）等几项指标来评估房颤自动检测算法的性能。

根据所用算法对输入数据的分类结果，可以将结果分类构成一个用于性能评估的工具-混淆矩阵，矩阵中的四个模块分别存放算法所给出分类和实际类别之间关系的数量。我们将这四个模块分别称为正阴性（TN）、负阴性（FN）、正阳性（TP）、负阳性（FP），这四种指标所在混淆矩阵中的位置如图 3-62 所示。

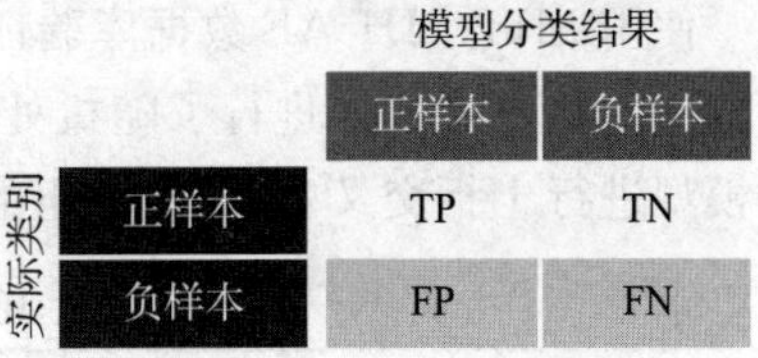

|  | | 模型分类结果 | |
| --- | --- | --- | --- |
|  | | 正样本 | 负样本 |
| 实际类别 | 正样本 | TP | TN |
|  | 负样本 | FP | FN |

**图 3-62　二阶混淆矩阵**

特异性（Sp）则表示分类结果实际是正类，但被分为负类的数量在所有错误检测里面的比例，即 $Sp = TN/(TN+FP)$；准确度（Acc）表示模型给出的正确分类结果占所有分类结果的比例，即 $Acc = (TP+TN)/(TP+TN+FP+FN)$；灵敏度（Sen）与 Sp 为同一类指标，区别是 Sen 表示的是正类检测为正类占所有正确检测类中的比例，即 $Sen = TP/(TP+FN)$。ROC 曲线是灵敏度和特异性关系的曲线。在医学上用来表示某种特征对于疾病的诊断是否有帮助，而在模型性能分析中是对同一信号的反应，每个点反映着相同的感受性。ROC 作为反映感受性的关系曲线并不能很直观地观察出检测所提二分类框架模型的优劣，在 ROC 曲线中，横坐标的特异性在 0 附近准确率最高，灵敏度随着 Sp 递进在纵轴上变化，纵轴对应的击中概率越高表示分类越准确。而 AUC 是 ROC 曲线下的面积，AUC 的面积大小对应着模型性能越好，作为数值来评估模型的性能更方便。

**2. 实验结果及有效性验证**

在实际的数据集中，类别的不平衡是不可避免的，在测试集上 ROC 曲线结果如图 3-63 所示，从图中可以看出 ROC 的面积远大于总面积的一半。

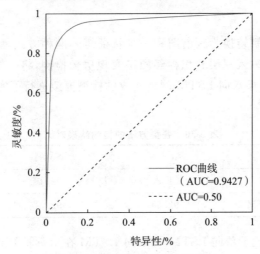

**图 3-63　测试集的 ROC 曲线**

学习回合数(Epoch)是指所有的数据在网络中都需要进行一次正向传播和一次反向传播,也就是使用所有的数据对模型进行一次迭代。随着 Epoch 的不断迭代,训练集的准确度不断上升,但是测试集的准确度在 Epoch 小于 15 时总体处于上升状态,在这之后,峰值有所回落并基本保持稳定。因此 Epoch 在达到 30 之后,测试集的准确度会随着迭代次数的增加不断降低,产生过拟合现象。

3. 交叉验证结果

使用 MIT-BIH AF 数据库验证模型性能来验证所提出的基于 Bi-LSTM 网络的房颤检测算法。首先对数据进行了随机处理,挑选出四组用来训练 Bi-LSTM 网络,并且对训练好的模型进行十折交叉验证,每一组的结果如表 3-29 所示。

表 3-29 Bi-LSTM 网络分类算法交叉验证结果

| 组数 | 训练集结果 | | | | 测试集结果 | | | |
| --- | --- | --- | --- | --- | --- | --- | --- | --- |
| | Acc/% | Se/% | Sp/% | AUC/% | Acc/% | Se/% | Sp/% | AUC/% |
| 1 | 98.97 | 99.00 | 98.93 | 0.99 | 92.84 | 93.25 | 91.21 | 0.95 |
| 2 | 99.17 | 99.01 | 99.34 | 0.99 | 93.15 | 91.27 | 94.19 | 0.96 |
| 3 | 97.89 | 98.80 | 97.17 | 0.98 | 91.60 | 90.53 | 95.69 | 0.92 |
| 4 | 98.60 | 98.22 | 98.97 | 0.99 | 92.17 | 94.41 | 92.23 | 0.94 |
| 均值 | 98.66 | 98.76 | 98.60 | 0.99 | 92.44 | 92.37 | 93.33 | 0.94 |

从表 3-29 中我们可以看出,四组测试的结果平均准确度 Acc 达到了 92.44%,并且灵敏度、特异性和 AUC 也达到了 92.37%、93.33%和 0.94。但是我们需要考虑一个问题,选用随机划分有两个方面的原因,一是 23 条数据集的噪声严重程度不同,降噪时并不能完全去除噪声,随机划分利于降低对噪声处理方式不同所带来的差异性;二是数据集分布集中,人种差异性、病人之间的维度差异是真实存在的。

## 3.5.4 结果分析

1. 实验结果对比

我们将心电信号分别转换为频谱图和一维特征矩阵两种方式,验证所提出的房颤检测算法的性能。将频谱图输入三层卷积神经网络实现房颤检测,将一维特征矩阵分别输入一层单向 LSTM 网络和一层双向 LSTM 网络构成的检测框架进行了实验,实验结果如表 3-30 所示。

表 3-30 各类方法的检测结果对比

| 方 法 | Acc/% | Se/% | Sp/% |
| --- | --- | --- | --- |
| 一维特征矩阵+LSTM | 91.23 | 92.14 | 91.87 |
| 一维特征矩阵+Bi-LSTM | 92.44 | 92.37 | 93.33 |

表 3-30 中,我们对比了单向 LSTM 与双向 LSTM 在房颤检测性能方面的优劣。由于发生房颤时心电图的表征上既有前向的特征改变现象,又有后续的症状消失迹象,因此检测

是否发生房颤可从某段心电图前后两个方向的心电特征进行考虑。单向的 LSTM 只能从一个方向进行递进,与双向 LSTM 相比在处理房颤检测时略有不足之处,因此在心电信号降噪、特征提取等处理相同的前提下,双向 LSTM 在准确度、灵敏度和特异性等方面均优于单向 LSTM 网络。

**2. 提出方法与其他方法对比**

在房颤的发作过程中,心房和心室的电位变化是临床诊断房颤的依据,也是最直接、最明显的特征。下面内容将结合我们所提出的基于 LSTM 网络的房颤检测算法对每种对比方法进行对比分析。

房颤自动检测算法主要包括基于传统的手动特征分析算法,基于机器学习和深度学习的检测算法等,后者一直是众多研究人士关注的热点问题。这些算法始终在围绕寻找更加优秀的特征和构建更加稳定的检测模型而不断努力。我们分析了以 P 波特征＋R-R 间期特征和 P 波状态＋R-R 间期结合的方法对房颤检测算法性能的影响,并在表 3-31 中列举了各种房颤自动检测算法的信号处理方式、检测方法以及各自算法的性能指标。

**表 3-31　房颤自动检测算法性能指标**

| 作　　者 | 所用特征 | 方　　法 | Se/% | Sp/% | Acc/% |
|---|---|---|---|---|---|
| Slocum | f 波 | 功率谱 | 62.80 | 77.46 | — |
| Boudaoud | f 波 | 积分平均法 | 75 | 70 | |
| Henzel | RR 间隔 | ROC 线性模型分析 | 90 | 95 | 93 |
| Li | RR 间隔 | 概率密度分布 | 94.5 | 90.0 | 90.6 |
| Afdala | RR 间隔 | 香农熵 | 85.31 | 84.82 | 85.39 |
| Pourbabaee | RR 间隔 | CNN | — | — | 85.33 |
| Babaeizadeh | RR 间期和 f 波缺失 | 隐马尔可夫模型 | 92.00 | 95.50 | — |
| 本小节所提算法 | RR 间期和 f 波状态 | Bi-LSTM | 92.37 | 93.33 | 92.44 |

输入越长意味着模型所需的识别信号越长,对常规短时心电图的检测性能越下降。从表 3-31 中可以看出我们所提出的算法的灵敏度 92.37% 只低于 Li 的方法,主要原因是信号长度越长房颤的 RR 间期特征越明显,对于房颤和正常类信号的区分具有促进作用。本小节所提出的方法使用长度为 50 的特征序列的准确度达到了 92.44%,特异性达到了 93.33%。

通过表 3-31 可以发现,模型的性能与特征的复杂度呈现正比关系,比如,仅以 f 波特性作为诊断依据的算法的灵敏度和特异性均未超过 80%,且检测结果存在较大的误差。我们分析了 Slocum 和 Boudaoud 两位专家所使用的检测方法发现,f 波的基准点的检测结果是决定误差的主要原因,而且 f 波消失或者是不规则变化不仅只在房颤中有所体现,在房扑等多种心律失常中也较为常见,因此仅以 P 波作为房颤的特征表述并不具有绝对代表性。对于 Babaeizadeh、Henzel、Li 和 Afdala 等所提出四种自动房颤检测方法,在处理方式上有一个共同点,即都选择了长序列心电信号的 RR 间期特征,虽然所使用的分类器不同,但是这四种方法的检测结果中除了使用香农熵检测房颤的方法略低外,其余三种方法的各项指标均可达到 90% 以上。

综上所述,本小节所提出的基于 Bi-LSTM 的检测方法优于表 3-31 中的几种算法。具体来说,我们所提出的方法在临床应用中检测房颤类具有以下优点。

（1）使用基于双正交小波和差分修正的算法提取 RR 间期和 f 波状态，其中 f 波状态可以区分为伪波、无波甚至是标定 f 波的跨度范围，而且 RR 间期的准确性和误差性都可得到保证。

（2）同 Henzel 和 Afdala 算法使用的 RR 间期特征相比，为了使输入特征对房颤类别的表征更为清晰，我们提出用 RR 间期和 f 波的组合构成新的序列特征用于分类，这类复合特征对网络的学习能力具有正向作用。

### 3.5.5　小结

本节构建了一个基于 Bi-LSTM 的房颤自动检测算法，在 MIT-BIH 房颤数据集上进行了模型训练和评估，基于 Bi-LSTM 的房颤检测算法的灵敏度、特异性和准确度分别可以达到 92.37％、93.33％和 92.44％。此外，本小节所提的方法将输入序列缩减到了 50 个 R-R 间期，在为期不到 1 分钟的数据段上取得了令人满意的性能。

# 3.6　基于多特征融合的房颤检测算法

基于特征融合的房颤信号检测方法，通过特征融合策略将提取的统计特征及时频特征等传统特征与深度学习特征进行融合。本节采用判别典型相关分析（Discriminant Canonical Correlation Analysis，DCCA）特征融合方法，解决简单特征融合技术存在的计算量大、冗余度高的问题。DCCA 是对典型相关分析（Canonical Correlation Analysis，CCA）的改进，不仅能最大限度优化同类样本间的关联，还可以最大限度降低异类样本特征间的关联。

### 3.6.1　特征融合概述

信息融合是一种新兴的数据处理技术，一般分为四个层次，分别是像素层面、特征层面、规模层面和决策层面。近年来，以多分类器或多专家组合策略为代表的决策级融合一直备受关注，而特征融合的研究相对较少。但是特征融合在数据融合过程中起着非常重要的作用，因为特征在组合与优化的过程中不仅保留了有效的特征识别信息，还在一定程度上剔除了冗余信息，这对于心电信号的分类是至关重要的。串联特征融合和并行特征融合是两类比较常用的方法。串联融合是将两组特征拼接为一个特征向量，如果第一个向量 $x$ 是 $p$ 维的，第二个向量 $y$ 是 $q$ 维的，那么融合的向量 $z$ 将是（$p+q$）维的。并行特征融合是将两个向量组合成一个复向量 $z=x+iy$（i 为虚单位），如果两个输入向量的维数不相等，则较低维数的将被填充为零。融合是对组合特征进行再次处理的过程，保留更有利的判别式特征，去除不利于分类的冗余或者冲突信息，有利于提高分类性能。

近年来，基于相关分析的特征融合方法因可以确定与某种语义相关的特征所携带的判别信息而得到广泛的关注。相关分析的目的是识别和测量不同特征之间的内在关联，通过学习最大化特征信息集中方法来保留强判别信息并删除冗余信息。CCA 已成功地用于融合不同形态的特征，被应用于信号处理、计算机视觉、神经网络和语音识别等领域。Sun 等人建议使用 CCA 对图像信号的多特征流的相关信息进行识别，验证了该方法在手写和人脸识别中的有效性。Xu 等提出一种基于核典型相关分析（Kernel Canonical Correlation Analysis，KCCA）的特征融合方法，并将其应用于基于耳朵和轮廓脸的多模态生物特征识别。Sun 等提出了判别式典型相关分析方法（DCCA），该方法将类信息引入 CCA 框架中进行组合特征提取，实验结果表明，DCCA 在单峰识别和多峰识别方面都优于其他方法。受 DCCA 成功的推动，我们使用判别典型相关分析实现心电信号的特征融合。

## 3.6.2　基于特征融合的房颤信号检测

**1. 提取心电信号传统特征**

（1）基于 RR 间期的特征

利用 R 波检测算法提取 R 峰位置，并根据式（3-51）计算 R-R 间期：

$$\text{RRI} = \frac{R_{peaks}(n+1) - R_{peaks}(n)}{fs} \tag{3-51}$$

式中，$R_{peaks}(n)$ 是样本中第 $n$ 个 R 峰的位置；$fs$ 是样本采样率。

本小节根据 RR 间期（图 3-64）和 R 波，使用经典的时域分析方法 RR 间期统计 20 个 ECG 传统特征，特征具体描述如表 3-32 所示。

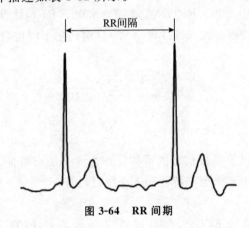

**图 3-64　RR 间期**

① 表述心电信号 RR 间期的幅度：RMSSD、SDNN、pNN50、CV 以及 SDSD。

② 描述心电信号 RR 间期的变化范围：最大 RR 间期、最小 RR 间期、平均 RR 间期。

③ 描述心电信号 RR 间期不规则性：AFEvidence、IrregularityEvidence、OriginCount 和 PACEvidence。

④ R 峰的均值和标准差以及将 RR 间期分为六段后，求解每一段的平均方差、偏度和峰度。

⑤ 描述归一化后 RR 间期：NADev 和 NADiff。

**表 3-32　特征具体描述**

| 特 征 名 称 | 特 征 含 义 |
| --- | --- |
| SDNN/s | 所有 RR 间隔的标准差 |
| pNN50/% | 心电序列中相邻正常心跳时间间隔，差距大于 50ms 的数量在所有 RR 间期中所占比例 |
| CV/s | 变异系数，标准差与平均值之比 |

续表

| 特 征 名 称 | 特 征 含 义 |
|---|---|
| RMSSD/s | R-R 间期的差值的均方根 |
| SDSD/s | R-R 间期差值的标准差 |
| AFEvidence | AF 指标 |
| IrregularityEvidence | 在 AF 期间分布的稀疏性具有高值并且在 NSR 期间具有低值 |
| OriginCount | 包含原点的区域$\{\delta RR(i),\delta RR(i-1)\}$的个数 |
| PACEvidence | 补偿性暂停的证据 |
| NADev | 归一化绝对偏差 |
| NADiff | 归一化的绝对差异 |

（2）基于 P 波的特征

考虑到房颤在 ECG 上的表现之一是 P 波消失且出现 f 波。因此，我们将基于 P 波的特征作为一类传统特征进行分析。首先利用 Yao 等人提出的 P 计算方式，在确定 R 峰位置后，利用 $P=[R_{\text{peaks}}(n)-0.205\times\text{RRI},R_{\text{peaks}}(n)-0.06\times\text{RRI}]$ 计算 P 波位置，并计算其方差、偏度和峰度 3 个统计特征。式（3-52）和（3-53）分别列出了峰度（Kurtosis）和偏度（Skewness）的计算公式：

$$\text{Kurtosis}=\frac{1}{n-1}\sum_{i=1}^{n}\frac{(x_i-\overline{x})^4}{SD^4} \tag{3-52}$$

$$\text{Skewness}=\frac{1}{n-1}\sum_{i=1}^{n}\frac{(x_i-\overline{x})^3}{SD^3} \tag{3-53}$$

将 P 波分为 6 段，并计算每段信号的平均值作为 6 个形态特征。因此，本小节共提取 9 个与 P 波相关的特征，其中 6 个形态特征和 3 个统计特征。

（3）信号特征

基于医学领域和频域的 ECG 信息可以更全面地表征 ECG 信号，例如功率谱密度（PSD）和能量谱密度。前者利用快速傅里叶变换（FFT）计算心电信号在频谱上存在的差异，我们使用 f 波和噪声的频谱两个指标作为其中的两个特征，其计算公式为

$$f=\frac{1}{E_s}\oint_{\Omega_p}P_s(w)\mathrm{d}w \tag{3-54}$$

$$\text{noise}=R_s\frac{\int_{w_{n,0}}^{w_{n,1}}P_s(w)\cdot\log_2 P_s(w)\mathrm{d}w}{\int_{w_{a,0}}^{w_{a,1}}P_s(w)\cdot\log_2 P_s(w)\mathrm{d}w} \tag{3-55}$$

式中，$P_s(w)$ 是功率谱密度（PSD）；$E_s$ 是心电记录 $s$ 的总能量；$R_s$ 是均方根。

图 3-65 展示了正常类、房颤类、其他类和噪声的平均功率示意图，可以看出噪声的平均功率与信号的平均功率之间差距较大，因此平均功率可以作为特征之一用来分类，计算公式为

$$P_{\text{avg}}=\frac{1}{N}\sum_{i=1}^{N}\frac{E_{si}}{T_i} \tag{3-56}$$

式中，$N$ 是信号总数；$T_i$ 是第 $i$ 个心电信号的持续时间；$E_{si}$ 表示心电信号的总能量。

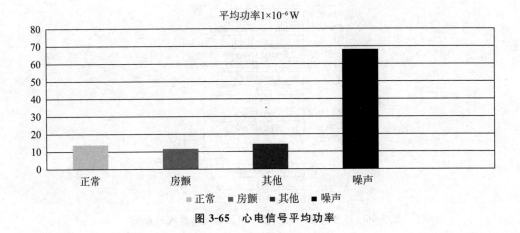

**图 3-65　心电信号平均功率**

样本熵(SampleEn)是基于近似熵的改进方法,可以用于度量时间序列的复杂性,在生理序列和病理状态都有所应用且具有不依赖数据长度,一致性更优的特点。首先构造 $n$ 维向量 $X(1),X(2),\cdots,X(N-m+1)$,其中,$X_i$ 代表的含义为 $X(i)=\{u(i),u(i+1),\cdots,u(i+m)\}$,定义向量 $X(i)$ 与 $X(j)$ 之间的距离 $d[X(i),X(j)]$ 为对应元素最大差值的绝对值,计算公式为

$$d[X(i),X(j)] = \max_{k=0\sim m-1} |u(i+k)-u(j+k)| \tag{3-57}$$

然后对 $\{i:1\leqslant i\leqslant N-m+1\}$,统计 $d[X(i),X(j)]<r$ 的数目,计为 $N_m(i)$,并计算 $N_m(i)$ 与距离总数的比值,记作 $C_i^m(r)$,则

$$C_i^m(r) = \frac{N_m(i)}{N-m} \tag{3-58}$$

对所有的 $i$ 求平均值记作 $\varphi^m(r)$,则

$$\varphi^m(r) = \frac{1}{N-m} \sum_{i=1}^{N-m} C_i^m(r) \tag{3-59}$$

增加维数到 $m+1$ 重复上述过程得到 $C_i^{m+1}(r)$、$\varphi^{m+1}(r)$,则

$$C_i^{m+1}(r) = \frac{N_{m+1}(i)}{N-m+1} \tag{3-60}$$

$$\varphi^{m+1}(r) = \frac{1}{N-(m+1)} \sum_{i=1}^{N-(m+1)} C_i^{m+1}(r) \tag{3-61}$$

最后,样本熵可定义为

$$\text{SampEn}(m,r) = \lim_{N\to\infty} \left\{ -\ln\left[\frac{\varphi^{m+1}(r)}{\varphi^m(r)}\right] \right\} \tag{3-62}$$

当 $N$ 为有限值时,可估计得

$$\text{SampEn}(N,m,r) = -\ln\left[\frac{\varphi^{m+1}(r)}{\varphi^m(r)}\right] \tag{3-63}$$

**2. 心电深度特征**

本小节使用残差网络和门控循环单元进行深度特征提取。具体网络结构如图 3-66 所示,在提取 ECG 信号空间特征的同时也提取了信号的时序特征,而且进一步降低了网络深度防止过拟合现象的发生。

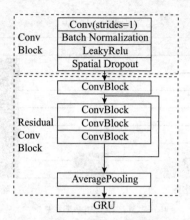

**图 3-66　残差网络+门控循环单元的网络结构示意图**

残差结构建立恒等映射的方法可将多层网络剪枝为浅层神经网络来应对网络退化问题。本小节设计的一维残差网络由 6 个残差卷积块组成,其中每一个残差卷积块包含 4 个卷积块和 1 个一维平均池化层,每个卷积块包含 1 个卷积层、1 个批归一化层(Batch Normalization,BN)、1 个带泄露修正线性单元激活函数层(LeakyRelu)、1 个空间随机失活层(Spatial Dropout)和 1 个平均池化层。前一个残差卷积块中,滤波器数量为 16,卷积步长为1。将经过残差网络获得的数据输入到门控循环单元网络中,并设置其神经元个数为 32 个,训练到最后一个隐藏层时,提取其输出作为心电深度特征。

**3. 基于串联的特征融合**

首先,利用专家知识对降噪后的 ECG 信号进行时域和频域特征提取,得到专家知识向量。其次,把经过预处理的心电信号输入到基于 ResNet 和 GRU 的深度学习网络获得深度特征向量。最后,将得到的两个特征向量串联融合为一个特征向量,并将其作为全连接层的输入实现心电信号的分类,具体融合过程如图 3-67 和图 3-68 所示。与单一特征的传统方法或者深度学习网络分类相比,特征融合的方法获得了更高的准确率。该方法虽然简单实用,但因为特征融合方法简单粗糙,存在冗余性和计算量大的问题。

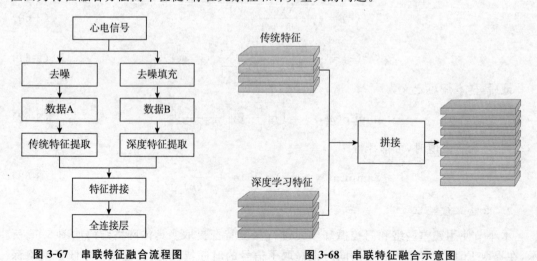

**图 3-67　串联特征融合流程图**　　　　**图 3-68　串联特征融合示意图**

### 3.6.3　基于判别典型相关分析算法(DCCA)特征融合

**1. DCCA 基本原理**

DCCA 是对不考虑类结构的规范相关分析(CCA)的一种改进。DCCA 方法不仅可以最小化不同类型样本之间的关联性,也可以将四种类型样本之间的关联最大化。本小节将判别式典型相关分析(DCCA)用于特征融合。DCCA 的具体原理和步骤如下。

(1) 寻找一组投影方向 $w_x$ 和 $w_y$,使不同种类型的样本的特征之间实现最小关联,同类样本特征之间实现最大关联,数学上 DCCA 即把相关系数最大化,公式如下:

$$J_d(w_x, w_y) = \frac{w_x^\mathrm{T} \tilde{S}_{xy} w_y}{\sqrt{w_x^\mathrm{T} S_{xx} w_x w_y^\mathrm{T} S_{yy} w_y}} \tag{3-64}$$

式中,$\tilde{S}_{xy} = \boldsymbol{S}_w - \eta \boldsymbol{S}_b$ (可调参数 $\eta > 0$),其中,$\boldsymbol{S}_b$ 为类间相关矩阵;$\boldsymbol{S}_w$ 为类内相关矩阵。图 3-69 表明了类内相关和类间相关的关系示意图。

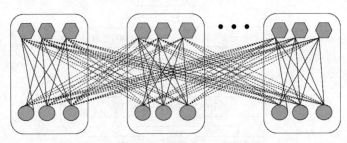

**图 3-69　类内与类间关系示意图**

(2) 计算类内相关矩阵 $\boldsymbol{S}_w$ 和类间相关矩阵 $\boldsymbol{S}_b$,设经过处理的样本集为

$$X = [x_1^{(1)}, \cdots, x_n^{(1)} \cdots, x_1^{(c)}, x_{nc}^{(1)}] \in R^{p \times n} \tag{3-65}$$

$$Y = [y_1^{(1)}, \cdots, y_{n1}^{(1)}, \cdots, y_1^{(c)}, y_{nc}^{(1)}] \in R^{q \times n} \tag{3-66}$$

则类内相关矩阵和类间相关矩阵分别为

$$S_w = \sum_{i=1}^{c} \sum_{k=1}^{n_i} \sum_{l=1}^{n_i} x_k^{(i)} y_l^{(i)\mathrm{T}} = XDY^\mathrm{T} \tag{3-67}$$

式中,$\boldsymbol{D}$ 是分块对角矩阵,也是半正定矩阵。

$$\mathrm{rank}(D) = c, \quad \boldsymbol{D} = \mathrm{diag}(I_{n1 \times n1}, \cdots, I_{nc \times nc})$$

$$S_b = \sum_{i=1}^{c} \sum_{j=1}^{c} \sum_{k=1}^{n_i} \sum_{l=1}^{n_j} x_k^{(i)} y_l^{(j)\mathrm{T}} - \sum_{i=1}^{c} \sum_{k=1}^{c} \sum_{l=1}^{n_i} x_k^{(i)} y_l^{(i)\mathrm{T}} \tag{3-68}$$

$$= (XI_n)(YI_n)^\mathrm{T} - XDY^\mathrm{T} = -XDY^\mathrm{T}$$

(3) 求解特征值与特征向量,求解 DCCA 的优化问题可以转为

$$\max w_x^\mathrm{T} S_w w_y \quad \mathrm{s.t.} \quad w_x^\mathrm{T} S_{xx} w_x = w_y^\mathrm{T} S_{yy} w_y = 1$$

使用拉格朗日乘子法求解上述问题:

$$L(w_x, w_y) = w_x^\mathrm{T} S_w w_y - \frac{\lambda_1}{2}(w_x^\mathrm{T} S_{xx} w_x - 1) - \frac{\lambda_2}{2}(w_y^\mathrm{T} S_{yy} w_y - 1) \tag{3-69}$$

式(3-70)中 $\lambda_1$ 与 $\lambda_2$ 为拉格朗日乘子,将上述问题转为求特征根和特征向量的问题。

$$S_w S_{yy}^{-1}(S_w)^\mathrm{T} w_x = \lambda^2 S_{xx} w_x \tag{3-70}$$

$$(S_w)^\mathrm{T} S_{xx}^{-1} S_w w_y = \lambda^2 S_{yy} w_y \tag{3-71}$$

分别取前 $d$ 个最大特征值对应的向量构成投影矩阵,从而求得典型变量。

(4) 选取前 $d$ 对特征向量作为投影矢量构成变换矩阵 $\boldsymbol{W}_x$ 与 $\boldsymbol{W}_y$,从而求出融合的特征 $Zf$ 用于分类,如图 3-70 所示。

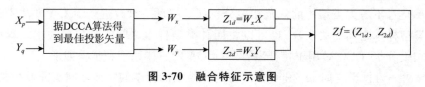

**图 3-70  融合特征示意图**

2. 基于 DCCA 特征融合的房颤信号检测

将经过预处理的 ECG 信号分别进行传统特征和深度特征提取,然后使用 DCCA 算法将两类特征进行融合,具体实现过程如图 3-71 所示。

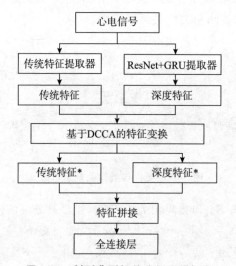

**图 3-71  判别典型相关分析实现框图**

### 3.6.4  实验结果及分析

1. 基于传统特征的房颤信号检测

基于传统特征的房颤信号检测方法流程如图 3-72 所示,首先对 ECG 信号进行降噪,然后根据专家知识提取统计特征和频域特征等手工特征,最后使用 XGBoost 分类器进行分类。XGBoost 分类器的模型数量,决策树的特征数量、最大深度,学习率以及正则化等参数的变化会影响分类器性能,因此在实验中使用随机网格搜索对 XGBoost 的参数进行调试以选择最佳参数,其中最小叶节点权重设置为 20,colsample_bytree 为 0.9,子样本设置为 0.8,树的最大深度为 11,学习速率为 0.2。最小损失函数减小为 1。最终房颤检测模型的 $F_1$ 值可达到 75%。

2. 基于深度特征的房颤信号检测

首先针对 ECG 数据长度不等的问题,将 ECG 数据按照最大长度进行填充,比如在采样率为 300Hz 的情况下,每个 ECG 数据的最大长度为 18 286,这小节我们将每个填充后的等长的 ECG 数据输入基于 ResNet 和 GRU 的网络模型实现了 ECG 信号分类。

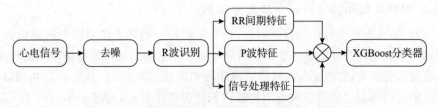

**图 3-72　基于传统特征对心电信号进行分类流程图**

#### 3. 基于串联特征融合的房颤信号检测

将基于专家知识得到的向量与由 ResNet 和 GRU 得到的向量进行串联拼接,以获得融合后的单一向量,并将其输入完全连接的层中进行分类。在此实验中,特征被简单地拼接和融合,然后输入完全连接的层中进行分类。

具体过程是:首先,添加 Flatten 层,使传统特征向量成为一维;其次,将循环单元最后一个隐藏单元的输出作为基于 ResNet 和 GRU 特征向量,使用 ResNet 和 GRU 模型进行训练;最后,使用串联方法把两个特征向量整合为一个,并添加一个完全连接的层。经过五折交叉验证后 $F_1$ 的平均值为 $85\%$,精度结果图和实验损失如图 3-73 和图 3-74 所示。

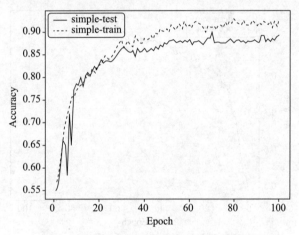

**图 3-73　基于串联特征融合的实验的精度**

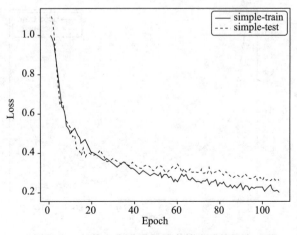

**图 3-74　基于串联特征融合的实验的损失**

4. 基于判别典型相关分析的房颤信号检测

在本实验中,先求两个特征的投影向量,然后使用特征串联方法将两个向量融合为一个,也就是使用判别典型相关分析将深度特征向量与基于专家知识的传统特征向量进行融合。融合后的特征进行分类时,在验证集的最终准确性为91%,$F_1$ 为88%。从表3-33中可以得出,使用串联特征融合的模型比使用单种类型特征进行分类效果要好,与基于 ResNet 和 GRU 的模型相比,$F_1$ 和准确度都提高了2%;与基于医学领域知识的传统特征提取方法相比,$F_1$ 分数和准确度分别提高了10%和4%。但与简单的串联融合相比,基于 DCCA 特征融合的方法在 $F_1$ 上提高了3%,在准确性上提高了4%。精度结果图和实验损失如图3-75和图3-76所示。

表 3-33　不同模型的实验结果

| Model | $F_{1n}$ | $F_{1a}$ | $F_{1o}$ | $F_{overall}$ | Acc | Spe | Sen |
|---|---|---|---|---|---|---|---|
| Expert | 87% | 73% | 65% | 75% | 79% | 82% | 72% |
| ResNet+GRU | 92% | 80% | 79% | 83% | 86% | 90% | 85% |
| Simple | 92% | 83% | 80% | 85% | 88% | 89% | 86% |
| Proposed | 93% | 88% | 84% | 88% | 92% | 93% | 90% |

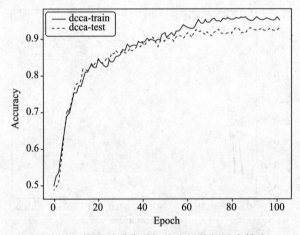

图 3-75　基于判别典型相关分析特征融合精度

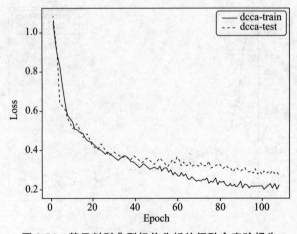

图 3-76　基于判别典型相关分析特征融合实验损失

5. 实验对比与分析

表 3-34 列出了在同一数据集下,不同 ECG 分类方法的检测性能。在 CinC 2017 数据集上,Rizwan 等提出基于决策树集成的模型在正常、AF 和其他类别的 $F_1$ 值分别为 88.9%、79.1% 和 70.2%,平均 $F_1$ 分数为 79.4%,该方法虽然分类精度较低,但由于使用传统手工特征进行检测,模型具备较好的可解释性;Warrick 等提出的基于深度神经网络的模型利用 CNN 和 LSTM 实现了房颤检测,平均分类精度可达 83% 以上;Martin 等将 ECG 信号转为对数频谱图后使用深度神经网络结构进行分类,$F_1$ 值为 79.2%;Xiong 等提出了一种新的 21 层残差卷积循环神经网络(RhythmNet)实现 $F_1$ 的平均值为 86.4%。本小节提出的基于 DCCA 的特征融合方法可以融合两者的优点达到较为理想的效果,最终的 $F_1$ 值、准确性、灵敏性和特异性分别为 88%、91.7%、90.4% 和 93.2%,有利于更精确的 ECG 信号检测。

表 3-34　基于 PhysioNet/Cinc challenge 2017 公开数据库的比较与分析

| Method | $F_{1n}$ | $F_{1a}$ | $F_{1o}$ | $F_{overall}$ | Acc | Spe | Sen |
|---|---|---|---|---|---|---|---|
| Convolutional Recurrent Neural Network | 92.4% | 81.4% | 80.9% | 84.9% | 87.5% | 94.6% | 82.9% |
| Decision Tree Ensemble | 88.9% | 79.1% | 70.2% | 79.4% | — | — | — |
| Convolutional Neural Network-LSTM | 89.7% | 75.7% | 74.1% | 82.6% | 83.2% | — | — |
| 2D Convolutional Network with LSTM Layer | 88.8% | 76.4% | 72.6% | 79.2% | 82.3% | — | — |
| 1DCNN Containing Residual Blocks and Recurrent Layers | 91.9% | 85.8% | 81.6% | 86.4% | — | — | — |
| Proposed in this Paper | 93.1% | 88.3% | 84.0% | 88.3% | 91.7% | 93.2% | 90.4% |

## 3.6.5　小结

本节主要介绍了一些传统特征和深度特征的提取方法,其中手工特征主要包括基于 RR 间期特征、基于 P 波特征和基于信号三类特征。然后提出了一种基于判别典型相关分析特征融合的心房颤动信号分类方法,该模型不仅可以提取心电信号的深度学习特征,而且可以融合心电信号样本的传统特征。经过实验验证发现,DCCA 识别结果要优于串联特征融合以及仅使用深度学习或传统特征的识别结果,在 CinC 2017 数据集上评估模型性能,其准确性为 91.7%、灵敏度为 90.4%、特异性为 93.2%。

# 3.7　一种共振稀疏分解与深度学习相结合的 12 导联心电异常自动检测算法

本节在膨胀因果卷积网络模型的基础上引入并行卷积(Parallelizing Convolution)思想,将上文在单导联中表现较好的膨胀因果卷积网络转变为并行膨胀因果卷积网络,使得网络可以完成多导联心电的异常检测任务。由于心电信号属于典型时间序列,因此利用长短期记忆网络(Long Short-Term Memory,LSTM)提取导联中的特征,强化心电信号中的时间特性。在完成各导联信号的特征提取后,利用模型融合(Model Ensemble)技术,将深度特征与手工特征进行融合,提高网络模型的异常检测能力。

### 3.7.1 算法设计思想

为了使模型得到更好的应用,本小节引入并行卷积机制来解决由单导联扩展到多导联的问题。首先在模型中引入并行卷积模块,用于提取十二条导联各自的特征;接着又引入长短期记忆网络,用于增强心电信号中的时间特征;再利用 QRS 波定位算法进行 QRS 波定位以得到 RR 间期相关信息,并进行心率变异性(Heart Rate Variability,HRV)分析,最后利用极端梯度提升(eXtreme Gradient Boosting,XGBoost)将神经网络提取出的特征和 HRV 特征进行特征融合,以得到最终的检测结果。

### 3.7.2 改进的多导联心电特征提取模块

由于 12 导联心电数据往往较长,且拥有较强的时序性,因此我们在特征提取时利用膨胀因果卷积残差块作为局部特征提取器,并引入长短期记忆神经网络作为全局特征提取器,增强模型的时序性分析能力。此外,引入心率变异率,通过融合统计特征增强模型对异常心电信号的检测能力。

1. 心率变异性

除了通过神经网络提取特征之外,在实验中还引入了心率变异性(Heart Rate Variability,HRV)分析,以便于提取一部分手工特征。HRV 主要是指心跳周期之间的变化差异,通俗地讲就是 RR 间期存在的变化。在深度学习知识结构中,CNN 的优势在于对局部特征的提取和学习,而 HRV 分析主要是针对心电信号的整体特征进行,因此可在一定程度上对深度学习网络学到的特征进行补充。所以,在前面深度学习网络的基础上补充一些 HRV 特征,能够形成比较良好的互补。因此,在实验中引入了以下基于 RR 间期的一些特征。分别是 RR 间期的最大值、RR 间期的最小值、RR 间期的平均值、RR 间期的标准差、RR 间期的采样熵、RMSSD 以及 PNN50。其中,RR 间期的采样熵被用来衡量 RR 间期变化的混乱程度,RMSSD 是指相邻 RR 间期差值的均方根,PNN50 则是指相邻 RR 间期差距大于 50ms 的比率。以上 8 个特征均为临床分析中使用较多的特征。除此之外,由于所有导联的信号是同一时间进行采集的,因此各导联信号在时间维度上是完全平行的,所以以上特征均以 Ⅱ 导联为基准。

图 3-77 中显示的是截取的部分房颤发作时的心电信号。从图中可以很明显地看出心电图中的 RR 间期发生较明显的改变,其对应的心率变异率也会发生一定的变化。

2. 手工特征模型融合

模型融合的目的是进一步提高网络模型的性能。其主要学习过程分为两步:首先构建多个基础模型;然后利用提前设定好的融合规则将各个基础模型的结果合并,所使用相应的策略可根据具体任务进行改变。通过该方式对系统进行优化,融合模型的精确性、鲁棒性都能得到明显提高。常见的模型融合的方法有 Stacking 算法、Boosting 算法以及 Bagging 算法。

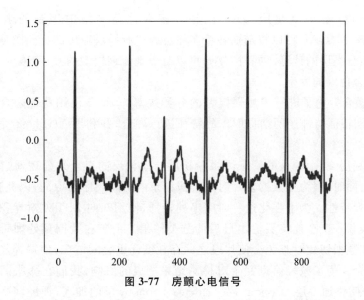

图 3-77 房颤心电信号

本小节利用 Boosting 算法中的极端梯端提升算法来进行模型融合。XGBoost 是基于 GBDT(Gradient Boosting Decision Tree)算法的改进,既可以用于分类任务,也可以被用于回归问题中。同时,XGboost 算法被许多参加机器学习竞赛的同学应用在比赛所提交的程序中,而这些使用了 XGboost 算法的队伍往往也能取得较好的成绩。

XGBoost 的目标函数定义如下:

$$Obj = \sum_{i=1}^{n} l(y_i, \hat{y}_i) + \sum_{k=1}^{K} \Omega(f_k) \tag{3-72}$$

式中,$l(y_i, \hat{y}_i)$ 用来衡量预测值与真实值之间的差距;$\Omega(f_k)$ 是正则化项。

### 3.7.3 改进的多导联心电异常检测模型设计

本小节提出的基于 DCC-LSTM 的多导联心电异常检测算法如图 3-78 所示,由图可以看出网络模型主要由以下几部分组成。

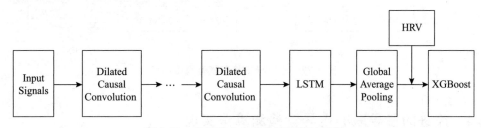

图 3-78 多导联心电异常检测算法流程

(1)膨胀因果卷积层。该层主要由多个膨胀因果卷积残差块组成,用于提取局部心电特征。

(2)LSTM 层。该层负责对膨胀因果卷积层提取出的局部特征进行时间特性增强,并将局部特征整合为全局特征,进一步提高网络的分类准确度。

(3)全局平均池化层(Global Average Pooling,GAP)。为了进一步减少模型参数,提升模型的训练速度,本小节使用 GAP 代替大多数神经网络中用到的全连接层(Fully Connected Layer)。GAP 可以将前面各个多注意力机制模块输出的特征图抽象融合为一个向量,便于后面分类层的计算。同时 GAP 可以有效地压缩模型的大小,减少参数的数量,进一步减轻过拟合现象的发生。

(4)模型融合。为了进一步加强模型的分类效率,本小节使用特征融合思想将心电信号中的 RR 间期特征与神经网络提取出的特征进行融合,并利用 XGBoost 完成心电信号的异常检测。

本小节中利用 24 个独立的膨胀因果卷积层与池化层的组合来处理通过数据切片生成的 24 个片段。同时,因为在数据切片时是按照记录的时间顺序切取的,因此这 24 个片段之间存在时间序列特性。为了强化这种时间序列特征,使用双向 LSTM 对卷积部分的输出进行汇总,最后级联一个全连接层输出最后的分类结果。由于在数据预处理阶段用到了数据切片技术,而在数据切片时难免会使片段之间存在彼此重叠的情况,使得神经网络提取的特征信息存在冗余。为了减轻信息冗余对检测结果造成的影响,我们在膨胀因果卷积模块与双向 LSTM 之间添加一层 Dropout 层。而随着 Dropout 层的加入,神经网络的泛化能力得到了增强,同时,过拟合现象也得到了一定程度上的抑制。整个心电异常检测模型的网络流程如图 3-79 所示。

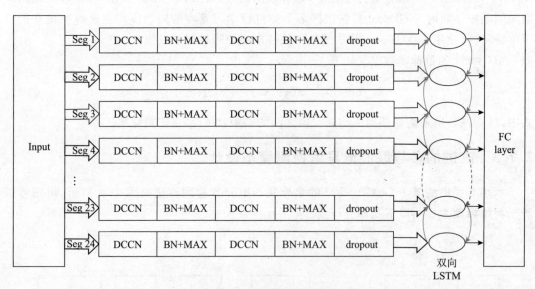

**图 3-79　心电异常检测模型网络流程**

## 3.7.4　改进的多导联心电异常检测算法实现

基于 DCC-LSTM 的心电异常检测算法的算法流程如图 3-80 所示。

由图 3-80 可以看出整个算法流程可分为三个模块:模型训练、模型融合以及模型测试三部分。模型训练阶段是利用神经网络对心电信号进行特征提取,并根据提取出的特征进行心电信号分类。在完成特征提取后将 HRV 特征融合进神经网络提取出的特征中,以完成最终的异常检测。

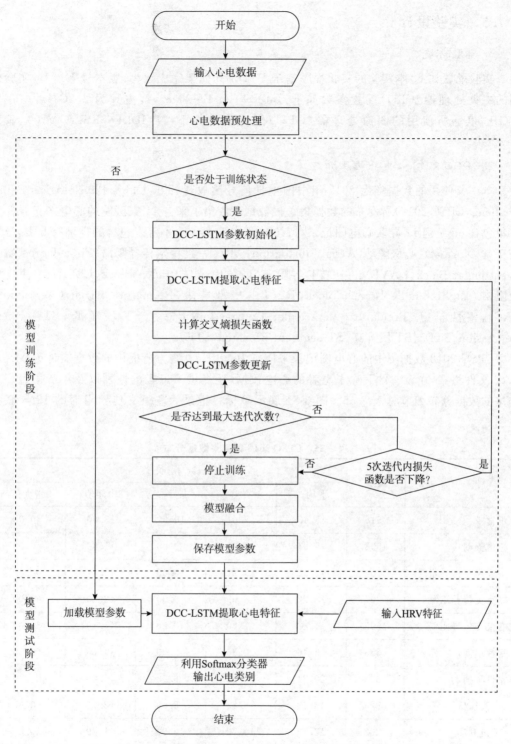

**图 3-80　基于 DCC-LSTM 的心电异常检测算法流程**

## 3.7.5 实验设计

### 1. 实验环境

实验配置如下:本实验的实验程序基于 PyTorch 框架完成编写,版本号 V1.2。实验使用的中央处理器(CPU)配置参数如下:Intel Xeon E5-2698 v4,主频为 2.2GHz,内存为 48GB。实验所使用的图像处理器(GPU)配置参数如下:NVIDIA TESLA V100,显存为 32GB。

### 2. CPSC-2018 心电数据库介绍

本小节使用的数据集为 2018 年中国生理信号挑战赛(The China Physiological Signal Challeng,CPSC-2018)所发布的数据集。该数据库收集了来自 11 家医院的心电图记录。训练集包含 6877 组 12 导联心电图记录,持续时间从 6s 至 60s 不等。包含的类别有九类,分别是正常(Normal)、心房颤动(Atrial Fibrillation,AF)、一度房室传导阻滞(First-degree Atri-oventricular Block,I-AVB)、左束支传导阻滞(Left Bundle Branch Block,LBBB)、右束支传导阻滞(Right Bundle Branch Block,RBBB)、房型早搏(Premature Atrial Contraction,PAC)、室性早搏(Premature Ventricular Contraction,PVC)、ST 段压低(ST-segment Depression,STD)、ST 段升高(ST-segment Elevated,STE)。

CPSC-2018 数据集中的心电图记录采样率为 500Hz。官方所提供的数据文件为 MAT-LAB 文件格式,在该文件下除了患者的心电数据,还提供了患者的性别以及年龄信息。数据集的数据分布细节见表 3-35。图 3-81 展示了标签记录为左束支传导阻滞的 12 导联心电图。

表 3-35　CPSC-2018 数据集数据分布

| 种　类 | 数量 | 数 据 长 度 | | | | |
|---|---|---|---|---|---|---|
| | | 平均/s | 方差 | 最小值 | 中间值 | 最大值 |
| 正常 | 918 | 15.43 | 7.61 | 10.00 | 13.00 | 60.00 |
| 心房颤动 | 1098 | 15.01 | 8.39 | 9.00 | 11.00 | 60.00 |
| 一度房室传导阻滞 | 704 | 14.32 | 7.21 | 10.00 | 12.27 | 60.00 |
| 左束支传导阻滞 | 207 | 14.92 | 8.09 | 9.00 | 12.00 | 60.00 |
| 右束支传导阻滞 | 1695 | 14.42 | 7.60 | 10.00 | 11.19 | 60.00 |
| 房性早搏 | 556 | 19.46 | 12.36 | 9.00 | 14.00 | 60.00 |
| 室性早搏 | 672 | 20.21 | 12.85 | 6.00 | 15.00 | 60.00 |
| ST 段压低 | 825 | 15.13 | 6.82 | 8.00 | 12.78 | 60.00 |
| ST 段升高 | 202 | 17.15 | 10.72 | 10.00 | 11.89 | 60.00 |
| 总　计 | 6877 | 15.79 | 9.04 | 6.00 | 12.00 | 60.00 |

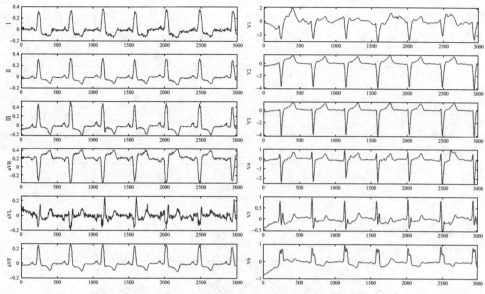

**图 3-81　左束支传导阻滞 12 导联心电图波形示例**

#### 3. 数据预处理

数据预处理部分共分为以下几个部分：降采样、数据去噪、数据增强、数据切片以及划分训练集和测试集。

数据集中给出的原始数据采样率为 500Hz，是 MIT 数据库采样率的两倍。过高的采样率意味着同样长度的信号有着更多的信息采样点，会极大地加剧神经网络的计算量。为了尽量降低网络的运行负担，在保证数据质量的前提下，采用降采样算法，将所有信号统一降采样至与 MIT 数据库采样率相同的 250Hz。

在完成心电信号的频率降采样工作后，利用共振稀疏分解对数据进行降噪。共振稀疏分解可以将心电信号 $y$ 分解为高共振分量 $y_H$、低共振分量 $y_L$ 以及剩余分量 $n$ 三部分。其中，高共振分量 $y_H$ 主要包含心电信号中持续震荡的成分；低共振分量 $y_L$ 主要包含心电信号中瞬时震荡的部分。对原始心电信号分解完成后保留低共振分量，舍弃高共振分量和剩余分量。分解后的心电信号可由式（3-73）表示，图 3-82 为心电信号共振稀疏分解后的结果。

$$y = y_H + y_L + n \tag{3-73}$$

同时，由记录数据库中数据分布的表 3-35 数据集中各类样本的分布是不平衡的，这对于深度学习算法的训练具有消极作用。因此，在本小节中采用过采样的方法减轻数据不平衡带来的影响。以样本数最多的右束支传导阻滞类别作为基准，若该类别样本数是某一类的 2 倍及以上，则对较少类别的数据直接复制相应的倍数，将数据数量补齐；若右束支传导阻滞的样本数比某一类超出不足 1 倍，则在较少的类别中随机抽取所差的样本数将样本数量补齐。

心电数据经过数据增强后还面临着数据长度不统一且数据长度较长的问题，这对于神经网络也是一种负担。因此需要对心电信号进行切片。据官方描述文件显示，在 CPSC-2018 数据库中，最短记录数据长度为 6s，最长记录数据长度为 60s。但在实际操作中发现，实际最长的数据长度为 144s，在这个基础上可以发现，最长数据记录是最短数据记录的 24

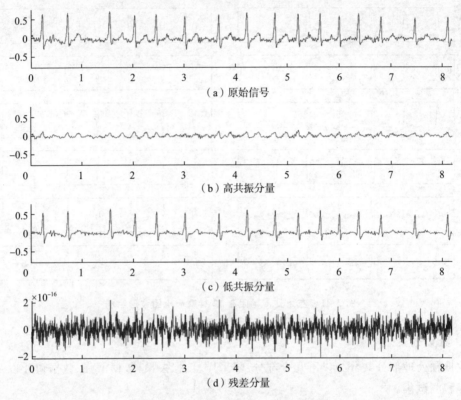

图 3-82　心电信号共振稀疏分解结果

倍。将以上的几个针对数据长度的属性作为基准,提出以下的数据切片方案。

在 CPSC-2018 数据集中,对于所有数据我们统一切取为 24 个片段,每个片段的长度固定为 6s。这样,除了记录时间最长的 144s 的记录可以各个片段之间无重叠地切取之外,其他长度的记录的片段与片段之间都需要重叠才能满足条件,这样既可以提高数据的多样性,又能够防止产生漏检的现象。数据切片示意图如图 3-83 所示。

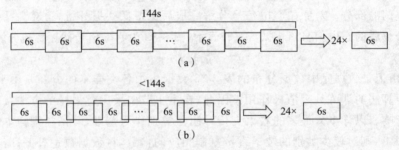

图 3-83　数据切片示意图

具体重叠的采样点长度,可以根据公式(3-74)计算,设采样率为 $f_s = 250\text{Hz}$,记录实际长度为 $L$,需要切取的片段数为 $n = 24$,每片长度为 $l = 6\text{s}$,则片段之间的重叠长度 $ol$ 为

$$ol = \left[ l \times f_s - \frac{(L-l) \times f_s}{n-1} \right] \tag{3-74}$$

在完成数据扩充、数据切片以及长度统一后,数据的预处理部分已经完成,接下来便将经过预处理的数据送入搭建好的神经网络中即可完成神经网络的训练以及测试。

### 3.7.6　算法验证和结果分析

#### 1. 评价标准

为了增强实验的对比性,在实验中采取与 CPSC-2018 相同的评价指标。CPSC-2018 中的评分标准使用 $F_1$ 指标,它是每种分类类型的 $F_1$ 值的平均值。表 3-36 中定义了 $F_1$ 指标的计数规则。

表 3-36　$F_1$ 指标计数规则

| | | 预 测 类 别 | | | | | | | | | |
|---|---|---|---|---|---|---|---|---|---|---|---|
| | | Normal | AF | IAVB | LBBB | RBBB | PAC | PVC | STD | STE | Total |
| 真实<br>类别 | Normal | $N_{11}$ | $N_{12}$ | $N_{13}$ | $N_{14}$ | $N_{15}$ | $N_{16}$ | $N_{17}$ | $N_{18}$ | $N_{19}$ | $N_{1x}$ |
| | AF | $N_{21}$ | $N_{22}$ | $N_{23}$ | $N_{24}$ | $N_{25}$ | $N_{26}$ | $N_{27}$ | $N_{28}$ | $N_{29}$ | $N_{2x}$ |
| | IAVB | $N_{31}$ | $N_{32}$ | $N_{33}$ | $N_{34}$ | $N_{35}$ | $N_{36}$ | $N_{37}$ | $N_{38}$ | $N_{39}$ | $N_{3x}$ |
| | LBBB | $N_{41}$ | $N_{42}$ | $N_{43}$ | $N_{44}$ | $N_{45}$ | $N_{46}$ | $N_{47}$ | $N_{48}$ | $N_{49}$ | $N_{4x}$ |
| | RBBB | $N_{51}$ | $N_{52}$ | $N_{53}$ | $N_{54}$ | $N_{55}$ | $N_{56}$ | $N_{57}$ | $N_{58}$ | $N_{59}$ | $N_{5x}$ |
| | PAC | $N_{61}$ | $N_{62}$ | $N_{63}$ | $N_{64}$ | $N_{65}$ | $N_{66}$ | $N_{67}$ | $N_{68}$ | $N_{69}$ | $N_{6x}$ |
| | PVC | $N_{71}$ | $N_{72}$ | $N_{73}$ | $N_{74}$ | $N_{75}$ | $N_{76}$ | $N_{77}$ | $N_{78}$ | $N_{79}$ | $N_{7x}$ |
| | STD | $N_{81}$ | $N_{82}$ | $N_{83}$ | $N_{84}$ | $N_{85}$ | $N_{86}$ | $N_{87}$ | $N_{88}$ | $N_{89}$ | $N_{8x}$ |
| | STE | $N_{91}$ | $N_{92}$ | $N_{93}$ | $N_{94}$ | $N_{95}$ | $N_{96}$ | $N_{97}$ | $N_{98}$ | $N_{99}$ | $N_{9x}$ |
| | Total | $N_{x1}$ | $N_{x2}$ | $N_{x3}$ | $N_{x4}$ | $N_{x5}$ | $N_{x6}$ | $N_{x7}$ | $N_{x8}$ | $N_{x9}$ | |

在定义好 $F_1$ 指标的计数规则后,对于这九种类型中的每一类,$F_1$ 定义如式(3-75)~式(3-83)所示。

Normal：
$$F_{11} = \frac{2 \times N_{11}}{N_{1x} + N_{x1}} \tag{3-75}$$

AF：
$$F_{12} = \frac{2 \times N_{22}}{N_{2x} + N_{x2}} \tag{3-76}$$

IAVB：
$$F_{13} = \frac{2 \times N_{33}}{N_{3x} + N_{x3}} \tag{3-77}$$

LBBB：
$$F_{14} = \frac{2 \times N_{44}}{N_{4x} + N_{x4}} \tag{3-78}$$

RBBB：
$$F_{15} = \frac{2 \times N_{55}}{N_{5x} + N_{x5}} \tag{3-79}$$

PAC：
$$F_{16} = \frac{2 \times N_{66}}{N_{6x} + N_{x6}} \tag{3-80}$$

PVC：
$$F_{17} = \frac{2 \times N_{77}}{N_{7x} + N_{x7}} \tag{3-81}$$

STD：
$$F_{18} = \frac{2 \times N_{88}}{N_{8x} + N_{x8}} \qquad (3\text{-}82)$$

STE：
$$F_{19} = \frac{2 \times N_{99}}{N_{9x} + N_{x9}} \qquad (3\text{-}83)$$

最终的 $F_1$ 得分可由式(3-84)结合式(3-83)计算得出。

$$F_1 = \frac{F_{11} + F_{12} + F_{13} + F_{14} + F_{15} + F_{16} + F_{17} + F_{18} + F_{19}}{9} \qquad (3\text{-}84)$$

除此之外，为了更直观地对比算法的有效性，准确率(Acc)也被纳入评价指标。

同时，为了加强实验结果的对比性，在以上评价标准的基础上，将所有 $F_1$ 指标整合为针对各类疾病的四个评价标准，具体计算方式如式(3-85)~式(3-88)。

$$F_{AF} = \frac{2 \times N_{22}}{N_{2x} + N_{x2}} \qquad (3\text{-}85)$$

$$F_{Block} = \frac{2 \times (N_{33} + N_{44} + N_{55})}{N_{3x} + N_{x3} + N_{4x} + N_{x4} + N_{5x} + N_{x5}} \qquad (3\text{-}86)$$

$$F_{PC} = \frac{2 \times (N_{66} + N_{77})}{N_{6x} + N_{x6} + N_{7x} + N_{x7}} \qquad (3\text{-}87)$$

$$F_{ST} = \frac{2 \times (N_{88} + N_{99})}{N_{8x} + N_{x8} + N_{9x} + N_{x9}} \qquad (3\text{-}88)$$

**2. 实验及结果分析**

实验 1：将 CPSC-2018 数据集中的标签文件进行修改，除标签为正常的心电数据保持不变外，其余类型心电均统一改为异常标签。标签处理完成后将数据利用 DB 小波进行降噪，切片方式为将数据分别处理成 6s、8s、12s 为一段的数据。数据处理完成后将划分好的训练集传入所搭建的神经网络模型中，进行对心电数据进行分类。并利用划分好的验证集验证网络模型的性能。

实验 2：保留 CPSC-2018 数据集的所有标签文件，并利用共振稀疏分解对心电信号进行分解，以完成信号的降噪处理。按照之前的处理方式分别处理成 6s、8s、12s 为一段的数据。数据处理完成后将划分好的训练集传入搭建的神经网络模型中，对各类别心电数据进行分类，并利用划分好的验证集验证网络模型的性能。

实验 3：在实验 2 的基础上调整网络结构，主要包括以下两个方面。

实验 3-1 网络层数调整。调整膨胀因果卷积残差块(以下简称"残差块")的数量。在本小节实验中，将残差块的数量分别设置为 3 块、4 块和 5 块，并进行多次试验。

实验 3-2 网络种类调整。将膨胀因果卷积运算层替换为普通卷积层，并调整网络层数，进行重复试验。

表 3-38 中记录了实验 1 中数据长度不同时的实验结果。由表 3-37 可知，该网络模型可以较好地完成 12 导联心电信号的正常-异常检测任务。当数据长度为 6s 时，网络的整体准确率为 89.22%。数据长度为 8s 时，分类准确率为 85.53%。当数据长度增加到 12s 时，分类准确率下降为 84.12%。由实验结果可知，随着输入网络的心电信号长度增加，网络对异常状态心电的识别准确率不断下降。

由表 3-38 可以看出，该模型对心房颤动以及左、右束支传导阻滞的检测具有较高的准确度，但对于房性早搏和 ST 段升高的检测结果较差。当数据长度为 6s 时模型的整体表现较好,平均 $F_1$ 值为 0.805。当数据长度分别为 8s 和 12s 时,模型的平均 $F_1$ 值分别为 0.788 和 0.783。由此可知,当数据长度为 6s 时,模型的整体表现较好。

表 3-37　实验 1 结果对比

| 数据长度/s | 准确率(Acc)/% |
|---|---|
| 6 | 89.22 |
| 8 | 85.53 |
| 12 | 84.12 |

表 3-38　实验 2 结果对比

| 数据长度/s | $F_{11}$ | $F_{12}$ | $F_{13}$ | $F_{14}$ | $F_{15}$ | $F_{16}$ | $F_{17}$ | $F_{18}$ | $F_{19}$ | $F_1$ |
|---|---|---|---|---|---|---|---|---|---|---|
| 6 | 0.794 | 0.933 | 0.877 | 0.962 | 0.881 | 0.643 | 0.799 | 0.802 | 0.552 | 0.805 |
| 8 | 0.747 | 0.927 | 0.860 | 0.967 | 0.889 | 0.621 | 0.783 | 0.777 | 0.521 | 0.788 |
| 12 | 0.739 | 0.919 | 0.881 | 0.932 | 0.875 | 0.662 | 0.788 | 0.721 | 0.533 | 0.783 |

实验 3-1 和实验 3-2 的实验结果记录在表 3-39、表 3-40 中。由表 3-39 可以看出,当残差块数量为 4 时,网络模型的分类效率相较残差块数量为 3 和 5 时明显较好。当数据长度为 6s、残差块数为 4 时,平均 $F_1$ 值为 0.817;当数据长度为 6s、残差块数为 3 和 5 时,平均 $F_1$ 值分别为 0.805 和 0.807。当数据长度为 8s、残差块数为 4 时,平均 $F_1$ 值为 0.791;当数据长度为 8s、残差块数为 3 和 5 时,平均 $F_1$ 值分别为 0.788 和 0.787。当数据长度为 12s、残差块数为 4 时,平均 $F_1$ 值为 0.791;当数据长度为 12s、残差块数为 3 和 5 时,平均 $F_1$ 值分别为 0.783 和 0.789。由此可知,当数据长度为 6s 且残差块数量为 4 时,模型整体表现较好。

表 3-39　实验 3-1 结果对比

| 数据长度/s | 残差块数 | $F_{11}$ | $F_{12}$ | $F_{13}$ | $F_{14}$ | $F_{15}$ | $F_{16}$ | $F_{17}$ | $F_{18}$ | $F_{19}$ | $F_1$ |
|---|---|---|---|---|---|---|---|---|---|---|---|
| 6 | 3 | 0.794 | 0.933 | 0.877 | 0.962 | 0.881 | 0.643 | 0.799 | 0.802 | 0.552 | 0.805 |
| 6 | 4 | 0.803 | 0.927 | 0.869 | 0.951 | 0.897 | 0.662 | 0.811 | 0.814 | 0.622 | 0.817 |
| 6 | 5 | 0.799 | 0.919 | 0.862 | 0.949 | 0.893 | 0.660 | 0.805 | 0.811 | 0.572 | 0.807 |
| 8 | 3 | 0.747 | 0.927 | 0.860 | 0.967 | 0.889 | 0.621 | 0.783 | 0.777 | 0.521 | 0.788 |
| 8 | 4 | 0.751 | 0.922 | 0.868 | 0.961 | 0.892 | 0.626 | 0.791 | 0.787 | 0.518 | 0.791 |
| 8 | 5 | 0.749 | 0.925 | 0.863 | 0.957 | 0.883 | 0.614 | 0.786 | 0.782 | 0.523 | 0.787 |
| 12 | 3 | 0.739 | 0.919 | 0.881 | 0.932 | 0.875 | 0.662 | 0.788 | 0.721 | 0.533 | 0.783 |
| 12 | 4 | 0.744 | 0.926 | 0.896 | 0.939 | 0.879 | 0.671 | 0.795 | 0.730 | 0.541 | 0.791 |
| 12 | 5 | 0.740 | 0.923 | 0.888 | 0.933 | 0.871 | 0.673 | 0.792 | 0.762 | 0.523 | 0.789 |

由表 3-40 可以看出,将膨胀因果卷积残差块替换为普通卷积块后网络整体表现下降,平均 $F_1$ 值均未达到 0.8。其中当数据长度为 6s 时,卷积块数设置为 4 可使得网络模型表现相对较好,此时平均 $F_1$ 值为 0.791;当卷积块数量分别设置为 3 和 5 时,平均 $F_1$ 值均为

0.786。当数据长度为 8s 时,网络表现情况随着卷积块数量的增加而变好,卷积块数量分别设置为 3、4、5 时,平均 $F_1$ 值分别为 0.783、0.786、0.799。当数据长度为 12s 时,网络模型的表现与前两者均不同,当卷积块数被设置为 3 时,网络的平均 $F_1$ 值为 0.783;当网络模型被设置为 4 时,平均 $F_1$ 值为 0.781;而当卷积块数被设置为 5 块时,网络的平均 $F_1$ 值为 0.784。

**表 3-40　实验 3-2 普通卷积实验结果**

| 数据长度/s | 卷积块数 | $F_{11}$ | $F_{12}$ | $F_{13}$ | $F_{14}$ | $F_{15}$ | $F_{16}$ | $F_{17}$ | $F_{18}$ | $F_{19}$ | $F_1$ |
|---|---|---|---|---|---|---|---|---|---|---|---|
| 6 | 3 | 0.766 | 0.902 | 0.845 | 0.955 | 0.869 | 0.623 | 0.782 | 0.801 | 0.533 | 0.786 |
| 6 | 4 | 0.762 | 0.911 | 0.849 | 0.944 | 0.862 | 0.665 | 0.787 | 0.799 | 0.541 | 0.791 |
| 6 | 5 | 0.759 | 0.908 | 0.847 | 0.943 | 0.859 | 0.648 | 0.774 | 0.803 | 0.537 | 0.786 |
| 8 | 3 | 0.751 | 0.899 | 0.852 | 0.936 | 0.861 | 0.633 | 0.767 | 0.796 | 0.552 | 0.783 |
| 8 | 4 | 0.756 | 0.902 | 0.854 | 0.931 | 0.867 | 0.634 | 0.777 | 0.811 | 0.543 | 0.786 |
| 8 | 5 | 0.773 | 0.912 | 0.831 | 0.909 | 0.852 | 0.766 | 0.809 | 0.788 | 0.551 | 0.799 |
| 12 | 3 | 0.752 | 0.897 | 0.842 | 0.915 | 0.854 | 0.655 | 0.776 | 0.804 | 0.549 | 0.783 |
| 12 | 4 | 0.765 | 0.882 | 0.833 | 0.922 | 0.861 | 0.631 | 0.782 | 0.795 | 0.555 | 0.781 |
| 12 | 5 | 0.772 | 0.917 | 0.829 | 0.911 | 0.858 | 0.623 | 0.787 | 0.800 | 0.556 | 0.784 |

通过以上三个实验得知,当数据长度被固定为 6s、利用膨胀因果残差块作为局部特征提取器且残差块数量为 4 时,网络模型的整体表现较好。

**3. 对比实验及分析**

为了验证算法的有效性,除针对调整网络自身参数进行对比实验外,还将实验结果与 CPSC-2018 竞赛中的相关比赛结果进行了对比,并将对比结果记录在表 3-41 中。

**表 3-41　与 CPSC-2018 竞赛结果对比表**

| 作　　者 | $F_{AF}$ | $F_{Block}$ | $F_{PC}$ | $F_{ST}$ | $F_1$ |
|---|---|---|---|---|---|
| Tsai-Min Chen,et al. | 0.933 | 0.899 | 0.847 | 0.779 | 0.837 |
| Wenjie Cai,et al. | 0.931 | 0.912 | 0.817 | 0.761 | 0.830 |
| Runnan He,et al. | 0.914 | 0.879 | 0.801 | 0.742 | 0.806 |
| Yue Yu,et al. | 0.918 | 0.890 | 0.789 | 0.718 | 0.802 |
| Yangyang Yan | 0.924 | 0.882 | 0.779 | 0.709 | 0.791 |
| Proposed | 0.927 | 0.906 | 0.737 | 0.718 | 0.817 |

在与其他模型的对比实验中,选取了 CPSC-2018 竞赛中的前五名作为对比对象。由表 3-41 可知,所提出算法的综合 $F_1$ 值为 0.817,与竞赛成绩对比也具有一定的优势。且针对房颤以及传导阻滞的 $F_1$ 值均达到 0.9 以上。

### 3.7.7 小结

本节设计了一种基于 DCC-LSTM 的多导联心电异常检测模型,并在 CPSC-2018 数据集中验证了算法的有效性。经过多次对比实验对模型结构进行调整,最终得到了更适合在 12 导联中检测异常信号的深度学习模型。

在结构方面,首先介绍了算法的整体设计思想,并根据多导联心电特征在特征提取模块中加入了 LSTM 以提取心电信号中的全局特征;在这个基础上引入了模型融合技术,将手工提取的 HRV 特征加入分类器中,得到了最终的网络模型。并通过调整网络残差块数量和卷积类型确定了更适合心电异常检测的网络参数。

在实验方面,实验 1 中进行了心电正常-异常二分类检测,实验中我们将心电数据的长度分别设置为 6s、8s 和 12s,并进行三组对比实验,最终将得到的实验结果进行对比发现,当数据长度为 6s 时分类准确度最高,模型的分类效果最好。

在确定了模型可以较好地完成二分类任务后,将分类标准提高到九分类,以更精准地识别出心电信号的疾病类型。但直接将分类标准提高后网络并不能很好地完成分类任务,因此在分类模型中引入了 HRV 进行特征融合。并在此基础上设计了对比实验 2、对比实验 3-1 以及对比实验 3-2。通过对比实验 2 得出结论:当数据长度为 6s 时,网络模型的整体表现要优于数据长度为 8s 和 12s。而实验 3-1 中对网络结构做出调整,在调节数据长度时对残差块数量进行调节。最终得出结论:当实验数据长度为 6s 且残差块数量为 4 块时,网络的整体表现要优于其他情况。最后在实验 3-2 中将膨胀因果卷积替换为普通卷积进行对比实验,最终得出结论:在同样参数的情况下,替换为普通卷积后网络模型的整体表现情况均不及膨胀因果卷积。

## 3.8 基于导联分组的多分支网络的 12 导联<br>心电信号多标签分类方法

12 导联 ECG 被广泛应用于心血管疾病的诊断,其中深度学习已成为 ECG 自动分类的一个有效方法。现有的深度学习方法在构建模型时一般将 12 导联 ECG 信号当成一个普通的二维数组处理,并没有考虑到不同导联间的本质关系。但是,从生物学角度来看,ECG 的类别主要体现在一个或多个导联的特定模式上,并不会在 12 个导联上均有体现,这表明利用导联之间的关联学习特定类别的内在特征会更有利于分类。为了充分利用这样的领域信息,本节我们提出了一个基于导联分组的多分支网络的 12 导联心电信号多标签分类方法。首先本研究利用一个简单有效的导联分组策略将领域知识结合到 ECG 分类模型,同时设计了多分支的网络模型来提取每个分支的空间和时域特征,一个分支对应于一个导联组。另外,我们利用扩展的 Focal Loss 来解决多标签分类中存在的类别不平衡问题。本节提出的方法使用了两个大规模的真实 ECG 数据集进行评估,AUROC、AUPRC、$F_1$、Accuracy、One-error 以及 Coverage 用来评估分类性能,在 CinC 2020 数据集上各指标值为 0.9599、0.7920、0.7490、0.5537、0.1282 以及 1.5354;在 SPH 数据集上各指标值为 0.9531、0.8975、0.8102、0.7484、0.1791 和 0.5392。本节提出的分类方法性能优于现有的方法,并达到了更少的参数和更低的计算花销,进而说明了本节的提出方法和导联分组策略的有效性。

### 3.8.1 ECG 数据集

在本小节中,我们使用了两个多标签 ECG 数据集来评估所提出方法的性能,分别是 CinC 2020 和 SPH 数据集。两个数据集分别包括 38 241 条 ECG 记录和 20 418 条 ECG 记录,这些记录分为 27 个类别,类别名称和数量如表 3-42 所示。

**表 3-42　CinC 2020 和 SPH 数据集中 ECG 类别总览**

| 类　　别 | CinC 2020 | SPH |
|---|---|---|
| I°AVB(一度房室传导阻滞) | 2394 | 2 |
| AF(房颤) | 3458 | 418 |
| AFL(房扑) | 313 | 12 |
| Brady(心动过缓) | 277 | 0 |
| CRBBB(完全性右束支传导阻滞) | 669 | 678 |
| RBBB(右束支传导阻滞) | 2400 | 0 |
| QAb(Q 波异常) | 1013 | 2 |
| LAnFB(左前束传导阻滞) | 1806 | 78 |
| NSIVCB(非特异性心室传导阻碍) | 996 | 0 |
| PAC(房性早搏) | 1723 | 188 |
| SVPB(室上性早搏) | 211 | 15 |
| PVC(室性早搏) | 856 | 108 |
| VPB(室性早搏) | 394 | 323 |
| LPR(PR 间期延长) | 340 | 13 |
| LQRSV(QRS 电压降低) | 556 | 35 |
| LAD(左轴偏差) | 6085 | 149 |
| PR(起搏心拍) | 299 | 4 |
| IRBBB(不完全性右束支传导阻滞) | 1611 | 465 |
| RAD(右轴偏差) | 427 | 152 |
| SA(窦性心律异常) | 1237 | 920 |
| SB(窦性心律过缓) | 2360 | 2392 |
| STach(窦性心动过速) | 2388 | 718 |
| LBBB(左束支传导阻滞) | 1041 | 82 |
| LQT(QT 间期延长) | 1512 | 26 |
| TInv(T 波倒置) | 1110 | 8 |
| TAb(T 波异常) | 4673 | 0 |
| NSR(正常心电图) | 20 766 | 14 166 |

#### 1. CinC 2020 数据集

该数据集主要来源于 PhysioNet/Computing in Cardiology Challenge 2020 的 12 导联 ECG 分类竞赛,这个比赛提供公开的训练样本。本小节我们使用的 CinC 2020 数据集样本主要来自 China Physiological Signal Challenge(2018)、PTB-XL 以及 The Georgia 12-lead ECG Challenge(G12EC) 3 个数据库的公开发布的 38 241 条包含了年龄和性别信息的 ECG 记录,所有的记录采样率均为 500Hz。本小节使用和竞赛中相同的 27 个常见且临床有用的心电类型进行算法评估,包括正常心电图(即表 3-42 中的 NSR)和 26 个异常心电类型。

### 2. SPH 数据集

SPH 数据集包含了 20 418 条从济南山东省立医院采集的 12 导联 ECG 数据。数据长度为 10~60s,采样率是 500Hz。为了保持同 CinC 2020 数据集的类型统一,保留了 SPH 数据集中 27 类常见且临床有用的心电类型。SPH 数据集作为一个测试数据集来评估不同 ECG 分类方法的泛化性能。

## 3.8.2 基于导联分组的多分支网络的多标签分类模型构建

如图 3-84 所示,我们提出的方法主要包含 4 个步骤,分别是数据预处理、导联分组、构建多分支网络和特征融合及预测分类。在预处理阶段,ECG 信号进行了降噪和时长统一处理。在导联分组阶段,按照随机分组原则将 12 个导联平均分为 $K$ 组,并将其作为多分支网络模型的输入,其中多分支网络主要包含 CNN 块、双向 LSTM 及空间注意力机制。最后,我们将多分支生成的特征与年龄性别等信息融合后进行预测分类。

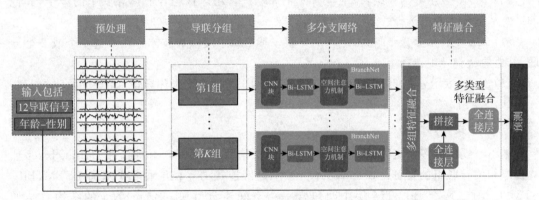

**图 3-84 基于导联分组的多分支网络的 12 导联心电信号多标签分类方法的整体流程**

### 1. 预处理

(1)降噪

ECG 信号通常受基线漂移噪声、电压线干扰以及运动伪影等噪声干扰,这些噪声可能对 ECG 分析的精度产生负面的影响。为了消除各种频率的噪声,我们使用了上下截断频率为 0.5Hz 和 49Hz 的巴特沃斯带通滤波器来消除噪声,进而提取更有价值的信息。

(2)零填充与裁切

本研究所用训练集和测试集中 ECG 信号的长度是 6~60s,其中大多数 ECG 信号长度小于 30s,因此我们将大于 30s 的进行裁切,将小于 30s 的用 0 在末端填充为 30s,将信号长度统一为 30s。

### 2. 导联分组策略

12 个 ECG 导联为 Ⅰ、Ⅱ、Ⅲ、aVR、aVL、aVF 和 V1~V6,这些导联信号是通过放置在人体皮肤表面的 10 个电极获取的。每个导联通过一个角度反映了心脏的电活动,因此不同的导联是互补的,且 12 个导联整体间不是相互独立的。其中,肢体导联Ⅰ、Ⅱ、Ⅲ和加压导联 aVR、aVL 和 aVF 之间的关系可以描述如下:

$$
\begin{cases}
S_{\text{Ⅲ}} = S_{\text{Ⅱ}} - S_{\text{Ⅰ}} \\
S_{\text{aVR}} = -(S_{\text{Ⅰ}} + S_{\text{Ⅱ}})/2 \\
S_{\text{aVL}} = S_{\text{Ⅰ}} - S_{\text{Ⅱ}}/2 \\
S_{\text{aVF}} = S_{\text{Ⅱ}} - S_{\text{Ⅰ}}/2
\end{cases}
\tag{3-89}
$$

式中,$S_{\text{Ⅰ}}$、$S_{\text{Ⅱ}}$ 和 $S_{\text{Ⅲ}}$ 分别表示导联Ⅰ、Ⅱ和Ⅲ的信号值,不同的导联在生物学角度来看是相关联的。因此,将 12 个导联分为不同的组更有益于学习 ECG 的判别式特征。12 导联分组应该最大化组内多样性和组间互补性,那么一组内的导联应该尽可能独立。但是一般很难考虑导联间的隐含相关性用于分类,尤其是当类别数量高达 27 类时。为了解决这个问题,我们提出了一个基于明确关系(如公式(3-90))的随机导联分组策略。

令 $K$ 表示导联组的数量,那么可以分别考虑下面六种情况。

(1) $K=1$ 表示只有 1 个组,该组内包含 12 个导联,实际上是不使用导联分组的一个情况。

(2) $K=2$ 表示分为 2 组,每组包含 6 个导联。每个组应该随机从肢体导联(Ⅰ、Ⅱ、Ⅲ、aVR、aVL 和 aVF)中选 3 个,其他 3 个从胸导(V1~V6)中随机选择。

(3) $K=3$ 表示分为 3 组,每组包含 4 个导联。每组应该包含肢体导联中的 2 个,其他的 2 个从胸导中随机选择。

(4) $K=4$ 表示分为 4 组,每组 3 个导联。其中每组应该从肢体导联中选 1 个或 2 个导联,其他的从胸导中选择。

(5) $K=6$ 表示分为 6 组,每组 2 个导联。每个组应该各包含肢体导联和胸导中的一个导联。

(6) $K=12$ 表示每个导联为一组。

### 3. 多分支网络

本小节提出的多分支网络模型由 $K$ 个相同架构的 BranchNet 构成,每个 BranchNet 独立提取相关导联组的特征。BranchNet 由 4 个跳跃连接的卷积层和 2 个双向 LSTM(BiL-STM)层构成,两个 BiLSTM 层中间包含一个空间注意力块。BranchNet 的结构总结如表 3-43 所示。

表 3-43　BranchNet 的架构展示

| 网络层名 | 超参数 | 输出尺寸 |
|---|---|---|
| 输入层 | — | $15\,000 \times 12/K$ |
| CNN 块 | #滤波器数量=$\lfloor 256/K \rfloor$<br>滤波器大小=15<br>步长=2<br>池化大小=3 | $2500 \times \lfloor 256/K \rfloor$ |
| CNN 块 | #滤波器数量=$\lfloor 128/K \rfloor$<br>滤波器大小=15<br>步长=2<br>池化大小=3 | $416 \times \lfloor 128/K \rfloor$ |
| BiLSTM | 单元数=32 | $416 \times 64$ |

续表

| 网 络 层 名 | 超 参 数 | 输 出 尺 寸 |
|---|---|---|
| 空间注意力模块 | ♯滤波器数量＝1<br>滤波器大小＝7 | 416×64 |
| BiLSTM | 单元数＝16 | 416×32 |

（1）CNN 块

卷积神经网络提取 ECG 信号中抽象有效的特征，正如图 3-85 所示，BranchNet 中包含 2 个 CNN 块，每个 CNN 块包含 2 个卷积层和一个最大池化层。在 CNN 块中第二个卷积层通过跳跃连接跳过，每个卷积层的输出均使用批归一化进行缩放来减少内部协变量偏移，随后利用整流线性单元（ReLU），即激活函数 $f(x)=\max(0,x)$。为了避免模型过拟合问题，我们在最大池化层后面加了一个 dropout 层，将 CNN 块的输出标记为 $F_{Res}$。实验中设置卷积核的大小为 15，最大池化层的池化大小为 3，这些都是根据经验选取的。除此之外，卷积核的数量设置为 256/K，2 个卷积块后卷积核数量降低为 128/K。这里，表示组的数量的 K 与卷积核的数量成反比关系。

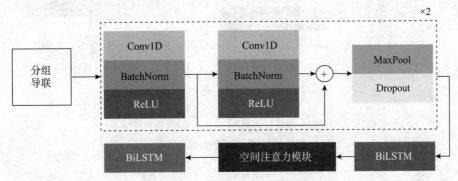

图 3-85　BranchNet 的模型框架

（2）双向 LSTM

CNN 块的输出作为双向 LSTM 的输入来学习更高级的特征。LSTM 是 RNN 的变体。正如图 3-86 所示，BiLSTM 层包含了一个前向 LSTM 层和一个后向 LSTM 层，在两个方向读取特征图。我们所提出的方法使用了两个 BiLSTM 层，隐藏层的单元数分别设置为 32 和 16。由于两个内部的 LSTM 层是拼接的，最终 BiLSTM 的输出维度分别为 64 和 32。

（3）空间注意力机制

本小节提出了一个空间注意力机制，该机制利用全局平均池化（GAP）、全局最大池化（GMP）和卷积层来挖掘重要的特征。正如图 3-87 所示，首先，将第一个 BiLSTM 层的输出分别作为 GAP 和 GMP 的输入，并对两个输出进行拼接，拼接后的特征标记为 $F_{avgmax}$，其次，特征 $F_{avgmax}$ 通过卷积层获得空间注意力权重，最后，利用 Sigmoid 激活函数将权重转化为 [0,1] 之间的空间注意力权重。通过空间注意力机制提取的有用信息可以用来改善模型的整体性能。

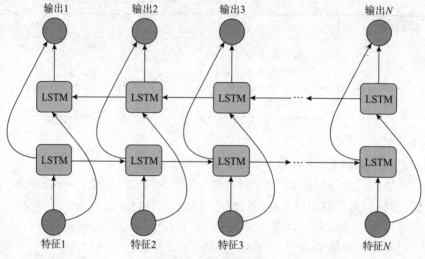

图 3-86  BiLSTM 结构

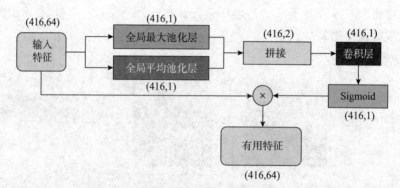

图 3-87  空间注意力机制架构

**4. 特征融合**

为了集成具有互补性的组间信息来提供更具鲁棒性的模型,我们通过在通道维拼接了多个分支提取的特征来融合多种特征,融合后的特征作为一个 GMP 层的输入来获得一个416 维的特征 $F_b$,则

$$F_b = \mathrm{GMP}(\mathrm{Cat}(F_{b1}, F_{b2}, \cdots, F_{bK})) \tag{3-90}$$

式中,Cat 表示矩阵拼接操作。

另外,年龄和性别信息对于心脏疾病分类也是非常重要的。模型设置中,我们将年龄和性别信息作为全连接层(神经元个数为 8)的输入来生成一个 8 维的向量 $F_{ga}$。通过拼接 $F_{ga}$ 和 $F_b$ 获得一个 424 维的向量,然后将其输入到另一个全连接层(神经元个数为 $c$)后用 Sigmoid 激活函数来生成 ECG 记录的概率输出 $p = (p_1, \cdots, p_c)$。这里 $c$ 表示类别数量,$p_i$,$i \in \{1, 2, \cdots, c\}$ 是一个范围在 $[0, 1]$ 之间的实数。

最后,使用固定的阈值 $\theta$ 来生成最终多标签预测结果 $\hat{y} = (\hat{y}_1, \cdots, \hat{y}_c)$

$$\hat{y}_j = \begin{cases} 1, & if \quad p_j \geqslant \theta \\ 0, & otherwise \end{cases} \tag{3-91}$$

5. 损失函数

大多数 ECG 数据集都存在类别不平衡的问题,通常情况正常 ECG 信号的占比过大,其他异常的 ECG 占比很小。例如,在 CinC 2020 数据集中,正常类 ECG 超过 20 000 个,而 AFL、Brady、LPR、PR 和 RAD 类别的数量都少于 500 个(表 3-42)。

本小节基于 Focal Loss 提出了一个扩展的损失函数重定义策略来解决数据不平衡问题。损失函数定义如下:

$$\text{Loss}(p,y) = \Sigma_j \omega_j \text{FL}(p_j, y_j)$$

$$= \Sigma_j \frac{\max\limits_k n_k}{n_j} \left[ -\alpha(1-p_j^t)^\gamma \log(p_j^t) \right]$$

$$= -\alpha \max\limits_k n_k \Sigma_j \frac{(1-p_j^t)^\gamma \log(p_j^t)}{n_j} \tag{3-92}$$

式中,$\omega_j$ 表示第 $j$ 个类别的权重;$n_j$ 表示第 $j$ 个类别的样本数量;FL 表示 Focal Loss 函数;权重因子 $0 \leqslant \alpha \leqslant 1$ 用来平衡正/负类样本的重要度;$p_j$ 表示第 $j$ 个类别的预估概率,那么概率 $p_j^t$ 可以表示为

$$p_j^t = \begin{cases} p_j, & if \quad \hat{y}_j = 1 \\ 1-p_j, & otherwise \end{cases} \tag{3-93}$$

调节因子 $(1-p_j^t)^\gamma$ 用于调制参数 $\gamma \geqslant 0$。这里 $\gamma$ 用于平滑调整简单样本被降低权重的速率。通过公式(3-93)的定义,模型将更关注于少样本类别。

## 3.8.3 实验设计

1. 实验设置

从 CinC 2020 数据集中随机选择 30 000 条 ECG 记录作为训练集,8241 条作为测试集。为了确保训练集和测试集中属于同一个患者的 ECG 记录没有重叠,我们从测试集中移除了 991 条记录。实验中,从训练集中随机选择 10% 的 ECG 记录作为验证集。另外,在实验中将三个没有明显医学差异的相似的类别 PAC 和 SVPB、PVC 和 VPB 以及 CRBBB 和 RBBB 进行了合并。

实验中设置优化器为 Adam 优化器,epoch 设置为 100,批量大小为 32,初始的学习率设置为 0.01,一旦超过 8 个 epoch 验证集的损失不再下降,学习率按照 10 的倍数递减。超参数是根据模型在验证集上的性能表现按照经验决定的,其中权重因子 $\alpha$ 设置为 0.5,平衡因子 $\gamma$ 设置为 1.0,阈值 $\theta$ 设置为 0.45。每个实验重复 5 次取平均均为最终的分类精度。

2. 性能评估

真实环境下的单个 ECG 记录,尤其是异常 ECG,通常会对应多个诊断类别(即属于多标签任务)。因此,这部分我们介绍几个多标签分类的特定指标,包括三个基于样本的指标以及三个基于标签的指标。

对于给定的包含 $N$ 个样本的测试集 $\{(x^i, y^i) \mid 1 \leqslant i \leqslant N\}$,让 $p^i$ 和 $\hat{y}_i$ 分别表示第 $i$ 个样本的预测概率和多标签预测结果。那么,对于第 $i$ 个样本,我们根据预测概率计算有序的类别索引,索引可以表示为 $(j_1^i, \cdots, y_c^i)$,其中 $p_{j_1}^i \geqslant \cdots \geqslant p_{j_c}^i$。这些指标描述如下。

（1）基于样本的指标

用于评估每个测试样本的分类性能，返回在整个测试集上的均值。

① 精度（Acc）：分类正确的样本比例，则

$$\frac{1}{N}\sum_{i=1}^{N}\prod_{j=1}^{c}\left[\hat{y}_j^i = y_j^i\right] \tag{3-94}$$

式中，$[\cdot]$ 表示如果预测正确，则返回 1；否则返回 0。$\hat{y}_j^i$ 和 $y_j^i$ 分别表示第 $i$ 个样本属于第 $j$ 类样本的预测值和真实值。

② One-Error（OE）：预测排序靠前的不正确的样本比例，则

$$\frac{1}{N}\sum_{i=1}^{N}y_{j_1^i}^i \tag{3-95}$$

式中，$j_1^i$ 表示最大预测概率对应的类别索引，这个指标变动范围是 0 到 1，OE 越低表示结果越好。

③ Coverage（Cove）：覆盖所有真实标签所需的平均预测数，按预测概率排序，则

$$\frac{1}{N}\sum_{i=1}^{N}\left(\arg\max_r y_{j_r^i}^i - 1\right) \tag{3-96}$$

这个值越低表示分类器性能越好。

（2）基于标签的指标

用于评估在每个标签类别上的分类性能，输出的是在所有类别标签上的加权值。$TP_j$、$FP_j$、$TN_j$ 和 $FN_j$ 表示第 $j$ 个类别真阳例、假阳例、真阴例和假阴例的数量，其中标签包含第 $j$ 类的样本为正样本，标签不包含第 $j$ 类的样本为负样本。那么第 $j$ 个类别的阳性预测值（$PPV_j$）、真阳性率（$TPR_j$）和假阳性率（$FPR_j$）计算公式如下：

$$\begin{cases} PPV_j = \dfrac{TP_j}{TP_j + FP_j} \\[2mm] TPR_j = \dfrac{TP_j}{TP_j + FN_j} \\[2mm] FPR_j = \dfrac{FP_j}{FP_j + TN_j} \end{cases} \tag{3-97}$$

通过从 0 到 1 调整阈值 $\theta$ 来获得一系列的 PPV、TPR 和 FPR，然后计算受试者操作特征曲线面积（AUROC）和 PR 曲线面积（AUPRC）。

① $F_1$ 分数：PPV 和 TPR 的调和平均，这个值的变化范围是 $[0,1]$，则

$$\frac{1}{c}\sum_{j=1}^{c}\omega_j \frac{2 \cdot PPV_j \cdot TPR_j}{PPV_j + TPR_j} \tag{3-98}$$

② AUROC：TPR 和 FPR 曲线间的面积，则

$$\frac{1}{c}\sum_{j=1}^{c}\omega_j AUROC_j \tag{3-99}$$

③ AUPRC：PPV（或者 precision）和 TPR（也称 recall）构成的曲线面积。同 AUROC 相比，当负例样本的数量大于正例样本数量时，AUPRC 可以更有效地衡量性能，则

$$\frac{1}{c}\sum_{j=1}^{c}\omega_j AUPRC_j \tag{3-100}$$

式中，权重 $\omega_j$ 表示第 $j$ 个类别的数量与所有类别数量的占比。

### 3.8.4　实验结果与分析

#### 1. CinC 2020 数据集上结果分析

图 3-88 展示了不同分类方法在 CinC 2020 数据集上的分类性能,其中 S12L-ECG、DL-ECG 和 BUTTEAM 这三个是对比方法。结果表明我们所提出的方法在多个指标上都是优于 S12L-ECG、DL-ECG 和 BUTTEAM 方法的。更详细地说,同 S12L-ECG 相比,本小节提出的方法在 AUROC、AUPRC 和 $F_1$ 分数上的精度提升分别是 2.64%、7.07% 和 10.02%;同 DL-ECG 方法相比,我们提出的方法在 AUROC、AUPRC 和 $F_1$ 分数上的精度提升分别是 1.89%、5.72% 和 6.42%;同 BUTTEAM 方法相比,在 AUROC、AUPRC 和 $F_1$ 分数上的精度提升分别是 0.23%、1.56% 和 4.15%。而且,本小节方法可获得更低的 OE 和 Cove 值,其中 Cove 下降约 6%~24%。

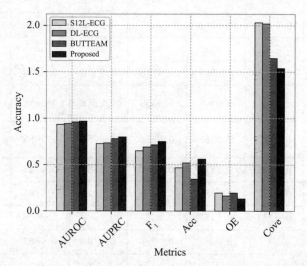

**图 3-88　多标签 ECG 分类方法在 CinC 2020 测试集上的分类性能**

在表 3-44 中,我们列出了各个类别的分类结果,可以看出本小节提出方法的 AUROC 和 $F_1$ 值基本上是最高的。特别地,类别 AF、CRBBB(RBBB)、LBBB、PR、SB 和 STach 的 $F_1$ 值都超过了 0.8。同样也可以观察到,有些类别的 $F_1$ 值是低于 0.5 的,比如 LQRSV、LPR、NSIVCB、QAb 和 TInv,$F_1$ 值偏低主要是因为这些类别在训练集中样本数比较少。通过观察表 3-44,可以发现本节提出的方法对具有重要临床意义的异常 ECG 能产生更高的 AUROC(大于 0.98),例如,Brady、CRBBB(RBBB)、LAnFB、LBBB、LPR、RAD、SB 和 STach。

**表 3-44　CinC 2020 测试集上四种模型生成的 AUROC 值和 $F_1$ 值**

| 评估指标<br>类别 | AUROC | | | | $F_1$ | | | |
|---|---|---|---|---|---|---|---|---|
| | S12L-ECG | DL-ECG | BUTTEAM | Proposed | S12L-ECG | DL-ECG | BUTTEAM | Proposed |
| IAVB | 0.9709 | 0.9626 | 0.9743 | 0.9760 | 0.6361 | 0.7345 | 0.6255 | 0.7537 |
| AF | 0.9768 | 0.9803 | 0.9824 | 0.9794 | 0.8384 | 0.8878 | 0.8588 | 0.8907 |

| 评估指标类别 | AUROC | | | | F₁ | | | |
|---|---|---|---|---|---|---|---|---|
| | S12L-ECG | DL-ECG | BUTTEAM | Proposed | S12L-ECG | DL-ECG | BUTTEAM | Proposed |
| AFL | 0.9571 | 0.9565 | 0.9602 | 0.9548 | 0.4021 | 0.4148 | 0.4809 | 0.4648 |
| Brady | 0.9755 | 0.9697 | 0.9869 | 0.9834 | 0.0943 | 0.4518 | 0.4231 | 0.5644 |
| CRBBB (RBBB) | 0.9862 | 0.9871 | 0.9884 | 0.9891 | 0.8183 | 0.8598 | 0.8142 | 0.8693 |
| IRBBB | 0.9375 | 0.9218 | 0.9505 | 0.9412 | 0.4015 | 0.4485 | 0.4750 | 0.5521 |
| LAnFB | 0.9769 | 0.9765 | 0.9791 | 0.9849 | 0.6240 | 0.6905 | 0.6290 | 0.7100 |
| LAD | 0.9495 | 0.9491 | 0.9486 | 0.9622 | 0.6969 | 0.7177 | 0.6848 | 0.7263 |
| LBBB | 0.9872 | 0.9770 | 0.9870 | 0.9929 | 0.7976 | 0.7389 | 0.7337 | 0.8495 |
| LQRSV | 0.9265 | 0.7986 | 0.9541 | 0.9441 | 0.2546 | 0.0000 | 0.3694 | 0.3618 |
| NSIVCB | 0.8031 | 0.7702 | 0.8332 | 0.8334 | 0.1004 | 0.2221 | 0.1510 | |
| PR | 0.9618 | 0.9443 | 0.9686 | 0.9738 | 0.7436 | 0.5228 | 0.7316 | 0.8493 |
| PAC (SVPB) | 0.8193 | 0.8851 | 0.9468 | 0.9358 | 0.1888 | 0.3451 | 0.5643 | 0.6481 |
| PVC (VPB) | 0.9038 | 0.9217 | 0.9468 | 0.9652 | 0.4288 | 0.5088 | 0.5424 | 0.7017 |
| LPR | 0.9628 | 0.9708 | 0.9848 | 0.9844 | 0.1585 | 0.1721 | 0.4145 | 0.4167 |
| LQT | 0.9157 | 0.9151 | 0.9438 | 0.9434 | 0.4029 | 0.4165 | 0.4762 | 0.5414 |
| QAb | 0.7936 | 0.7953 | 0.8757 | 0.8387 | 0.0907 | 0.0000 | 0.2441 | 0.1603 |
| RAD | 0.9801 | 0.9215 | 0.9833 | 0.9886 | 0.3198 | 0.0606 | 0.4385 | 0.5192 |
| SA | 0.7202 | 0.8465 | 0.9123 | 0.9378 | 0.003 | 0.1671 | 0.4663 | 0.5248 |
| SB | 0.9775 | 0.9737 | 0.9793 | 0.9826 | 0.7081 | 0.7954 | 0.6695 | 0.8130 |
| NSR | 0.9535 | 0.9686 | 0.9751 | 0.9797 | 0.8886 | 0.9176 | 0.9213 | 0.9335 |
| STach | 0.985 | 0.9838 | 0.9844 | 0.9860 | 0.7947 | 0.8360 | 0.7191 | 0.8321 |
| TAb | 0.8598 | 0.8694 | 0.8956 | 0.8941 | 0.3835 | 0.4434 | 0.5440 | 0.5496 |
| TInv | 0.8150 | 0.8197 | 0.8560 | 0.8607 | 0.0681 | 0.0000 | 0.2090 | 0.0806 |
| 加权平均 | 0.9335 | 0.9410 | 0.9575 | 0.9599 | 0.6488 | 0.6848 | 0.7075 | 0.7490 |

**2. SPH 数据集上结果分析**

为了评估本小节所提出方法和其他 3 个对比方法的泛化性能,我们用 CinC 2020 训练集训练的模型直接对 SPH 数据集的 ECG 记录进行分类。如图 3-89 所示,本小节所提出方法在各个指标上的性能都是最佳的,所提出的模型获得的平均类别加权的 AUROC 是 0.9531,F₁ 分数上提升 5.34%～17.23%,并且在 Cove 上也有明显的降低。这个结果表明我们的方法相比其他方法来说,泛化性能更好。表 3-45 中列出了每个类别的精度信息,可以看出本小节所提出的方法在大多数类别上展示了最佳性能,比如 AF、LBBB、NSR、STach 和 PVC。

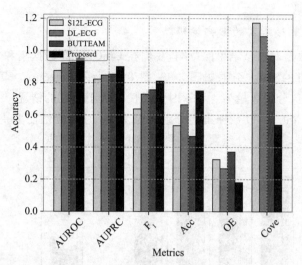

**图 3-89　多标签 ECG 分类方法在 SPH 测试集上的分类性能**

**表 3-45　SPH 测试集上四种模型生成的 AUROC 值和 F₁ 值**

| 评估指标类别 | AUROC | | | | F₁ | | | |
|---|---|---|---|---|---|---|---|---|
| | S12L-ECG | DL-ECG | BUTTEAM | Proposed | S12L-ECG | DL-ECG | BUTTEAM | Proposed |
| IAVB | 0.9793 | 0.9735 | 0.9764 | 0.9737 | 0.0028 | 0.0035 | 0.0016 | 0.0058 |
| AF | 0.9974 | 0.9948 | 0.9961 | 0.9957 | 0.8652 | 0.8983 | 0.7892 | 0.9081 |
| AFL | 0.9880 | 0.9844 | 0.9862 | 0.9880 | 0.2833 | 0.2667 | 0.2792 | 0.4104 |
| CRBBB（RBBB） | 0.9893 | 0.9889 | 0.9891 | 0.9958 | 0.5959 | 0.5627 | 0.3114 | 0.6755 |
| IRBBB | 0.9546 | 0.8986 | 0.9266 | 0.9653 | 0.1047 | 0.0342 | 0.2636 | 0.0568 |
| LAnFB | 0.9859 | 0.9641 | 0.9750 | 0.9799 | 0.2490 | 0.1820 | 0.3008 | 0.1996 |
| LAD | 0.9580 | 0.9279 | 0.9429 | 0.9640 | 0.2135 | 0.2443 | 0.3267 | 0.2533 |
| LBBB | 0.9989 | 0.9945 | 0.9967 | 0.9998 | 0.9175 | 0.8334 | 0.4070 | 0.9591 |
| LQRSV | 0.9128 | 0.5594 | 0.7361 | 0.8603 | 0.0432 | 0.0000 | 0.1462 | 0.1018 |
| PR | 0.9164 | 0.7863 | 0.8514 | 0.8988 | 0.0000 | 0.0000 | 0.0667 | 0.0714 |
| PAC（SVPB） | 0.8258 | 0.9309 | 0.8784 | 0.9882 | 0.1482 | 0.2537 | 0.3715 | 0.5790 |
| PVC（VPB） | 0.8098 | 0.9198 | 0.8648 | 0.9913 | 0.2876 | 0.5222 | 0.5444 | 0.7798 |
| LPR | 0.9476 | 0.6582 | 0.8029 | 0.9377 | 0.0000 | 0.0000 | 0.0000 | 0.0000 |
| LQT | 0.9127 | 0.8813 | 0.8970 | 0.8334 | 0.0669 | 0.1335 | 0.0552 | 0.1838 |
| QAb | 0.7827 | 0.4577 | 0.6202 | 0.7994 | 0.0000 | 0.0000 | 0.0000 | 0.0000 |
| RAD | 0.9661 | 0.8341 | 0.9001 | 0.9703 | 0.1205 | 0.0043 | 0.2495 | 0.1509 |
| SA | 0.6292 | 0.6979 | 0.6635 | 0.8879 | 0.0014 | 0.0156 | 0.3591 | 0.3873 |
| SB | 0.9868 | 0.9638 | 0.9753 | 0.9805 | 0.3173 | 0.4258 | 0.6641 | 0.6156 |
| NSR | 0.8529 | 0.9224 | 0.8877 | 0.9451 | 0.7706 | 0.8837 | 0.8629 | 0.9218 |
| STach | 0.9942 | 0.9851 | 0.9896 | 0.9948 | 0.7926 | 0.8367 | 0.8179 | 0.8398 |
| TInv | 0.9185 | 0.8348 | 0.8767 | 0.7966 | 0.0832 | 0.0000 | 0.0223 | 0.0000 |
| 加权平均 | 0.8746 | 0.9215 | 0.8980 | 0.9531 | 0.6379 | 0.7315 | 0.7568 | 0.8102 |

3. 导联分组数量对结果的影响分析

为了评估分组数量对模型结果的影响,我们在 CinC 2020 数据集和 SPH 数据集上执行了多个不同分组数量的实验,结果如图 3-90、图 3-91 所示。group-1 表示无导联分组的实验。从图中可以看出,分组数量为 4 和 6 时分类性能优于其他的情况,尽管有些优势可能不是很明显。虽然在 CinC 2020 数据集上分组数量为 12 时实验性能要更优,但在 SPH 数据集上泛化能力要偏弱。因此,分组数量为 4 和 6 时更有益于 ECG 分类。

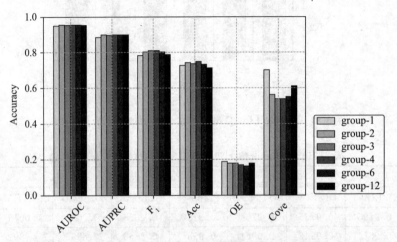

图 3-90　CinC 2020 数据集上不同分组的分类性能

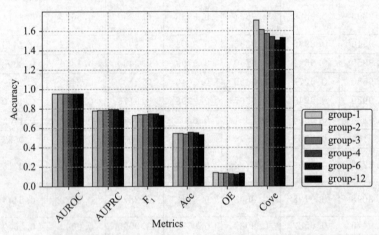

图 3-91　SPH 数据集上不同分组的分类性能

4. 导联分组策略对结果的影响分析

为了说明导联分组策略的有效性,我们将该策略应用到 S12L-ECG 和 DL-ECG 方法上,其中,S12L-ECG 和 DL-ECG 模型架构可认为是图 3-87 中的 BranchNet。我们设置分组数量为 4 和 6。表 3-46 展示了这两个方法在 CinC 2020 数据集上的评估结果,同单分支的 S12L-ECG(即原始的 S12L-ECG)相比,基于导联分组的多分支 S12L-ECG 方法在多个指标上获得了明显的改善,同样的趋势也可以在 DL-ECG 方法上看到。这种改善说明了导联分组策略可以作为一种通用的技术来增强 ECG 分类的性能。表 3-47 展示了 SPH 数据集上使用或不使用导联分组策略的分类结果,可以看出对于 S12L-ECG 方法,导联分组策略在 6 个指标上均有改善,尤其是 $F_1$ 值和 Acc 值提升达到 6%～11%;对于 DL-ECG 方法,在 $F_1$ 分数和 Acc 值上有 1% 的下降,但在其他指标上提升明显。因此,S12L-ECG 的性能是弱于 DL-ECG 的,但 S12L-4g 的性能却是高于 DL-4g 的。这个结果表明提出的导联分组策略可以改善 ECG 分类效果,改善的程度取决于网络架构 BranchNet。

表 3-46　CinC 2020 数据集上使用/不使用导联分组策略的结果对比

| 方　法 | AUROC | AUPRC | $F_1$ | Acc | OE | Cove |
|---|---|---|---|---|---|---|
| S12L | 0.9335 | 0.7213 | 0.6488 | 0.4644 | 0.1930 | 2.0243 |
| S12L-4g | 0.9417 | 0.7399 | 0.6683 | 0.4874 | 0.1762 | 1.8549 |
| S12L-6g | 0.9445 | 0.7449 | 0.6778 | 0.4967 | 0.1684 | 1.7822 |
| DL | 0.9410 | 0.7348 | 0.6848 | 0.5132 | 0.1621 | 2.0148 |
| DL-4g | 0.9417 | 0.7421 | 0.6913 | 0.5235 | 0.1578 | 1.9153 |
| DL-6g | 0.9423 | 0.7433 | 0.6871 | 0.5255 | 0.1570 | 1.8824 |

表 3-47　SPH 数据集上使用/不使用导联分组策略的结果对比

| 方　法 | AUROC | AUPRC | $F_1$ | Acc | OE | Cove |
|---|---|---|---|---|---|---|
| S12L | 0.8746 | 0.8218 | 0.6379 | 0.5319 | 0.3235 | 1.1705 |
| S12L-4g | 0.9132 | 0.8528 | 0.7207 | 0.6457 | 0.2365 | 0.8445 |
| S12L-6g | 0.9105 | 0.8539 | 0.6936 | 0.6044 | 0.2370 | 0.7679 |
| DL | 0.9215 | 0.8466 | 0.7315 | 0.6629 | 0.2699 | 1.0868 |
| DL-4g | 0.9288 | 0.8579 | 0.7289 | 0.6591 | 0.2684 | 1.0616 |
| DL-6g | 0.9253 | 0.8605 | 0.7191 | 0.6604 | 0.2631 | 0.9476 |

正如表 3-46 和表 3-47 所示,使用了导联分组后的 S12L-ECG 和 DL-ECG 的最好的分类结果也是不如我们提出的方法,这也说明了我们提出的 BranchNet 的有效性。为了进一步说明我们提出 BranchNet 的优势,以 ResNet18 作为 BranchNet 的架构进行了多个实验,结果如表 3-48 和表 3-49 所示,可以很清楚地发现本小节提出的分支网络架构比 ResNet18 的优势要更大。

表 3-48　CinC 2020 数据集上不同 BranchNet 的结果对比

| 方　法 | AUROC | AUPRC | $F_1$ | Acc | OE | Cove |
|---|---|---|---|---|---|---|
| Proposed | 0.9599 | 0.7920 | 0.7490 | 0.5537 | 0.1282 | 1.5354 |
| ResNet18 | 0.9514 | 0.7602 | 0.7147 | 0.5121 | 0.1502 | 1.6739 |

表 3-49　SPH 数据集上不同 BranchNet 的结果对比

| 方　法 | AUROC | AUPRC | $F_1$ | Acc | OE | Cove |
|---|---|---|---|---|---|---|
| Proposed | 0.9531 | 0.8975 | 0.8102 | 0.7484 | 0.1791 | 0.5392 |
| ResNet18 | 0.9348 | 0.8519 | 0.7644 | 0.6682 | 0.2973 | 0.6935 |

5. 模型参数和计算量分析

本小节所提出方法的模型参数和计算量依赖于 BranchNet 的参数,这个主要是由初始的卷积核数量 256/K 决定的。如果将 12 导联分为 K 组,每个 BranchNet 的输入就有 12/K 个导联,在开始时每个 BranchNet 有 256/K 个滤波器。如果将 256 减小到 128 或者 64,则可以获得轻量级的模型。图 3-92 绘制了模型精度和计算量之间的关系,这个结果说明在不考虑分组数量的前提下,使用滤波器数量越大,模型性能越好,模型在使用 256 个滤波器时分类结果最佳,且 $K=4$ 和 $K=6$ 时分类性能差不多。在这种情况下,虽然所提出方法的浮点运算(FLOPs)与其他方法相当,但模型参数的数量要少得多。因此,这个实验证明了导联分组不仅可以有效降低模型参数和计算成本,同时也能取得良好的分类效果。

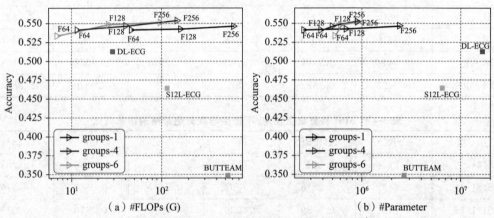

图 3-92  不同方法下精度与(a)FLOPs 和(b)参数量之间的关系

注:F64/F128/F256 表示卷积滤波器的数量。

### 3.8.5  小结

本节提出了一个基于导联分组的多分支网络的 12 导联 ECG 多标签分类方法,该方法通过简单有效的导联分组策略将领域知识结合到 ECG 分类模型中,随后利用包含 CNN 和 LSTM 的多分支网络提取各分支的空间和时域 ECG 特征,并利用空间注意力机制改善重要特征的权重。此外,提出了一个加权的损失函数弱化了数据中存在的类别不平衡问题。通过两个大规模的真实 ECG 数据进行方法评估,本节所提出的方法在使用更少的参数和计算量的前提下获得了比现有方法更好的结果,进一步说明了本节提出方法以及导联分组策略的有效性。但是,对于数量较少的那些类别,分类性能依然较差。之后,我们将致力于改善权重损失函数和研发更加合理的 12 导联心电数据增强技术,进一步挖掘疾病与 ECG 导联之间的关联性。

# 第 4 章

# 心电数据库的构建

## 4.1　数据库构建的背景与意义

传统的心电图解读分析依赖医生的经验和知识。这种方法虽然有效,但存在主观性强、效率低下的问题。随着人工智能尤其是深度学习技术的发展,借助数据驱动的方法对心电图进行自动化解读的潜力逐渐显现,这不仅可以提高诊断的准确性和效率,还可以为医疗资源有限的地区提供有力的支持。

然而,上述研究主要依赖于高质量的心电标记样本进行有监督的表征学习。目前,公开的心电数据主要包括几十年来发布的 MIT-BIH 心律失常数据集、INCART 数据集、QT 数据集等,这些数据集通常只包含少量心电记录,并且大多数只涵盖一到两个导联。它们的标注主要集中在心跳级别,不适合用于整个心电图的分类和诊断。近年来,出现了一些较大规模的公开十二导联心电数据库,如 PTB-XL 数据集和绍兴人民医院数据集,这些数据集分别包含了 21 837 条和 10 646 条心电记录。这些新的数据集在 PhysioNet/CinC 2020 心电分类竞赛中得到了整合,用于训练和测试十二导联心电分类模型,极大地推动了心电分类技术的发展。

尽管这些数据为心电智能诊断算法的研究和开发提供了扎实基础,但数据库的规模、多样性以及标注的一致性还远不能满足智能心电分析技术的需求。例如,不同数据集和竞赛中心电诊断的标签系统不统一,这种差异阻碍了心电数据的广泛应用,并可能导致方法间的不公平比较或误导。另外心电数据的来源相对有限,难以全面评估心电分类方法的泛化能力,训练出的模型难以适应真实世界的复杂性。此外,心电数据的多样性和标准化问题也是推动心电数据库建设的关键。由于不同机构可能采用不同的标注标准,同一心脏病状在不同数据库中可能有不同的标签,这对数据的整合和算法的普适性造成了障碍。因此,构建一个大规模、多中心、具有统一标准化诊断术语的心电数据库显得尤为重要。

总的来说,构建心电数据库的意义在于:①通过提供大量多样化和精准标注的心电数据,支持和促进深度学习等技术在心电图分析中的应用,从而提高心电诊断的准确性和效率;②通过标准化数据标注,促进数据的共享和算法的通用性,加速心电分析技术的临床转化;③帮助医疗资源匮乏地区提高心脏病诊断能力,缩小健康差距。这些都将对心血管疾病的预防、诊断和治疗产生深远的影响。

## 4.2　数据库的构建步骤

本节以 SPH(山东省立医院)数据库为例介绍心电数据库的构建步骤。整个过程可以分为数据获取和数据处理两部分。

对于原始心电数据的获取,首先,要经过医院伦理委员会的审查和批准。SPH 数据库中的原始心电记录均在 2019/08—2020/08,是由 MedEx MECG-200 采集的,其中模拟信号转换到数字信号的分辨率是 24 位。最终获取的心电记录的采样率为 500Hz,采用 16bit 精度,同时滤除了由电力线干扰、基线漂移、肌肉收缩等引起的噪声。其次,滤波之后的心电记录需要由心电图室对应的医生进行检查和诊断。所有的医生均具有 3 年以上的临床经验。另外,机器配备的心电图分析系统会自动计算若干特征供医生参考,具体包括以下九种:心率、P 波长度、P-R 间期、QRS 长度、QT 间期、QTc 间期、QRS 电轴、V5 导联的 R 波振幅和 V1 导联的 S 波振幅。对于异常心电图,这些计算得到的特征可能不够准确。总之,医生会给出每条心电记录最终的诊断意见。最终,长度在 10~60s,患者年龄在 18 岁以上的心电记录以及该记录的元信息(包括采集日期、患者编号、患者年龄和性别、诊断意见)从医院数据库中被导出并进行下一步处理。

由于心电记录已经经过基本的滤波处理,绝大多数记录的信号质量都可以接受,因此不再进行额外的降噪处理。其他的数据处理步骤主要包括患者信息的匿名化和诊断意见的标准化。首先,患者和心电记录的编号需要随机生成,同时保证来自同一患者的不同心电记录仍然关联到相同的患者编号。其次,记录的采集日期也进行了随机偏移,其中,来自同一患者的不同心电记录仍然保持采集日期的时间先后顺序不变。

相对于信号处理,诊断意见的标准化更为复杂,也更为关键。最主要的问题是以下两个。首先,医生在给出诊断意见时,往往是以配套的心电图管理系统所列的分类体系为基础,根据自己的经验和知识储备选择适当的术语。然而,就心电图的诊断分类标准而言,目前并没有相应的国家标准或者行业标准,能参考的主要是各类指南、专家共识、教科书等。不同的指南和共识之间存在差异,同时,随着医学的不断发展和进步,这些指南本身也会更新,因此来自不同厂商的各种设备之间的心电分类体系并不完全一致。为了避免模糊的、过时的或具有歧义的术语,需要选择一个精确的、符合临床要求的标准化的心电诊断术语体系,并将已有诊断意见转换到该标准下。其次,为了尽可能准确地描述心电记录的类型,心电记录的诊断意见很多时候需要人工输入,例如一些修饰性术语等,这对于异常心电图而言十分常见。结果,由于各种各样的修饰性词语、标点的不规范使用以及输入错误,很大一部分诊断意见并不能直接对应地转换到标准的诊断术语上。

针对上述问题,我们首先确定了 AHA/ACC/HRS 推荐的心电诊断术语作为 SPH 数据库的标准分类体系。根据之前的介绍,目前常见的心电数据库或者没有指定明确的分类标准,或者采用了 SCP-ECG、SNOMED-CT 等主要是为医疗信息交换、存储等需要而设计的标准,而 AHA 标准是专门为了心电图解译的标准化而提出的。它的主要设计目标是只列出有临床意义的诊断术语,同时排除掉不必要的、重复的以及模糊的术语。该标准包括分布在 14 个大类中的 117 个首要诊断术语、28 个次要诊断术语、47 个修饰性术语和 7 个比较性术语,以及几十条术语搭配规则。从数量上来看,该标准无疑是十分简洁的,同时通过术语分级和搭配规则,又能够实现极为复杂的表达能力。例如,在某个常见的心电三级分类体系中,房早、室早属于二级类,房早下面包括了偶发房性早搏、频发房性早搏、房早伴差传、房早二联律、房早三联律等三级类,而室早下面包括了偶发室性早搏、频发室性早搏、室早伴差传、室早二联律、室早三联律等三级类。其中每个三级类都拥有唯一编号,作为一个单独的诊断术语而存在。而在 AHA 标准中,上述三级类是由首要诊断术语和修饰性词汇搭配起来表达的。房性早搏和室性早搏属于首要诊断术语,而"偶然""经常""差异性传导""二联律""三联律"等仅在修饰性词汇。可以看出,AHA 标准用更少的术语更加精准地表达了不同心电类别的共性和差异。自 2007 年发布以来,该标准在世界范围内已经得到了十分广泛的应用,在国内也成为心电图诊断术语规范化中国专家共识的基础。

我们通过以下步骤对心电记录的标签进行复查和转换。

(1) 由一位有经验的医生对全部原始诊断意见进行了复查,对其中有问题的意见进行更正。同时,如果有质量较差的心电图则将该记录排除出去。

(2) 人工清理诊断意见中不一致的术语使用以及标点使用。

(3) 建立一系列从中文诊断术语到 AHA 标准的转换规则,每条中文诊断意见对应一条或多条 AHA 诊断术语。由于存在一些模糊的、没有临床意义的诊断意见,这些规则并没有尝试覆盖所有的原始诊断意见。

(4) 将上述转换规则应用于所有心电记录,同时排除无法转换的心电记录。

经过上述步骤,最终我们获得了 25 770 条具有标准化诊断意见的 12 导联心电记录。

## 4.3 数据库概况

本节对 SPH 数据库进行简要介绍。该数据库包括心电记录、心电记录的元信息和诊断术语词典(图 4-1),可以在线访问和下载。每一条心电记录作为 $12 \times L$ 的二维数组以 HDF5 格式存储,浮点精度为 16 位,其中 $L$ 为采样点的个数,12 为导联的个数。该文件以对应的编号命名,即 A00001.h5~A25770.h5。采样率为 500Hz。12 个导联的顺序为 Ⅰ、Ⅱ、Ⅲ、aVR、aVL、aVF、V1、V2、V3、V4、V5、V6。

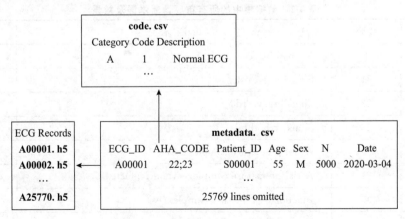

图 4-1 SPH 数据库的文件构成

诊断术语字典(code.csv)描述了该数据库中所使用的 AHA 诊断术语和代码,覆盖了

11 个大类(表 4-1)中的 44 个首要诊断术语(表 4-2),其中,表 4-1 中的类别 A"总述"包括标准心电图、其他正常心电图、异常心电图和无法解释的心电图,类别 B"技术条件"包括肢体导联反接、胸导联位置错误、导联脱落等情况产生的心电图。由于很多原始心电记录在整理过程中被排除,因此该数据集中首要诊断术语的分布是高度不平衡的,不能用于估计实际分布情况。数据库中还包括了 15 个修饰性词汇(表 4-3),这些词汇不能单独用于描述心电记录,必须与首要诊断术语搭配使用。例如,"偶然的"(308)和"经常的"(310)显然需要与其他核心诊断术语搭配使用。

**表 4-1  AHA 诊断术语标准中 14 个大类在数据集中的数量**

| 类　别 | 名　　称 | 数　量 |
|---|---|---|
| A | 总述 | 13 906 |
| B | 技术条件 | 0 |
| C | 窦性心律及心律失常 | 4649 |
| D | 室上性心律失常 | 615 |
| E | 室上性心动过速 | 754 |
| F | 室性心律失常 | 1066 |
| G | 室性心动过速 | 0 |
| H | 房室传导 | 77 |
| I | 心室内及房内传导 | 2199 |
| J | 电轴与电压 | 613 |
| K | 心腔肥厚及扩大 | 229 |
| L | ST 段、T 波、U 波 | 5000 |
| M | 心肌梗死 | 263 |
| N | 起搏器 | 0 |

**表 4-2  数据集中的所有首要诊断术语及数量**

| 类别 | 代码 | 诊断术语 | 数量 |
|---|---|---|---|
| A | 1 | Normal ECG | 13 905 |
| C | 21 | Sinus tachycardia | 725 |
| C | 22 | Sinus bradycardia | 2711 |
| C | 23 | Sinus arrhythmia | 1553 |
| D | 30 | Atrial premature complex(es) | 539 |
| D | 31 | Atrial premature complexes, nonconducted | 4 |
| D | 36 | Junctional premature complex(es) | 64 |
| D | 37 | Junctional escape complex(es) | 20 |
| E | 50 | Atrial fibrillation | 675 |

续表

| 类别 | 代码 | 诊 断 术 语 | 数量 |
|------|------|------------|------|
| E | 51 | Atrial flutter | 99 |
| E | 54 | Junctional tachycardia | 13 |
| F | 60 | Ventricular premature complex(es) | 1067 |
| H | 80 | Short PR interval | 11 |
| H | 81 | AV conduction ratio N:D | 3 |
| H | 82 | Prolonged PR interval | 238 |
| H | 83 | Second-degree AV block, Mobitz type Ⅰ(Wenckebach) | 9 |
| H | 84 | Second-degree AV block, Mobitz type Ⅱ | 3 |
| H | 85 | 2:1 AV block | 35 |
| H | 86 | AV block, varying conduction | 47 |
| H | 87 | AV block, advanced(high-grade) | 3 |
| H | 88 | AV block, complete(third-degree) | 22 |
| I | 101 | Left anterior fascicular block | 154 |
| I | 102 | Left posterior fascicular block | 6 |
| I | 104 | Left bundle-branch block | 84 |
| I | 105 | Incomplete right bundle-branch block | 1259 |
| I | 106 | Right bundle-branch block | 710 |
| I | 108 | Ventricular preexcitation | 27 |
| J | 120 | Right-axis deviation | 161 |
| J | 121 | Left-axis deviation | 138 |
| J | 125 | Low voltage | 322 |
| K | 140 | Left atrial enlargement | 19 |
| K | 142 | Left ventricular hypertrophy | 209 |
| K | 143 | Right ventricular hypertrophy | 6 |
| L | 145 | ST deviation | 1829 |
| L | 146 | ST deviation with T-wave change | 1063 |
| L | 147 | T-wave abnormality | 2218 |
| L | 148 | Prolonged QT interval | 24 |
| L | 152 | TU fusion | 9 |
| L | 153 | ST-T change due to ventricular hypertrophy | 88 |
| L | 155 | Early repolarization | 32 |
| M | 160 | Anterior MI | 52 |

续表

| 类别 | 代码 | 诊断术语 | 数量 |
|---|---|---|---|
| M | 161 | Inferior MI | 120 |
| M | 165 | Anteroseptal MI | 91 |
| M | 166 | Extensive anterior MI | 7 |

表 4-3　数据集中的所有修饰性术语及数量

| 适用范围 | 代码 | 修饰性词汇 | 数量 |
|---|---|---|---|
| 一般修饰语 | 308 | Occasional | 424 |
| 一般交接性修饰 | 310 | Frequent | 402 |
| 心肌梗死 | 330 | Acute | 7 |
| | 331 | Recent | 12 |
| | 332 | Old | 243 |
| 心律失常及快速心律失常 | 340 | Couplets | 14 |
| | 341 | In a bigeminal pattern | 101 |
| | 342 | In a trigeminal pattern | 38 |
| | 346 | With a rapid ventricular response | 210 |
| | 347 | With a slow ventricular response | 6 |
| | 349 | With aberrancy | 16 |
| | 350 | Polymorphic | 3 |
| 复极化异常 | 362 | Depression | 1024 |
| | 363 | Elevation | 37 |
| | 367 | Inversion | 176 |

在元数据文件(metadata.csv)中,每一行代表一条心电记录,从第一列到最后一列分别表示心电记录编号、患者编号、AHA 代码、年龄、性别、记录长度和采集日期(表 4-4)。由于一条心电记录可以具有多个诊断意见,使用分号作为它们之间的分隔符。另外,每条诊断意见由一个首要诊断术语和其他次要诊断术语或者修饰性词汇组成,使用加号连接不同类型的代码(图 4-2)。数据集中,男性和女性的比例分别为 55.36% 和 44.64%。表 4-5 和 表 4-6 分别给出了数据集样本的年龄分布和长度分布。绝大多数样本长度在 10～15s。

表 4-4　心电数据库的元数据

| 字　段 | 类　型 | 描　述 |
|---|---|---|
| ECG_ID | 字符串 | 心电记录的唯一编号 |
| AHA_Code | 字符串 | AHA 诊断术语的代码表示(图 4-2) |
| Patient_ID | 字符串 | 患者的唯一编号 |

| 字　段 | 类　型 | 描　述 |
|---|---|---|
| Age | 整数 | 年龄(18~100) |
| Sex | 字符串 | 性别('M':男,'F':女) |
| N | 整数 | 采样点个数 |
| Date | 字符串 | 采集日期 |

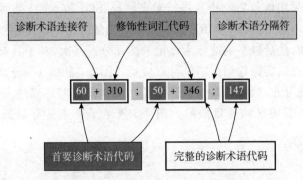

图 4-2　心电记录 AHA 诊断术语的表示

表 4-5　数据集样本的年龄分布

| 年龄 | [10,20) | [20,30) | [30,40) | [40,50) | [50,60) | [60,70) | [70,80) | [80,90) | [90,100] |
|---|---|---|---|---|---|---|---|---|---|
| 样本数 | 86 | 2229 | 5145 | 5110 | 5723 | 4441 | 2161 | 822 | 53 |

表 4-6　数据集样本的长度分布

| 长度/s | [10,15) | [15,20) | [20,25) | [25,30) | [30,35) | [35,40) | [40,45) | [45,50) | [50,55) | [55,60] |
|---|---|---|---|---|---|---|---|---|---|---|
| 样本数 | 24242 | 1141 | 257 | 71 | 26 | 15 | 11 | 3 | 3 | 1 |

　　根据表 4-2 可知,正常心电记录有 13 905 条,因此剩下的 11 865 条记录包含了心电异常,大约占整个数据集的 46.04%。表 4-7 给出了每条心电记录所具有的诊断意见的数量分布,其中 14.45% 的心电记录、31.39% 的异常心电记录具有多个诊断意见。表 4-8 给出了对每位患者采集的心电记录的数量分布,其中 4.32% 的患者具有多条心电记录。

表 4-7　心电记录所拥有的诊断意见数量分布

| 诊断意见数量 | 1 | 2 | 3 | 4 | 5 | 6 |
|---|---|---|---|---|---|---|
| 样本数 | 22 046 | 2936 | 665 | 109 | 12 | 2 |

表 4-8　患者所拥有的心电记录数量分布

| 心电记录数量 | 1 | 2 | 3 | 4 | 5 |
|---|---|---|---|---|---|
| 患者数 | 23 600 | 1033 | 29 | 3 | 1 |

# 4.4 技术验证

在心电数据库构建过程中和构建完成后,对于数据质量的验证都是必不可少的。构建过程中的数据验证可以及时发现问题,从而调整流程。本节以 SPH 数据库为例,介绍面向心电数据的相关技术验证方法。

对于心电数据库的验证至少包括两个方面,即心电记录层面和心电诊断标签层面。在心电记录层面,可以采用信号质量指数进行验证。basSQI 和 pSQI 是两个简单的心电质量指数,分别表示在频率域上基线和 QRS 波群的相对能量占比。首先,对于每条记录,我们计算各个导联上的指数,然后以平均值作为该记录的评分。其次,对于具有较低质量评分的心电记录,需要人工检查以确保它们的质量可以接受。图 4-3 和图 4-4 分别展示了所有样本的 basSQI 和 pSQI 值的分布,两者的最小值分别是 0.418 和 0.37。通过人工检查,并没有在低评分的心电记录中发现明显的质量缺陷。图 4-5 展示了 4 条具有最低质量评分的心电记

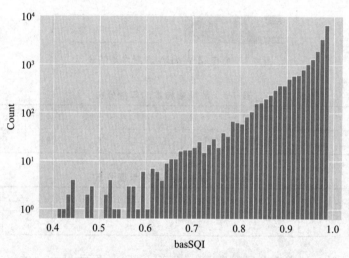

**图 4-3　所有心电记录的 basSQI 值分布**

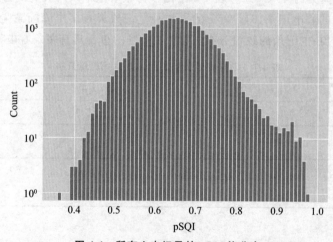

**图 4-4　所有心电记录的 pSQI 值分布**

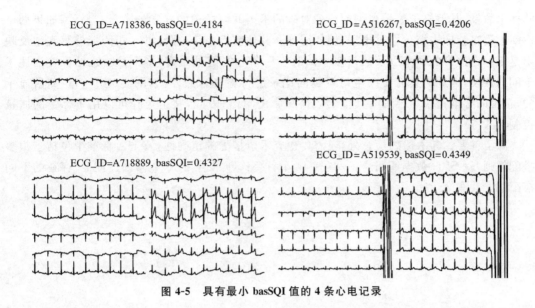

**图 4-5　具有最小 basSQI 值的 4 条心电记录**

录,其中左边两幅图具有一定的基线漂移,右边两幅图的末端波形受到破坏,但整体而言质量可以接受。事实上,在 SPH 数据库的构建过程中,只要医生认为能够可靠地对一条心电记录做出诊断,那么即使该记录包含一两条受噪声干扰的导联或者具有被噪声影响的较短片段,我们也不会将这样的记录排除在外,从而提高数据库对真实环境中各类心电记录的代表能力。

在诊断标签层面,由于一条心电样本可能包含多种诊断意见,可以计算整个数据库中首要诊断术语的共生矩阵来展示术语之间的关系(图 4-6),其中,对角线表示仅被当前术语标记

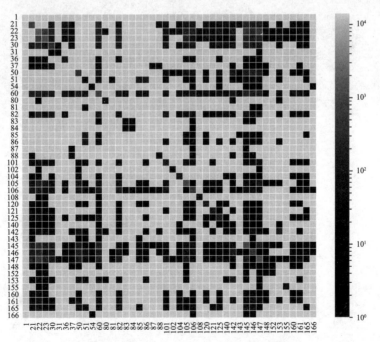

**图 4-6　数据库中首要诊断术语的共生矩阵**

注:对角线表示仅被当前术语标记的心电样本的数量。

的样本数量,其他格子表示被当前行列对应的术语共同标记的样本的数量。显然,如果两个诊断术语在临床中极少同时出现,例如房颤和其他窦性心律,那么共生矩阵能够直观地反映出是否存在这样的样本以及数量多少。对于一条心电记录而言,多个诊断意见可能描述了不同的片段,因此仍然需要医生对可疑的记录进行检查。另外,如图 4-6 第一行/列所显示的,正常的心电记录不会具有其他的表征异常的术语,因此,共生矩阵可以用于标签的质量控制。

除了首要诊断术语的检查外,还需要检查术语搭配的正确性。AHA 标准中包括了很多搭配规则,就 SPH 数据库而言,一共有 44 个首要诊断术语和 15 个修饰性词汇,存在的不同搭配情况共有 25 种。

# 第 5 章

# 心电质量评估方法研究

心电信号质量评估即从信息提取、医学诊断等目的出发,将采集的原始心电记录按照信号质量划分为不同级别的过程,主要的应用场景包括移动心电监测、可穿戴心电等。本章首先介绍心电质量评估的意义和必要性,然后给出可用于心电质量评估的相关数据。5.3 节将介绍心电信号质量等级的几种主要划分标准和步骤。5.4 节将简要描述现有心电质量评估方法以及不同方法之间的联系。最后,在 5.5 节介绍一种基于 S 变换频谱深度特征和人工特征融合的心电质量评估方法。

## 5.1 引　　言

对于受到轻微噪声干扰的心电记录,我们可以进行降噪处理以恢复原始信号(图 5-1)。但是当噪声过于强烈时,例如由受试者肢体大幅移动引发的干扰,那么有用的心电波形很容易遭到破坏,甚至连 QRS 波群也有可能无法辨别(图 5-2)。在这种情况下,使用降噪方法复原得到的信号基本上都是不可靠的,不能用于临床诊断。

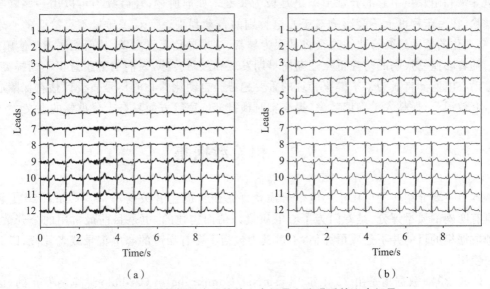

图 5-1　受到轻微噪声干扰的心电记录和降噪后的心电记录

一般而言,如果这类信号是在医院获得的,那么会被作为无效心电图处理,医生当场再为患者重新采集。另一种情况是使用 Holter 或其他移动监测设备在院外进行采集。对于

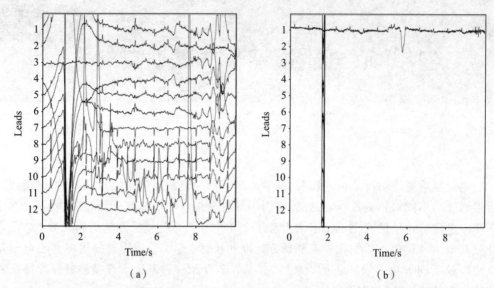

图 5-2  受到严重噪声干扰的心电记录和出现导联脱落等情况的心电记录

只有记录功能的设备得到的心电记录,例如 Holter 24 小时心电监测记录,医生会再浏览一遍以确定是否有心电异常。在这种情况下,如果发现遭到严重破坏的心电波形,医生会确定相应的记录片段的质量是否可以接受。这样,质量不可接受的心电记录片段并不会作为诊断依据。显然,整个过程需要人工介入,花费大量的时间。同时,由于人工评估是在心电记录完成后进行的,如果在记录过程中设备电极就发生了移动、脱落等情况,后续的所有心电记录都会变成无效记录。对于具有实时预警功能的心电连续监测设备,正确区分生理性的心电异常和由噪声引起的异常形态更是极为关键。如前所述,轻微噪声可以用一些降噪算法滤除,在一定程度上不会影响对于心电类别的自动判别。而对于质量不可接受的心电记录,自动化的辅助诊断算法往往会将其视为异常,结果导致大量虚警,从而无法正常使用。

随着心血管疾病的防控重点逐渐向早期发现和预防转移,人们的健康意识不断提高,院外移动心电监测将成为未来健康管理的重要趋势。自动化的心电信号质量评估在保障心电信号有效记录、提高人工判读效率、提高实时预警准确率等方面具有十分重要的意义。

## 5.2  相关数据集

本节主要介绍一些可用于心电信号质量评估研究的公开数据集,其中 CinC 2011 数据集具有明确的质量评分,是专门为了心电质量评估而构建的,也是目前最常用的公开数据。其他数据集的目的并不是质量评估,不过其中包括了含有噪声的心电记录或者片段,因此也可以使用。

CinC 2011 数据集是由 2011 年 PhysioNet/Computing in Cardiology 竞赛发布的,该竞赛的主题是“提高移动设备采集的心电信号质量”,目的是推动能在手机上运行的高效质量评估算法研究,从而在采集 12 导联心电记录时可以提供该记录是否能用于诊断的反馈信息。该数据集包括 1500 条 10s 长度的 12 导联心电记录,其中 1000 条记录(即 set-a)的标签是公开的,可用于模型训练,而剩余 500 条记录(即 set-b)的标签没有公开,可用于测试。心电记录的采样率为 500Hz,数值精度为 16 位。除了心电信号外,数据集还包括受试者的年龄、性别、体重和其他相关信息。心电信号的质量评分是由包括技术人员、护士、志愿者等在内的 23 人进行的。每条记录由至少 3 人进行独立打分,分为以下 5 个等级:非常好(A-0.95)、好(B-0.85)、适中(C-0.75)、差(D-0.6)、非常差(F-0)。以打分的平均值为参考,每条记录最终被划分为可接受、不可接受、不确定三种情况。其中,在 set-a 中,质量可接受的心电记录有 773 条,质量不可接受的心电记录有 225 条,这些可确定的样本共计 998 条。图 5-1 和图 5-2 中的心电信号示例即来自 CinC 2011 数据集。

TELE 数据集是在远程医疗环境下使用干式金属电极采集的 I 导联心电记录,共有 250 条,采样率为 500Hz。该数据集的主要目的是评估 QRS 检测算法在质量一般的动态心电信号上的表现。3 名独立的专家对每条记录中的 QRS 波群和不可用的心电片段进行了标注。大部分心电记录都具有不同程度的噪声干扰,如图 5-3 所示。

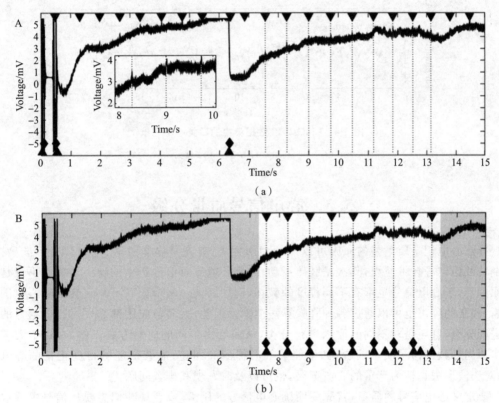

（a）

（b）

**图 5-3　TELE 数据集的心电记录(编号 72)**

注:其中灰色区域和竖虚线分别为标注的不可用片段和 QRS 波群。

CinC 2017 数据集来自 2017 年 PhysioNet/Computing in Cardiology 竞赛。该竞赛的主题是"基于单导联心电记录的房颤分类",因此该数据集包括了四类心电数据,即正常、房颤、其他和噪声。其中,噪声类别即心电质量较差而无法用于诊断的信号(图 5-4)。该数据集包括 8528 条样本组成的公开的训练集和由 3658 条样本组成的非公开的测试集。在训练集中,有 758 条房颤单导联样本、5076 条正常样本、279 条噪声样本和 2415 条其他样本。心电记录的采样率为 300Hz,长度为 9~61s,平均长度约 30s。

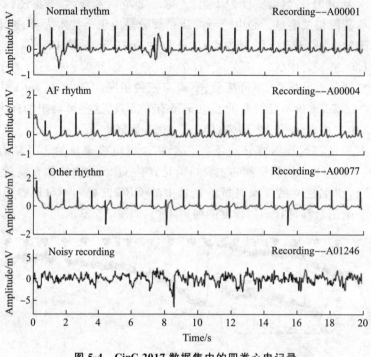

**图 5-4　CinC 2017 数据集中的四类心电记录**

（图片来源：https://moody-challenge.physionet.org/2017/.）

# 5.3　心电信号质量分级

导致心电记录质量差的原因可以概括为两大类，首先是导联脱落、电极位置不准确、电极翻转及错位等技术原因，其次是肢体运动、外部环境等对信号产生的噪声干扰。不管是哪种原因，对于心电信号也都有不同程度的破坏，例如缺失一两个导联不一定会影响心电图的诊断，轻微的噪声也可以通过各种降噪算法消除。因此，大多数应用都需要对心电信号的质量进行分级，甚至是对不同的原因进行分类，从而给出不同的应对方式。例如，对于大多数技术原因导致的信号质量问题，如果能够及时提醒和纠正，后续就能够得到正常的心电信号；对于波形失真极为严重的心电记录，也可以及时发现和排查问题。

要定义心电信号的质量，首先要明确心电信号的用途，或者说我们想要从信号中获取哪些信息。如果是要用于临床诊断，那么往往需要根据医生诊断所需要的信息来确定各个等级。正如前面所提到的，部分导联的缺失和部分被噪声破坏的记录片段并不一定会影响心电记录作为一个整体的诊断价值，持续不断的噪声干扰也不一定会影响对于心电信号节律等信息的判断。换句话说，在信号可用与不可用之间存在着大量模糊的空间，可以用若干离散等级去量化，也可以将质量评分视为连续的区间。心电监测常见的用途是计算心率。一方面，像智能手表等简单的可穿戴设备本身就不具备特别可靠的心电采集手段，因此医学诊断价值不高，不过用来计算心率还是绰绰有余的。另一方面，对于运动监测等特殊的心电监测场景，目前绝大多数心电采集终端都无法避免电极与肢体的相对移动，因此得到的心电信号很难以临床诊断为目标。总之，如果只是要计算心率，很多时候只要能看清楚 QRS 波群就足够了。显然,面向心率计算的质量分级要比面向临床诊断的质量分级更加粗糙。其他的用途往往是针对特定的某种疾病,例如减少动态心电图中对于心肌缺血的虚警。

由于心电图本身的诊断就强烈依赖人类经验,因此也并没有一个被广泛接受的标准去划分心电记录的质量等级,例如 12 个导联中有多少导联缺失就算不合格、噪声干扰在什么程度内是可以接受的等。不过,研究者在人工标记心电样本的质量等级时往往还是具有大致的标准。下面介绍相关数据集和文献中的做法。

在 CinC 2011 数据集中,评分者并不要求具有相关经验,在 23 个评分者中,有 10 个志愿者之前完全没有接触过心电图。因此,他们在评分时只能从形态等角度进行主观判断,而不可能从诊断角度判断。由于缺乏相对明确的评分标准,CinC 2011 的质量标签实际上也存在一些争议,一些研究在使用该数据集时还进行了标签的修订甚至是重新标注。

Redmond 等介绍了 TELE 数据集中不可用心电片段的人工标注标准。具体而言,一段心电记录满足以下条件之一就会被认为有质量问题:①信号前后 1s 内的电压值超过正常值;②具有显著的高频噪声;③信号电压值在超过 3s 的时间内几乎为零;④出现基线突变。心电记录经过 3 名标注者独立标注后,不一致的再进行讨论。

Li、Rajagopalan 和 Clifford 等较为完善地定义了单导联心电信号的 5 个质量等级。在该研究中,对于心电信号的质量标记首先由两个经过心电图解读训练的生物医学工程专业的硕士生独立进行,之后再由一名心电图专家审阅(图 5-5)。

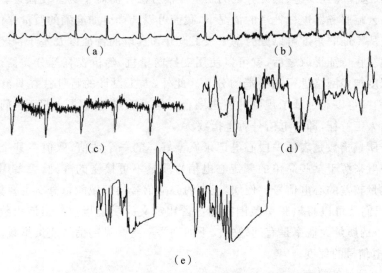

**图 5-5　5 个不同质量等级的心电记录**

Level 0(干净):没有任何可见的噪声或者缺陷。

Level 1(轻微噪声):具有短暂的或者较低水平的噪声,不影响诊断或者能够识别 P 波/T 波/心房扑动。

Level 2(中等噪声):具有明显可见的质量缺陷但仍能够解读,可以识别 QRS 波群/心室扑动。

Level 3(严重噪声):解读存在困难,识别 QRS 波群/心室扑动受到一定影响。

Level 4(极端噪声):由于显著的质量缺陷无法进行可靠的解读,完全不可接受。

上述标准相对来说具有更强的可操作性,甚至似乎可以用 QRS 检测算法、波形检测算法等进行更加客观的打分。不过其中仍然存在很多模糊地带,例如不同人的专业水平、不同算法的检测准确率、可识别的 QRS 波群的占比问题等。

Orphanidou 等从心率计算角度将心电信号质量分为两个等级,判断标准就是能否可靠地计算心率。实际过程比较复杂,包括三个步骤:①由 3 名标注者按上述标准将心电记录标记为"可用"或"不可用";②再由人手工将第一步中得到的可用的心电记录中的 QRS 波群标注出来;③由 QRS 检测算法对步骤①中得到的可用的心电记录进行 QRS 检测,如果检测结果与步骤②中的人工 QRS 标注结果有差异,那么这些记录重新被归为"不可用"。之所以采用如此复杂和保守的策略,是因为研究者希望避免在实际质量评估时产生心率计算错误。类似地,Moeyersons 等在标记心电记录质量时,采用的唯一标准是"标注者能否有信心地将 R 波全部识别出来";如果不能,就作为被噪声污染的信号对待。

# 5.4　心电信号质量评估方法

在很多应用场景下,特别是搭载于移动监测终端或者嵌入式设备中的情况,我们往往希望延长设备的续航时间、降低设备功耗。那么此时对于评估的准确度而言一般要求就不会太高,因此可以选择高效快速、低计算量的质量评估方法。而对于具备较强运算能力的本地设备或者在由云端服务器进行处理的情况下,我们可以选择更加准确的质量评估算法。

现有方法从特征的角度可以分为基于人工设计和提取的特征以及基于神经网络自动学习的特征两类。在特征提取之后,就可以使用支持向量机、随机森林等分类器进行分类,或者直接使用深度神经网络进行端到端的分类。此外,人工设计的特征往往具有一定的物理意义,因此它们又可以通过基于规则的方法结合专家经验进行分类。下面我们首先介绍一类比较简单的人工特征,即心电信号质量指数。

心电信号质量指数是表征一段心电记录质量好坏的一个数值,取值在某个连续区间上(如 $[0,1]$),一般来源于某些简单的判定心电信号质量不可接受的准则,大多用于根据特定阈值筛选出质量较差的心电信号。例如,正常的心电信号的频域能量分布主要集中在 $0.5\sim45\mathrm{Hz}$,因此,我们就可以将该频率范围的能量占比定义为质量指数。当该指数低于某个阈值时,心电信号的质量大概率是有问题的。下面列举一些常见的信号质量指数。

sSQI:心电信号的偏度。

kSQI:心电信号的峰度。

pSQI:QRS 波群的频域能量比例。

$$\mathrm{pSQI}=\frac{\int_{5}^{15}P(f)\mathrm{d}f}{\int_{5}^{40}P(f)\mathrm{d}f}$$

basSQI:基线部分的频域能量比例。

$$\mathrm{basSQI}=\frac{\int_{0}^{1}P(f)\mathrm{d}f}{\int_{0}^{40}P(f)\mathrm{d}f}$$

bSQI：wqrs 算法检测的 QRS 波群在 eplimited 算法的检测结果中的百分比。

该指数建立在"通用的 QRS 检测算法对于正常心电信号的准确率很高"这样一个假设上，因此当两个算法得到的结果差异太大时就判定质量可能有问题。

单一的信号质量指数尽管计算和使用都很简单，但不够准确。因此，很多研究将它们和基于专家经验得到的规则结合起来一起使用。这里的规则就是决策树中的"if-then"规则。在众多规则中，前面提到的导联脱落等技术原因可以称得上是最为基础的。例如，如果设备检测到出现恒定不变的心电信号，很可能就是发生了导联脱落，因此可以直接判定质量不可用。另一个典型的例子是关于 QRS 的规则。考虑到可辨认的 QRS 波群往往是临床诊断的最低标准之一，就像前面的 bSQI 一样，很多研究也围绕 QRS 波群建立了更多的判定心电记录不可接受的规则。这些规则相对于质量指数更加复杂，也融入了更多的专家经验。例如，Johannesen 和 Galeotti 提出，如果在 10s 周期内检测到少于 5 个或多于40 个 QRS，或者在任意导联中至少一半的"global QRS"没有检测到，那么该记录为"不可接受的"；如果在一个导联中无法可靠地检测到 QRS 波群的开始位置，那么该记录也是"不可接受的"。

当我们有了各种质量指数和规则后，可以用决策树、支持向量机等进行多特征融合分类。Li、Rajagopalan 和 Clifford 等提取了 13 个不同的质量指数，通过支持向量机对各种质量指数的组合进行了测试，发现使用其中 10 个质量指数的组合时精度达到最高。Xia 和 Jia提出了基于规则的质量评估方法，其中一共包括了导联脱落、平均振幅、QRS 振幅等 7 个规则，只有当心电记录通过所有规则的检验时才被判定为可用的信号。例如，心电信号的振幅一般较为稳定，而受到噪声干扰的信号可能会有较大的波动，因此如果心电信号的平均值超过 2mV 时就判定为质量不可接受。同时，该研究还提出将上述规则转变为统计特征后输入到支持向量机中分类，例如，将 12 个导联的平均振幅直接作为输入而不使用阈值进行判定。事实上，由于基于规则的方法中需要预先设定固定的阈值，其分类结果比直接使用原始的统计特征的分类方法要差一些。

尽管具有物理意义的质量指数和决策规则十分直观，具有极强的可解释性，但各式各样的心电信号的质量好坏并不能完全被这些特征和规则所刻画。为了提高质量评估的准确度，越来越多的方法开始提取更加复杂的特征，主要包括基于时频域的特征、基于形态学的特征等。Orphanidou 和 Drobnjak 提取了心率变异性信号的小波熵特征，使用支持向量机对动态心电进行质量评估。Shahriari 等使用结构相似性指数（SSIM）进行质量评估，首先将心电信号转换为二维图像，然后计算该图像与训练集中心电图像模板的 SSIM 作为特征向量，最后进行分类。Moeyersons 等将每条心电记录划分为 5s 长的片段（具有 80% 的重叠），对每个心电片段计算了自相关函数特征，然后提取了首个极小值、35ms 处的最大振幅、相似度3 个特征。最后采用基于决策树的提升分类器进行分类。

以上方法都依赖于领域知识和专家经验实现特征设计和提取。然而，特征提取和选择的过程不仅十分繁杂，更关键的是由于数据本身的多样性，现有特征仍然难以实现对数据的完全覆盖。近年来，深度神经网络等数据驱动方法已经被逐渐应用于心电数据质量评估领域，并取得了不错的结果。Zhou 等提出 4 层的一维 CNN 用于心电质量评估，使用 CinC2011 和 CinC 2017 数据集进行了测试。Zhang 等采用一个 7 层的 LSTM 网络对移动设备获得的心电信号进行质量评估，其中在中间还加入了谱分布比例、Lempel-Ziv 复杂度等 5 种人工特征进行特征融合。为了更好地挖掘心电信号内在的时频特性，很多研究采用各种方法将一维心电信号转换到二维时频域上，然后使用二维 CNN 进行特征学习。Zhao 等使用MFSWT 提取心电信号的二维时频图像表示，并使用卷积神经网络进行分类。Huerta 等通过连续小波变换获得心电信号的二维图像，对预训练的 Alexnet 进行微调。

# 5.5 基于 S 变换频谱深度特征和人工特征
# 融合的心电质量评估方法

本节将介绍一种基于 S 变换频谱深度特征和人工特征融合的心电质量评估方法。首先计算心电信号的 S 变换以获得二维时频图像表示，并用卷积神经网络提取其特征。另外，我们提取了导联脱落、基线漂移和 R 波等人工特征，并将两者进行了融合。该方法使用 CinC 2011 数据集进行了测试。

### 1. S 变换

S 变换是一种继承和发展了短时傅里叶变换和连续小波变换的时频分析方法，已经在心电信号分析中得到很多应用。例如，Ari、Das 和 Chacko 利用 S 变换进行心电信号增强，将噪声分量从 S 变换得到的时频域中删除。Zidelmal 等将 S 变换用于 QRS 检测，使用MITDB 数据集进行了测试。S 变换和傅里叶变换具有直接关系，具有高效的计算速度。同时，它在不同的频率上具有不同的分辨率。S 变换的高斯窗口能够为高频部分提供更高的分辨率，为低频部分提供更高的时间分辨率。另外，正常心电信号的频率范围一般相对较低，因此 S 变换能够有效刻画心电信号。S 变换具有一个控制分辨率的超参数 $p$。当 $p$ 增大时，S 变换的高斯窗口变宽，导致高频成分的时间分辨率下降和低频成分的时间分辨率上升。这里将 $p$ 设为 0.3。S 变换的计算如下：

$$S(\tau, f) = \frac{|f|}{p\sqrt{2\pi}} \int_{-\infty}^{+\infty} x(t) \mathrm{e}^{-\frac{(t-\tau)^2 f^2}{2p^2}} \mathrm{e}^{-2i\pi ft} \mathrm{d}t$$

式中，$x(t)$ 为心电信号；$\tau$ 和 $f$ 分别表示时间和频率。本节中 S 变换的频率范围设定为 1～25Hz，因为主要的心电波形（QRS 波群、P 波、T 波）频率集中在该范围内。图 5-6 展示了质量可接受和不可接受的心电信号的 S 变换频谱。可以看到前者的波形比较规则，对应的频谱图同样有很多规则的特征，而后者则比较杂乱。

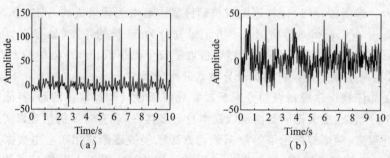

图 5-6 质量可接受和不可接受的心电信号的 S 变换频谱

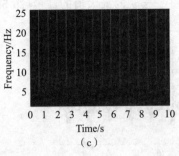

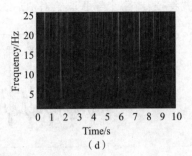

图　5-6(续)

## 2. 人工特征

本方法使用了三种统计特征。

(1) 导联脱落:计算每个导联中恒定不变的连续电压值的长度(图 5-7)。

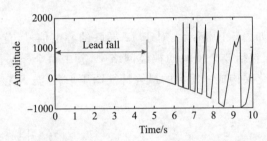

图 5-7　蓝色部分长度为导联脱落特征

(2) 基线漂移:对原始信号进行低通滤波(截止频率为 0.01Hz 的 8 阶 Butterworth 滤波)得到估计的基线,计算基线的最大值(图 5-8)。

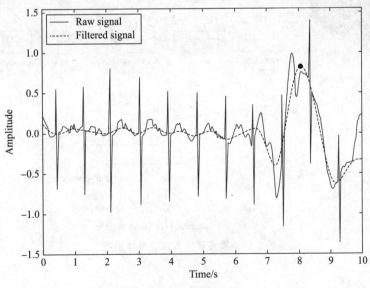

图 5-8　基线漂移特征

（3）R 波特征：对每个导联取绝对值后，计算每个导联的最大值的数量（图 5-9）。

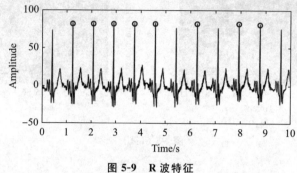

图 5-9　R 波特征

每个特征都是在导联层面上计算的，由于一共有 12 个导联，因此最终的人工特征有 36 个。

3. 模型设计

本方法的整体流程如图 5-10 所示。对于 12 导联的心电信号，首先通过 S 变换获得 12 个二维频谱图，然后输入包括 3 个模块的神经网络中，其中每个模块由一个卷积层、一个批标准化层和一个最大池化层构成。得到的最终特征图压平后，与人工特征进行拼接，最终由全连接层进行分类。

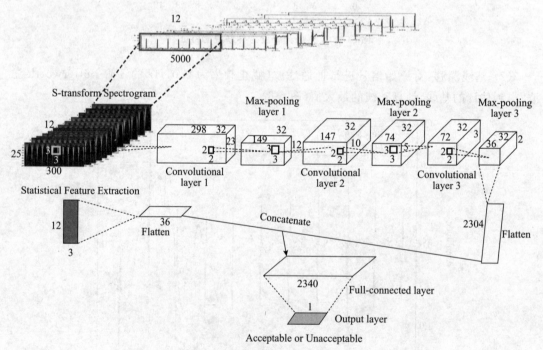

图 5-10　质量评估方法的整体流程

4. 实验与分析

由于数据集中样本较少，我们在训练过程中采用了数据增强，即将原始的 10s 长度的心电信号截取为 3 个长度为 6s 的心电信号（即 0～6s、2～8s、4～10s）以扩充数据。在测试时，心电信号同样被截取为 3 段分别得到评估结果,并以平均值作为最终的结果。在训练模型时,使用 Adam 算法,采用的学习率为 0.0005,共迭代 500 次。精度评价采用灵敏度、特异度、查准率、$F_1$ Score 和整体准确率等指标。

表 5-1 给出了所提出方法在不同设置下的消融对比实验,分为实验 A~实验 E。实验 A 只使用人工特征,并采用全连接神经网络分类。实验 B 和实验 C 都使用 S 变换频谱特征,区别在于后者对样本进行了数据增强扩充。实验 D 和实验 E 分别在实验 B 和实验 C 的基础上增加了人工特征。从实验 A 与实验 B/实验 C 的结果可以看出,后者的灵敏度超过前者,达到 98.19%,也是 5 组实验中最高的。同时,前者的特异度不如后者。换句话说,基于 S 变换频谱图深度学习的方法更倾向于将心电信号分为质量可接受的类别。因此,两者在一定程度上是互补的。比较实验 B/实验 C 和实验 D/实验 E 的结果可以看出,后者的整体精度更高,也说明了特征融合的有效性。同时,数据增强也有效地提高了评估精度。

表 5-1　所提出方法在不同设置下的对比实验结果

| No. | 设　　置 | 灵敏度 | 特异度 | 查准率 | $F_1$-Score | 准确率 |
| --- | --- | --- | --- | --- | --- | --- |
| A | SF | 94.70% | 75.56% | 93.01% | 83.38% | 90.38% |
| B | ST-CNN | 96.64% | 66.67% | 90.88% | 76.91% | 89.88% |
| C | AugST-CNN | 98.19% | 62.67% | 90.04% | 73.90% | 90.18% |
| D | ST-CNN+SF | 95.86% | 76.00% | 93.21% | 83.73% | 91.38% |
| E | AugST-CNN+SF | 97.67% | 77.33% | 93.67% | 84.72% | 93.09% |

表 5-2 给出了本节提出的方法和其他方法在 CinC 2011 数据集上的结果对比。其中,Liu 等提出一种考虑脉冲噪声、高斯噪声等质量问题的 ISQI 方法,达到 90% 的准确率和 89.8% 的特异度。Maan 等将心电图转换到心电向量图,然后使用逆矩阵进行重建,准确率达到 92.2%。Johannesen 和 Galeotti 提出一种两步算法,首先筛选出具有显著质量缺陷的心电图,然后再对其他心电图的噪声进行定量评估,准确率达到 92.3%。Hayn 等采用了四种质量指标,包括导联缺失、导联交叉点数量等,准确率达到 93.4%,灵敏度为 96.1%。Shahriari 等提出基于结构相似性度量的心电质量评估方法,精度为 82.5%。Zhang 等设计了 LSTM 网络用于质量评估,准确率达到 93.5%。不过,上述方法的精度评估方式并不完全一致,也不能保证所有样本都能参与到测试中。因此,本书采用 10 折交叉验证进行精度评估,使每个样本都在测试集中出现且仅出现一次,采用 10 次实验的平均值作为最终精度。最终的准确率为 93.09%,灵敏度达到 97.7%,达到了较高的水平。

表 5-2　对比实验结果

| 作　　者 | 方　　法 | 评价方式 | 灵敏度 | 特异度 | 准确率 |
| --- | --- | --- | --- | --- | --- |
| Liu et al. | Integrative signal quality index (ISQI) | Rule-based | 90.70% | 89.80% | 90.00% |
| Maan et al. | Reconstruction Matrix | Rule-based | 97.00% | 75.10% | 92.20% |
| Johannesen and Galeotti | Two-step algorithm | Rule-based | 95.00% | 83.10% | 92.30% |

| 作　者 | 方　法 | 评价方式 | 灵敏度 | 特异度 | 准确率 |
|---|---|---|---|---|---|
| Hayn et al. | Four measures | Rule-based | 96.10% | 84.00% | 93.40% |
| Shahriari et al. | Structural Image Similarity Metric | 70%训练，30%测试 | 83.90% | 77.70% | 82.50% |
| Zhang et al. | LSTM-ECG | — | 97.20% | 81.20% | 93.50% |
| Liu et al. | Statistical features and Strans-form CNN | 10折交叉验证 | 97.70% | 77.30% | 93.10% |

# 第 6 章

# 心电信号智能分析与处理应用实例

在健康医疗需求快速增长及人口老龄化加剧的背景下,以早期预防、干预为核心的主动健康管理已成为提升国民健康的核心保障,而个人健康大数据是实现以"生命全周期、健康全过程"为典型特征的主动健康管理的最有效途径,同时《"健康中国 2030"规划纲要》《关于促进和规范健康医疗大数据应用发展的指导意见》等国家政策已将健康大数据上升为国家重大战略,但目前以健康大数据为核心的采集、融合、保护和应用体系还未成型,主动健康管理仍面临诸多难题。

物联网、云计算、大数据、移动互联等创新信息技术与传统医学的深度融合,对原有的医疗服务模式和概念提出了颠覆式创新;以物联网和移动互联技术为基础,以云计算技术为平台,以大数据技术为应用支撑,新信息技术的快速发展为"互联网+医疗"的实施提供了强大动力。加快"互联网+医疗"领域的共性关键技术研究,对于在重大民生领域提升信息惠民和公共医疗卫生服务水平,打造健康医疗研究的核心技术创新平台,占领健康医疗领域研究和产业的制高点具有重要意义。本章选取两个智能心电检测的应用案例,将从穿戴式心电衣和智能医疗云平台的设计来展开描述。

## 6.1  12 导联穿戴式心电衣检测系统

随着嵌入式软硬件的飞速发展和人们对健康的重视程度的提高,穿戴式医疗技术已成为热门研究领域,可以广泛应用于临床监控、家庭保健、特殊人群护理等方面,通过将医疗监测系统"穿"或者"戴"在身上,在不影响人日常活动的同时达到生命体征信号的实时采集。就现在的发展状况来看,医疗健康领域的发力点主要侧重于以下 3 个方面:用于健身的可穿戴技术、社区家庭养老技术、实时监测技术。这些技术有助于更早发现并预防疾病,促进医疗设备向数字化和智能化发展。早在 2015 年 5 月,国务院提出《中国制造 2025》,将发展医疗级可穿戴式医疗设备列为战略高度,要求提高其创新能力和产业化水平。

心脏疾病,特别是心律失常具有短暂性、阵发性、一过性以及无明显症状的特点。因此,长时间连续心电监测对患者心脏疾病的预防与早期检出具有重要意义。12 导联心电衣是目前国内精度较高的 12 导联医用专业级智能穿戴式心电监护仪器,采用新型织物干式电极,能够 24 小时实时动态采集传输心电信号,提高了心电信号采集的准确度,心电衣内侧在胸前和腰间不同位置放置了 Ag/AgCl 材质的电极贴片,贴片间通过导联线相连,并最终连接至腰部的金属接口,如图 6-1 所示。心电衣内嵌的导联线布局经过大量实验的验证,并且添加了电磁屏蔽层,各导联线之间的电磁干扰极低。金属接口与设计的心电采集硬件电路相连,实现了心电记录的采集和传输等功能。

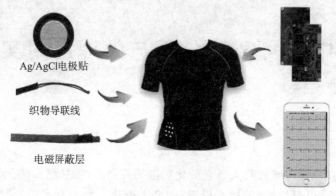

Ag/AgCl电极贴

织物导联线

电磁屏蔽层

**图 6-1  心电衣样品**

## 6.1.1  产品设计

心电衣采用新型织物干式电极（Ag/AgCl 复合织物材料）实现对人体心电信号的动态采集，Ag/AgCl 电极与医院中传统的湿式电极相比不需要使用导电凝胶，从而避免了电极长时间接触人体皮肤而造成人体的过敏和损伤；同时，Ag/AgCl 材料电极具有优异的信噪比和生物相容性，使监测的心电信号质量相对其他材料非常高。Ag/AgCl 材料选取如图 6-2 所示。

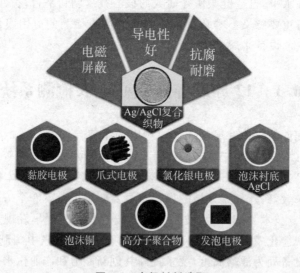

**图 6-2  电极材料选取**

硬件电路中使用带有磁吸的心电采集模块将心电衣采集的信号传输至高度集成的模拟前端芯片 ADS1298 来代替传统分立模拟器件电路，并通过 TM4C123G 芯片对信号进行稳定，确保信号的稳定采集，如图 6-3 所示。结合数字信号分析处理技术、模拟开关和高分辨率模/数转换器，以实现硬件电路的高度集成化，保障终端具有良好的信噪比、灵活性和采样精度。

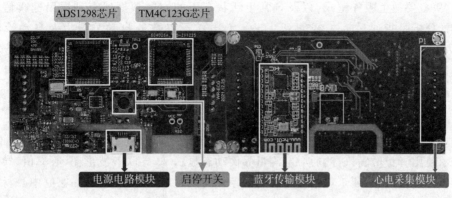

图 6-3　ECG 采集硬件设计电路

　　数据采集与传输部分采用自主协议的双模式高速率蓝牙将心电数据传输至用户智能终端 App,再利用 4G/5G 及无线网络将心电数据传输到智能化诊疗平台云数据模块。

## 6.1.2　产品主要功能

### 1. 数据采集与传输

　　12 导联心电衣通过 Ag/AgCl 复合织物材料的新型织物干式电极实现对人体心电信号的动态采集,采用自主协议的高速率蓝牙将心电数据传输到用户智能终端 App,再利用 4G/5G 及无线网络技术,通过设计的低能耗无线体域网密钥管理方案将心电数据传输到心血管疾病诊疗平台云数据中心。用户通过使用智能终端 App 端或网页端注册云平台填写基本信息,实现对个人基本信息,如姓名、身份证号、所属区域、手机号,以及个人的药物过敏史、遗传病史、手术史、用药史等健康历史信息的采集。

### 2. 数据存储

　　心血管疾病诊疗平台数据库实现个人基本信息、ECG 数据、健康知识等数据的存储。ECG 数据相对传统数据,具有数据量大、查询分析复杂等特点。因此,设计了基于内存与 HDFS 架构的多通道心电数据存储技术,并采用 Oracle 数据库对心电数据进行管理,同时存储硬件平台使用山东省计算中心(国家超级计算济南中心)及山东省人工智能研究院医学人工智能团队的自有服务器,以对用户数据进行存储。并依托山东省计算中心实现了基于异构存储的健康医疗数据共享灾备服务功能,满足了用户不同层级灾备的需求。

### 3. 服务支撑

　　服务支撑包括身份鉴权、医生交互、短消息平台三部分。身份鉴权实现 12 导联心电衣穿戴时用户登录身份的选择。医生交互主要与相关三级甲等医院合作,专业医生可以通过智能终端 App 或者网页与患者进行文字、图片、语音和视频交流,为患者提供专业、快捷、准确的监护、诊断及医疗指导等服务。短信息平台主要向用户推送有关自身健康、健康咨询的各类信息以及在用户遇到心电异常情况时实现自动向家人发送警告与医院远程交互紧急联动。

### 4. 数据应用

　　数据应用包括健康管理、统计分析两部分。健康管理是指将个人基本信息、心血管健康问题摘要、主要卫生服务记录,以及日常生活状态下的心电数据保存到居民健康信息档案中。统计分析是指通过人工智能算法进行心电波形参数的自动测量以及自动诊断用户ECG数据,实时检测预防用户心血管疾病的发生,并对大用户群的健康数据进行分析和深度挖掘,统计不同地区、不同人群的健康差异,以确定精确的不同人群的健康标准,针对不同人群制定适宜的防病、治病方法,打造个性化、地区化的健康评估模型。

### 5. 数据展示

用户穿戴好12导联心电衣,并通过蓝牙与智能终端App进行连接,在智能终端App首页会提示使用者身份确认,此后心电测量界面动态显示12导联各波形图、心率值、导联连接状态和蓝牙连接状态,便于观察使用者的心率。为满足12导联心电衣在家庭中身材相似成员的使用,系统账号提供以家庭为单位的同一账号不同使用身份功能,只需在智能终端App首页选择即可。同时,智能终端App实现医生远程诊断功能,方便患者及时和医生交流,还可以为用户提供个性化的健康咨询、健康注意事项以及保健、保险等信息。

## 6.1.3 产品应用

12导联心电衣实时采集患者的心电信号,通过蓝牙无线传送给智能终端App。智能终端App软件对接收到的心电信号进行实时分析,当检测到异常心电信号时,通过终端App进行预警,并把心电数据通过移动网络远程传输到心血管疾病诊疗平台,如图6-4所示。心血管疾病诊疗平台云端服务器对接收到的心电数据进行存储、分析和归档。

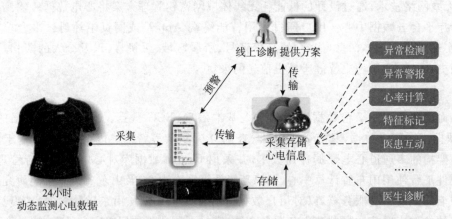

**图 6-4 基于 AI 的心血管疾病诊疗系统工作流程**

正常使用中用户可自愿与医生进行沟通,当终端发现紧急情况时自助通过互联网推送给医生进行监护诊断,心血管疾病诊疗平台能接收来自医生的心电诊断,并把医生的诊断结果和治疗建议返回到患者智能终端App中。若医生诊断结果为存在风险,智能终端自助给家人发送短信并由医生给出治疗建议。

心电衣所读取的原始心电信号通过手机终端显示的信息如图6-5所示(由于屏幕长度的限制,只展示出前7导联的实时ECG),终端展示蓝牙连接状态、电极和身体贴合状态以及实时心率。通过右上角的查看历史,也可以实现对历史ECG记录的查看。

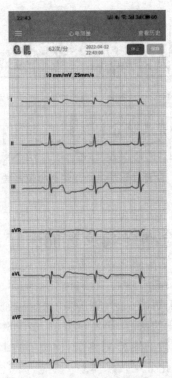

图 6-5　心电衣采集 ECG 数据展示

　　医生端使用智能终端 App 端或网页端访问注册云平台填写基本信息,可以实现对个人基本信息以及个人的药物过敏史、家族遗传病史、手术史和用药史等健康历史信息的展示,并且个人端和医生端均可以通过设备对采集的心电信号记录进行查看。

　　图 6-6 展示了平台调用 RA-CNN 算法的心拍 CWT 特征图像和预测标签(图中展示了随机选取的 16 张心拍图)。图 6-7 展示了平台调用位置卷积注意力网络对心律失常进行分类研究所输出的节拍特征图和预测结果。原始 ECG 通过位置卷积注意力网络中数据预处理方式进行转换,相对于 RA-CNN 算法中预处理方式的转换结果,带来了更好的可视化效果,符合医师日常诊断时所审阅的形式。因此,通过位置卷积注意力网络实现的心律失常分类研究不仅分类效果高,而且更加符合临床中应用的实际场景。

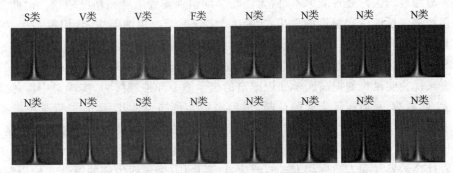

图 6-6　RA-CNN 心拍预测结果展示

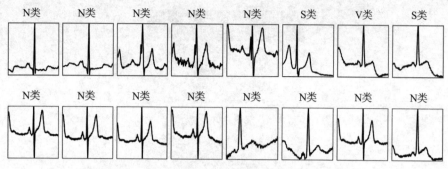

图6-7　位置卷积注意力网络心拍预测结果展示

# 6.2　健康检测终端及智能医疗云服务平台

　　针对我国基层医疗技术手段相对落后、看病种类不全面、健康医疗服务体系不完善等现状,本平台旨在围绕大数据、人工智能、云计算等新一代信息技术,通过对疾病智能辅助诊断及健康干预方案定制等科学问题的研究,研发全方位、多层次的智能化健康医疗综合管理服务云平台,同时结合轻量级多参数健康检测终端,构建面向基层的智能健康医疗云系统,打造"多场景健康检测终端＋模型化分层技术体系＋生态型综合服务平台"三位一体的新型基层健康医疗服务体系,以技术手段助力基层医疗事业发展。

## 6.2.1　智能健康医疗云平台

　　我国基层医疗服务的人口基数庞大,但基层公卫服务人力资源不足,使得相关医疗服务开展并不全面。同时,现有的基层医疗信息管理平台功能不够完善,医疗数据难以进行有效管理。因此基于云计算和大数据等相关技术,研发了为海量健康数据提供大数据管理、大数据应用和大数据支撑等数据全生命周期管理的云平台,平台实现区域健康管理、信息动态实时更新、智能干预、疾病筛查、慢病随访、家庭签约、数据分析等功能,可辅助医师完成专业化诊断,进一步完善基层医疗的服务体系。

　　当前基层医疗服务对象主要以多种疾病共存共患的老年人、慢性病患者为主,但是基层的医务人员综合的医疗处置能力不足,无法在早期识别高危患者和精准转诊。由此,需要辅助诊疗系统来降低误诊和漏诊的发生。为满足实际医学应用的需求,我们根据医学数据的特殊性和复杂性,构建了基于医学知识图谱的大数据智能诊断框架,研究了基于长短期记忆网络(LSTM)模型＋图注意力机制的策略函数,完成知识图谱多跳关系路径推理,采用最佳嵌入模型来优化奖励机制提高医学知识图谱的表示能力和推理能力,实现对中医体质辨识、总胆红素、转氨酶、高血压等疾病的诊断,辅助医护人员知识推荐、实时提醒与决策参与,辅助患者安全合理用药,了解个人身体状况,构建全科临床指南,提升基层医生工作能力和辅助医生决策。

　　随着社会的发展和人们生活方式的改变,以高血压、糖尿病为主的慢性非传染性疾病患病率不断升高,基层居民的健康服务需求日益增长。为有效构建针对不同健康状态和关键风险因素的基准干预方案,我们融合生活方式、营养信息、心理行为、检测指标等多种不同类别的属性信息,研究了一种基于自编码和注意力机制的异构图节点特征嵌入方法,通过计算编码前后属性节点特征信息之间的相似度,判断特征提取模型的优劣,进而得到方案节点特征嵌入的最终表示,构建用于特征提取的基准干预方案异构信息网络,减少了特征冗余,实现了异构信息网络特征提取,为下游分类、推荐等任务提供帮助,为用户提供个性化健康指导方案,规范其生活方式,有效降低疾病的发病率,促进基层卫生医疗工作从"治"到"防"的转变。

基层医疗机构现有的健康检测设备不易携带,操作复杂,无法满足多场景下感知多种健康指标的要求,同时复杂庞大的医疗数据上传至云平台也要有极高的可靠性。因此,基于通用可扩展的多参数生理信号智能感知及传输技术,研发出能够在多场景移动异构网络下检测多种参数,并将医疗数据高效可靠地传输至云平台的智能云健康检测终端,实现以居民为中心,以基层全科医生为主体的"一动一不动"的服务模式。医生携带智能随访包可更加方便快捷地走进居民家中,实现对居民的疾病筛查及诊断。同时,通过固定配备在基层医疗卫生室、社区卫生服务中心的综合性健康检查一体机对居民进行定时定点的疾病筛查服务,使居民随时检查了解自己的身体状况,有效预防慢性疾病,如图 6-8 所示。

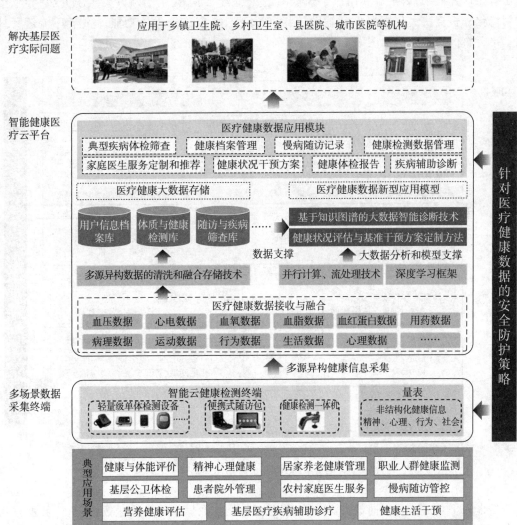

**图 6-8　服务体系架构**

## 6.2.2 大数据平台共性支撑技术

智能健康医疗云平台设计目前满足省级医疗卫生体系架构,为了使平台在未来能面向全国进行推广使用,我们的智能云平台采用大规模分布式集群部署。针对不同类型和格式的监测数据,融合 HDFS、HBase、Redis、MySQL 等多种存储系统,面向结构化数据、非结构化数据、混合数据进行统一的处理,构建大数据多源异构存储系统,提供个人健康监测异构大数据的高效存储。

针对健康大数据的高效处理和分析,特别是心电等生理数据的实时处理和预警等需求,平台分别面向个人健康监测历史数据和实时数据两种类型,研究 Spark 并行处理、内存计算等分布式并行处理技术,利用 MapReduce、Spark 实现历史数据的高效处理;研究基于 Spark Streaming 等技术的流数据实时处理方法,实现动态实时处理。

平台设计并构建分布式大规模深度学习训练系统,融合 TensorFlow、PyTorch 等多种人工智能计算框架,为平台利用医学知识图谱构建与推理、健康干预方案定制方法、心电信号智能化分析算法实现智能疾病辅助诊疗、健康干预、疾病分类等功能提供了环境运行基础。平台整体技术架构如图 6-9 所示。

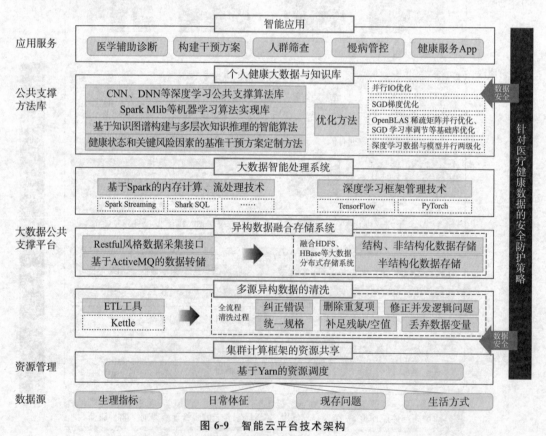

图 6-9 智能云平台技术架构

智能云平台对来自不同数据源的数据(包括结构化数据与非结构化数据)执行数据采集任务,可根据不同数据源对接方式选择不同采集方式(数据库、文件、服务),采集的数据进入对应的原始库；原始库数据经过数据处理过程（清洗、脱敏等）形成标准库数据；标准库数据统一对外提供基本数据服务，供各业务系统调用使用。数据交换过程如图 6-10 所示。

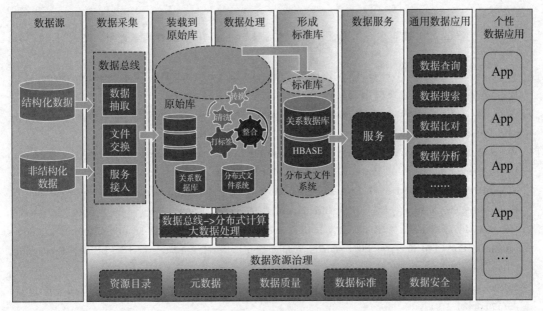

**图 6-10　数据交换流程**

　　心电健康监测是智慧养老的重要部分，在居家养老、社区养老及基层医疗中有广泛的应用。面对心血管病人群，通过智能健康监测终端采集个人心率、血氧饱和度、呼吸率、血压和心电图等健康信息，结合患者的身体状态、生命体征、自身情况，建立个体的各种状态下的健康报警阈值，对患者进行监测获得的大数据与报警阈值对比分析，有效地提前发现心血管疾控的发生征兆，给予健康方案指导，降低心血管疾控发生引起的风险。大数据和人工智能等新技术的不断发展，为当前养老服务业提供了新的机遇，也是对智慧养老应用的有益探索。

# 参 考 文 献

[1] 袁佳枥,王群山.人工智能在心律失常诊断中的前景与挑战[J].心血管病学进展,2020,10,41(10):999-1006.

[2] Wang X,Zhou Y,Shu M,et al..ECG Baseline Wander Correction and Denoising Based on Sparsity[J].IEEE Access,2019(7):31573-31585.

[3] Arjovsky M,Chinatala S,et al..Wasserstein Generative Adversarial Networks[C].//Proceedings of the 34th International Conference on Machine Learning(ICML),2017.

[4] Wu K,Zhang C.Deep Generative Adversarial Networks for the Sparse Signal Denoising[C].//2018 24th International Conference on Pattern Recognition(ICPR),2018.

[5] Xiong P,Wang H,Liu M,et al..ECG signal enhancement based on improved denoising auto_encoder[J].Engineering Applications of Artificial Intelligence,2016(52):194-202.

[6] Rahman M Z U,Shaik R A,Reddy D V R K.Efficient sign based normalized adaptive filtering techniques for cancelation of artifacts in ECG signals:Application to wireless biotelemetry[J].Signal Processing,2011,91(2):225-239.

[7] Selesnick I.Sparse regularization via convex analysis[J].IEEE Transactions on Signal Processing,2017,65(17):4481-4494.

[8] Selesnick I.Sparsity-assisted signal smoothing(revisited)[C].//2017 IEEE International Conference on Acoustics,Speech and Signal Processing(ICASSP).IEEE,2017:4546-4550.

[9] I Selesnick I W,Graber H L,Pfeil D S,et al..Simultaneous Low-Pass Filtering and Total Variation Denoising[J].IEEE Transactions on Signal Processing,2014,62(5):1109-1124.

[10] Afonso M V,José M.Bioucas-Dias,Mário A T.Figueiredo.An augmented Lagrangian approach to linear inverse problems with compound regularization[C].//IEEE International Conference on Image Processing.IEEE,2010.

[11] José M.Bioucas-Dias,Mário A T.Figueiredo.An iterative algorithm for linear inverse problems with compound regularizers[C].//International Conference on Image Processing.IEEE,2008.

[12] Pesquet J C,Pustelnik N.A Parallel Inertial Proximal Optimization Method[J].Pacific Journal of Optimization,2012,8(2).

[13] Condat L.A primal-dual splitting method for convex optimization involving Lipschitzian,proximable and linear composite terms[J].Journal of Optimization Theory & Applications,2013,158(2).

[14] Afonso M V,Bioucas-Dias,José M,Figueiredo,et al..Fast Image Recovery Using Variable Splitting and Constrained Optimization[J].IEEE Trans Image Process,2010,19(9):2345-2356.

[15] Boyd S,Parikh N,Chu E,et al..Distributed Optimization and Statistical Learning via the Alternating Direction Method of Multipliers[J].Foundations & Trends in Machine Learning,2010,3(1):1-122.

[16] Nurmaini S,Darmawahyuni A,Sakti Mukti A N,et al..Deep learning-based stacked denoising and autoencoder for ECG heartbeat classification[J].Electronics,2020,9(1):135.

[17] Yang H,Shen S,Xiong J,et al..Modulation recognition of underwater acoustic communication signals based on denoting & deep sparse autoencoder[J].INTER-NOISE and NOISE-CON Congress and Conference Proceedings,Institute of Noise Control Engineering,2016,253(3):5506-5511.

[18] Yuk-Fan Ho C,Wing-Kuen Ling B,Pak-Lin Wong T,et al..Fuzzy multiwavelet denoising on ECG signal[J].Electronics Letters,2003,39(16):1163-1163.

[19] Venkata Hemambhar B, Rani J S.Denoising of ECG Signals Using Fuzzy Based Singular Spectrum Analysis[J].2018 IEEE Recent Advances in Intelligent Computational Systems(RAICS),2018:1-5.

[20] Goodfellow I J,Pouget-Abadie J,Mirza M,et al..Generative Adversarial Networks[J].Advances in Neural Information Processing Systems,2014(3):2672-2680.

[21] Prasad A K,Mishra V,Garg R K.Electrocardiogram-QRS point detection using discrete wavelet transform[J].J.Med.Imaging Health Inform.,2012,2(2),Art.no.2,Jun.2012.

[22] Xiang Y,Lin Z,Meng J.Automatic QRS complex detection using two-level convolutional neural network[J].Biomed.Eng.Online,2018(17):13,Jan.2018.

[23] Bacharova L,Szathmary V,Svehlikova J,et al.QRS complex waveform indicators of ventricular activation slowing:Simulation studies[J].J.Electrocardiol.,2016,49(6).

[24] Wieslander B,et al..Evaluation of Selvester QRS score for use in presence of conduction abnormalities in a broad population[J].Am.Heart J.,2015,170(2),Art.no.2,Aug.2015.

[25] Zidelmal Z,Amirou A,Adnane M,et al.QRS detection based on wavelet coefficients[J].Comput.Methods Programs Biomed.,2012,107(3).

[26] Hong Y,Lian Y.A memristor-based continuous-time digital FIR filter for biomedical signal processing[J].IEEE Trans.Circuits Syst.Regul.Pap.,2015,62(5).

[27] Ott G,Costa E A C,Almeida S J M,et al..IIR filter architectures with truncation error feedback for ECG signal processing[J].Circuits Syst.Signal Process.,2019,38(1).

[28] Blanco-Velasco M,Weng B,Barner K E.ECG signal denoising and baseline wander correction based on the empirical mode decomposition[J].Comput.Biol.Med.,2008,38(1).

[29] Hu X,Xiao Z,Zhang N.Removal of baseline wander from ECG signal based on a statistical weighted moving average filter[J].J.Zhejiang Univ.-Sci.C-Comput.Electron.,2011,12(5).

[30] 王枭.ECG 信号智能处理关键技术研究[D].齐鲁工业大学,2020.

[31] 金中一.基于稀疏特性和机器学习的 ECG 信号处理技术研究[D].齐鲁工业大学,2020.

[32] 石豪.基于稀疏表示与形态成分分析的 ECG 信号处理技术研究[D].齐鲁工业大学,2021.

[33] Salih S K,Aljunid S A,Aljunid S M,et al..Adaptive filtering approach for denoising electrocardiogram signal using moving average filter[J].J.Med.Imaging Health Inform.,2015,5(5).

[34] Lynn P A.Online digital filters for biological signals:some fast designs for a small computer[J].Med.Biol.Eng.Comput.,1977,15(5).

[35] Xin Y,Chen Y,Hao W T.Ecg baseline wander correction based on mean-median filter and empirical mode decomposition[J].Biomed.Mater.Eng.,2014,24(1).

[36] Awal Md A,Mostafa S S,Ahmad M,et al.An adaptive level dependent wavelet thresholding for ECG denoising[J].Biocybern.Biomed.Eng.,2014,34(4).

[37] Lu G,et al..Removing ECG noise from surface EMG signals using adaptive filtering[J].Neurosci.Lett.,2009,462(1).

[38] An-dong W,Lan L,Qin W.An adaptive morphologic filter applied to ECG de-noising and extraction of R peak at real-time[C].AASRI Procedia,2012(1):474-479.

[39] Wan X,et al..Electrocardiogram baseline wander suppression based on the combination of morphological and wavelet transformation based filtering[J].Comput.Math.Methods Med.,2019:1-7.

[40] Boudraa A O,Cexus J C,Saidi Z.EMD-based signal noise reduction[J].Signal Process.,2015(1).

[41] Kabir Md A,Shahnaz C.Denoising of ECG signals based on noise reduction algorithms in EMD and wavelet domains[J].Biomed.Signal Process.Control,2012,7(5).

[42] Hashim F R,Adnan J,Nk Daud N G,et al..Electrocardiogram noise cancellation using wavelet trans-

form[J].J.Fundam.Appl.Sci.,2018,9(3S).

[43] 徐冰鑫.基于稀疏特性和深度学习的 ECG 信号处理技术研究[D].齐鲁工业大学,2021.

[44] 王于超.心动图波形智能识别与基于深度学习的房颤检测关键技术研究[D].齐鲁工业大学,2020.

[45] 石京京.基于多特征融合的房颤检测关键技术研究[D].齐鲁工业大学,2021.

[46] 马昊.面向多导联心电的异常检测算法研究[D].齐鲁工业大学,2021.

[47] Fangfang Zhang, Luobing Chen, Lei Kou, Zhiqiang Hu, Minglei Shu, and Gongming Wang. Chaotic Neural Networks with Complex-valued Weight and its Applications in Electrocardiogram Classification,Physica Scripta,2024,99(1).

[48] Arrais Junior E,de Medeiros Valentim R A,Bezerra Brandao G.Real time QRS detection based on redundant discrete wavelet transform[J].IEEE Lat.Am.Trans.,2016,14(4).

[49] Chen H C,Chen S W.A moving average based filtering system with its application to real-time QRS detection[C].//in Computers in Cardiology,2003,Thessaloniki Chalkidiki,Greece,2003,585-588.

[50] Burguera A.Fast QRS detection and ECG compression based on signal structural analysis[J].IEEE J. Biomed.Health Inform.,2019,23(1).

[51] Mehta S S,Lingyat N S.SVM-based algorithm for recognition of QRS complexes in electrocardiogram [J].Irbm,2008,29(5).

[52] Pan J,Tompkins W J.A real-time QRS detection algorithm[J].IEEE Trans.Biomed.Eng.,1985,BME-32(3).

[53] Cuiwei Li,Chongxun Zheng,Changfeng Tai.Detection of ECG characteristic points using wavelet transforms[J].*IEEE Trans.Biomed.Eng.*,1995,42(1).

[54] Pal S,Mitra M.Empirical mode decomposition based ECG enhancement and QRS detection[J].Comput. Biol.Med.,2012,42(1).

[55] Moody G B,Mark R G.The impact of the MIT-BIH arrhythmia database[J].IEEE Eng.Med.Biol.Mag., 2001,20(3).

[56] Romagnoli S,Sbrollini A,Burattini L,et al.Digital cardiotocography:What is the optimal sampling frequency? [J].Biomed.Signal Process.Control,2019(51):210-215.

[57] Gieraltowski J,Ciuchcinski K,Grzegorczyk I,et al..RS slope detection algorithm for extraction of heart rate from noisy,multimodal recordings[J].Physiol.Meas.,2015,36(8).

[58] Yeh Y C,Wang W J.QRS complexes detection for ECG signal:The Difference Operation Method[J]. Comput.Methods Programs Biomed.,2008,9(I).

[59] Laguna P,Mark R G,Goldberg A,et al.A database for evaluation of algorithms for measurement of QT and other waveform intervals in the ECG[C].//in Computers in Cardiology 1997,Lund,Sweden,1997, 673-676.

[60] Vos T,et al.Global burden of 369 diseases and injuries in 204 countries and territories,1990−2019:A systematic analysis for the Global Burden of Disease Study 2019[J].Lancet,2020,396(10258): 1204-1222.

[61] Mehra R.Global public health problem of sudden cardiac death[J].J.Electrocardiol.,2007,40(6): S118-S122.

[62] Prabhakararao E,Dandapat S.Myocardial infarction severity stages classification from ECG signals using attentional recurrent neural network[J].IEEE Sensors J.,2020,20(15):8711-8720.

[63] Du N,et al..FM-ECG:A fine-grained multi-label framework for ECG image classification[J].Inf.Sci., 2021(549):164-177.

[64] Wang R,Fan J,Li Y.Deep multi-scale fusion neural network for multi-class arrhythmia detection[J].

IEEE J.Biomed.Health Inform.,2020,24(9):2461-2472.

[65] Kim H,et al..A configurable and low-power mixed signal SoC for portable ECG monitoring applications [J].IEEE Trans.Biomed.Circuits Syst.,2014,8(2):257-267.

[66] Fukuma N,et al..Feasibility of a T-shirt-type wearable electrocardiography monitor for detection of covert atrial fibrillation in young healthy adults[J].Sci.Rep.,2019,9(1):11768.

[67] Ozkan H,Ozhan O,Karadana Y,et al..A portable wearable tele-ECG monitoring system[J].IEEE Trans.Instrum.Meas.,2020,69(1):173-182.

[68] Schläpfer J,Wellens H.Computer-interpreted electrocardiograms:Benefits and limitations[J].J.Amer. College Cardiol.,2017,70(9):1183-1192.

[69] 牛黎莎.基于深度迁移学习的心电异常检测算法研究[D].齐鲁工业大学,2021.

[70] 徐鹏摇.基于深度学习的心电图处理技术研究[D].齐鲁工业大学,2022.

[71] 徐纪彰.心电信号边界界定方法研究与应用[D].齐鲁工业大学,2022.

[72] 平永杰.基于神经网络的房颤检测方法研究和应用[D].山东科技大学,2020.

[73] Liu H,GaoT,Liu Z,Shu M.FGSQA-Net:A Weakly Supervised Approach to Fine-grained Electrocardiogram Signal Quality Assessment[J].IEEE Journal of Biomedical and Health Informatics,2023(5), 1-12.

[74] Awni Y H,et al..Cardiologist-level arrhythmia detection and classification in ambulatory electrocardiograms using a deep neural network[J].Nature Med.,2019,25(1):65-69.

[75] Dias F M,Monteiro H L M,Cabral T W,et al..Arrhythmia classification from single-lead ECG signals using the inter-patient paradigm[J].Computer Methods Programs Biomed.,2021,202.

[76] Mathews S M,Kambhamettu C,Barner K E.A novel application of deep learning for single-lead ECG classification[J].Comput.Biol.Med.,2018(99):53-62.

[77] Blackburn H,Keys A,Simonson E,et al.The electrocardiogram in population studies:A classification system [J].Circulation,1960(21):1160-1175.

[78] Hong S,Xiao C,Ma T,et al.MINA:Multilevel knowledge-guided attention for modeling electrocardiography signals[C].//in Proc.28th Int.Joint Conf.Artif.Intell.(IJCAI),Aug.2019,5888-5894.

[79] Oster J,Clifford G D.Impact of the presence of noise on RR interval-based atrial fibrillation detection [J].J.Electrocardiol.,2015,48(6):947-951.

[80] Linker D T.Accurate,automated detection of atrial fibrillation in ambulatory recordings[J].Cardiovascular Eng.Technol.,2016,7(2):182-189.

[81] Henriksson M,Petrenas A,Marozas V,et al..Model-based assessment of f-wave signal quality in patients with atrial fibrillation[J].IEEE Trans.Biomed.Eng.,2018,65(11):2600-2611.

[82] Sbrollini A,Marcantoni I,Morettini M,et al..Spectral F-wave index for automatic identification of atrial fibrillation in very short electrocardiograms[J].Biomed.Signal Process.Control,2022,71.

[83] Asgari S,Mehrnia A,Moussavi M.Automatic detection of atrial fibrillation using stationary wavelet transform and support vector machine[J].Comput.Biol.Med.,2015(60):132-142.

[84] Attia Z I,et al..Screening for cardiac contractile dysfunction using an artificial intelligence-enabled electrocardiogram[J].Nature Med.,2019,25(1):70-74.

[85] Yao Q,Wang R,Fan X,et al..Multi-class arrhythmia detection from 12-lead varied-length ECG using attention-based time-incremental convolutional neural network[J].Inf.Fusion,2020(53):174-182.

[86] Zhang J,Liu A,Gao M,et al..ECG-based multi-class arrhythmia detection using spatio-temporal attention-based convolutional recurrent neural network[J].Artif.Intell.Med.,2020,106.

[87] Hassan M M,Huda S,Yearwood J,et al..Multistage fusion approaches based on a generative model and

multivariate exponentially weighted moving average for diagnosis of cardiovascular autonomic nerve dysfunction[J].Inf.Fusion,2018,41:105-118.

［88］Zheng Z,Chen Z,Hu F,et al..An automatic diagnosis of arrhythmias using a combination of CNN and LSTM technology[J].Electronics,2020,9(1):121.

［89］Wang R,Yao Q,Fan X,et al..Multi-class arrhythmia detection based on neural network with multi-stage features fusion[C].//in Proc.IEEE Int.Conf.Syst.,Man Cybern.(SMC),2019,4082-4087.

［90］Yang W,Si Y,Wang D,et al..A novel approach for multilead ECG classification using DL-CCANet and TL-CCANet[J].Sensors,2019,19(14):3214.

［91］Chen T M,Huang C H,Shih E S C,et al..Detection and classification of cardiac arrhythmias by a challenge-best deep learning neural network model[J].iScience,2020,23(3),Art.no.100886.

［92］Sun Z,Wang C,Zhao Y,et al..Multi-label ECG signal classification based on ensemble classifier[J]. IEEE Access,2020,8:117986-117996.

［93］Ribeiro A H,et al..Automatic diagnosis of the 12-lead ECG using a deep neural network[J].Nature Commun.,2020,11(1):1760.

［94］Li Y,Zhang Z,Zhou F,et al..Multi-label classification of arrhythmia for long-term electrocardiogram signals with feature learning[J].IEEE Trans.Instrum.Meas.,2021(70):1-11.

［95］Ge Z,et al..Multi-label correlation guided feature fusion network for abnormal ECG diagnosis[J]. Knowl.Based Syst.,2021(233),Art.no.107508.

［96］Zhu H,et al..Automatic multilabel electrocardiogram diagnosis of heart rhythm or conduction abnormalities with deep learning:A cohort study[J].Lancet Digit.Health,2020,2(7):e348-e357.

［97］Perez Alday E A,et al..Classification of 12-lead ECGs:The physionet/computing in cardiology challenge 2020[J].Physiological Meas.,2020,41(12).

［98］Vicar T,Hejc J,Novotna P,et al..ECG abnormalities recognition using convolutional network with global skip connections and custom loss function[C].//in Proc.Comput.Cardiology Conf.(CinC),2020,1-4.

［99］Liu F,et al.An open access database for evaluating the algorithms of electrocardiogram rhythm and morphology abnormality detection[J].J.Med.Imag.Health Informat.,2018,8(7):1368-1373.

［100］Wagner P,et al..PTB-XL,a large publicly available electrocardiography dataset[J].Sci.Data,2020,7 (1):154.

［101］Xie X,et al..A multi-stage denoising framework for ambulatory ECG signal based on domain knowledge and motion artifact detection[J].Future Gener.Comput.Syst.,2021(116):103-116.

［102］Ioffe S,Szegedy C.Batch normalization:Accelerating deep network training by reducing internal covariate shift[C].//in Proc.32nd Int.Conf.Int.Conf.Mach.Learn.,vol.37.Lille,France:JMLR,Jul.2015, 448-456.

［103］Glorot X,Bordes A,Bengio Y.Deep sparse rectifier neural networks[C].//in Proc.14th Int.Conf.Artif. Intell.Statist.(Proceedings of Machine Learning Research),vol.15,G.Gordon,D.Dunson,and M. Dudík,Eds.Fort Lauderdale,FL,USA:PMLR,Apr.2011:315-323.[Online].Available:https://proceedings.mlr.press/v15/glorot11a.html.

［104］Hochreiter S,Schmidhuber J.Long short-term memory[J].Neural Comput.,1997,9(8):1735-1780.

［105］Zhu F,Ye F,Fu Y,et al..Electrocardiogram generation with a bidirectional LSTM-CNN generative adversarial network[J].Sci.Rep.,2019,9(1):6734.

［106］Wang S,Li R,Wang X,et al..Multiscale residual network based on channel spatial attention mechanism for multilabel ECG classification[J].J.Healthcare Eng.,2021:1-13,e6630643.

［107］Lin T Y,Goyal P,Girshick R,et al..Focal loss for dense object detection[C].//in Proc.Int.Conf.Comput. Vis. (ICCV), Oct. 2017, 2999-3007, doi: 10.1109/ICCV.2017.324.

[108] Kong X, Shi X, Yu P S. Multi-label collective classification[C].//in Proc. SIAM Int. Conf. Data Mining, 2011, 618-629.

[109] Godbole S, Sarawagi S. Discriminative methods for multi-labeled classification[C].//in Proc. Pacific-Asia Conf. Knowl. Discovery Data Mining, vol. 3056, 2004: 22-30.

[110] Tsoumakas G, Vlahavas I. Random K-labelsets: An ensemble method for multilabel classification [C].//in Proc. Eur. Conf. Mach. Learn., vol. 4701, 2007, 406-417.

[111] Lakshminarayanan B, Pritzel A, Blundell C. Simple and scalable predictive uncertainty estimation using deep ensembles[C].//in Proc. Adv. Neural Inf. Process. Syst., vol. 30. Red Hook, NY, USA: Curran Associates, 2017, 6405-6416.

[112] Aihara K, Takabe T, Toyoda M. Chaotic neural networks[J]. Physics Letters A, 1990, 144(6-7): 333-340.

[113] Zhang C, Yu Y W, Wang Y F, et al.. Chaotic Neural Network-Based Hysteresis Modeling With Dynamic Operator for Magnetic Shape Memory Alloy Actuator[J]. IEEE Trans. Magn., 2021, 57(6).

[114] HOPFIELD J J. Neural networks and physical systems with emergent collective computational abilities [J]. Proc. NatL Acad. Sci., 1982(79): 2554-2558.

[115] 胡志强. 变频正弦混沌神经网络分析与设计[D]. 北京: 北京工业大学, 2018.

[116] Aihara K, Takabe T, Toyoda M. Chaotic neural networks[J]. Physics Letters A, 1990, 144(6): 333-340.

[117] Wan Y, Cao J D, Wen J H. Quantized Synchronization of Chaotic Neural Networks With Scheduled Output Feedback Control[J]. IEEE Trans. Neural Netw. Learn. Syst., 2017, 28(11): 2638-2647.

[118] Wang X, Xu B, Shi P, et al.. Efficient Learning Control of Uncertain Fractional-Order Chaotic Systems With Disturbance[J]. IEEE Trans. Neural Netw. Learn. Syst., 2020, 33(1): 445-450.

[119] Ren H P, Yin H P, Bai C, et al.. Performance Improvement of Chaotic Baseband Wireless Communication Using Echo State Network[J]. IEEE T. Commun., 2020, 68(10): 6525-6536.

[120] Zhang C, Yu Y W, Wang Y F, et al.. Chaotic Neural Network-Based Hysteresis Modeling With Dynamic Operator for Magnetic Shape Memory Alloy Actuator[J]. IEEE Trans. Magn., 2021, 57(6).

[121] Gang Y, Lin T R, Wang Z H, et al.. Time-Reassigned Multisynchrosqueezing Transform for Bearing Fault Diagnosis of Rotating Machinery[J]. IEEE Trans. Ind. Electron., 2021, 68(2): 1486-1496.

[122] Zhang F F, Zhang X, Cao M Y, et al.. Characteristic Analysis of 2D Lag-Complex Logistic Map and Its Application in Image Encryption[J]. IEEE MultiMedia, 2021, 28(4): 96-106.

[123] Hannun A Y, et al.. Cardiologist-level arrhythmia detection and classification in ambulatory electrocardiograms using a deep neural network[J]. *Nature medicine*, 2019, 25(1): 65-69.

[124] Attia Z I, et al. Screening for cardiac contractile dysfunction using an artificial intelligence-enabled electrocardiogram[J]. Nature Medicine, 2019, 25(1): 70-74.

[125] Moody G, Mark R. The impact of the MIT-BIH Arrhythmia Database[J]. Ieee engineering in medicine and biology magazine, 2001, 20(3): 45-50.

[126] Tihonenko V, Khaustov A, et al.. St. Petersburg Institute of Cardiological Technics 12-lead Arrhythmia Database[J]. Physionet, 2008.

[127] Perez Alday E A, et al.. Classification of 12-lead ECGs: The PhysioNet/Computing in Cardiology Challenge 2020[J]. Physiological measurement, 2021, 41(12): 124003.

[128] ISO Central Secretary. Health informatics Standard communication protocol Part 91064: Computer-assisted electrocardiography[J]. International Organization for Standardization, Geneva, CH, Standard 11073-91064: 2009.

[129] Liu H, et al. A large-scale multi-label 12-lead electrocardiogram database with standardized diagnostic statements[J]. Scientific data, 2022, 9(1): 1-9.

[130] Mason J W, Hancock E W, et al.. Recommendations for the Standardization and Interpretation of the Electrocardiogram[J]. Circulation, 2007, 115(10): 1325-1332.

[131] 全军心血管专业委员会心脏无创检测学组, 等. 心电图诊断术语规范化中国专家共识(2019)[J]. 实用心电学杂志, 2019, 28(3): 161-165.

[132] Clifford G, et al.. AF Classification from a Short Single Lead ECG Recording: The Physionet Computing in Cardiology Challenge 2017[J]. 2017: 065-469.

[133] Abdelazez M, Quesnel P X, Chan A D C, et al.. Signal quality analysis of ambulatory electrocardiograms to gate false myocardial ischemia alarms[J]. Ieee transactions on biomedical engineering, 2017, 64(6): 1318-1325.

[134] Orphanidou C, Bonnici T, Charlton P, et al. Signal-quality indices for the electrocardiogram and photoplethysmogram: Derivation and applications to wireless monitoring[J]. Ieee journal of biomedical and health informatics, 2015, 19(3): 832-838.

[135] Moeyersons J, et al.. Artefact detection and quality assessment of ambulatory ECG signals[J]. Computer methods and programs in biomedicine, 2019(182): 105050.

[136] Redmond S J, Xie Y, Chang D, et al.. Electrocardiogram signal quality measures for unsupervised telehealth environments[J]. Physiological measurement, 2012, 33(9): 1517-1533.

[137] Li Q, Rajagopalan C, et al.. A machine learning approach to multi-level ECG signal quality classification[J]. Computer methods and programs in biomedicine, 2014, 117(3): 435-447.

[138] Johannesen L, Galeotti L. Automatic ECG quality scoring methodology: Mimicking human annotators[J]. Physiological measurement, 2012, 33(9): 1479-1489.

[139] Xia Y, Jia H. ECG quality assessment based on multi-feature fusion[J]. in 2017 13th International Conference on Natural Computation, Fuzzy Systems and Knowledge Discovery (ICNC-FSKD), 2017: 672-676.

[140] Orphanidou C, Drobnjak I. Quality assessment of ambulatory ECG using wavelet entropy of the HRV signal[J]. Ieee journal of biomedical and health informatics, 2017, 21(5): 1216-1223.

[141] Shahriari Y, Fidler R, Pelter M M, et al.. Electrocardiogram signal quality assessment based on structural image similarity metric[J]. Ieee transactions on biomedical engineering, 2018, 65(4): 745-753.

[142] Zhou X, Zhu X, Nakamura K, et al.. ECG quality assessment using 1D-convolutional neural network[J]. in 2018 14th IEEE International Conference on Signal Processing(ICSP), 2018: 780-784.

[143] Zhang J, Wang L, Zhang W, et al.. A signal quality assessment method for electrocardiography acquired by mobile device[J]. in 2018 IEEE International Conference on Bioinformatics and Biomedicine (BIBM), 2018: 1-3.

[144] Zhao Z, et al. Noise rejection for wearable ECGs using modeified frequency slice wavelet transform and convolutional neural networks[J]. Ieee access, 2019(7): 34060-34067.

[145] Huerta A, Martínez-Rodrigo A, González V B, et al.. Quality Assessment of Very Long-Term ECG Recordings Using a Convolutional Neural Network[J]. in 2019 E-Health and Bioengineering Conference (EHB), 2019: 1-4.

[146] Liu G, Han X, Tian L, et al.. ECG quality assessment based on hand-crafted statistics and deep-learned S-transform spectrogram features[J]. Computer methods and programs in biomedicine, 2021: 106269.

[147] Stockwell R, Mansinha L, et al.. Localization of the complex spectrum: The S transform[J]. Ieee transactions on signal processing, 1996, 44(4): 998-1001.

［148］ Ari S,Das M K,et al..ECG signal enhancement using S-Transform［J］.Computers in biology and medicine,2013,43(6):649-660.

［149］ Zidelmal Z,Amirou A,Ould-Abdeslam D,et al..QRS detection using S-Transform and Shannon energy［J］. Computer methods and programs in biomedicine,2014,116(1):1-9.

［150］ Liu C,Li P,Zhao L,et al..Real-time signal quality assessment for ECGs collected using mobile phones ［J］.in 2011 Computing in Cardiology,2011:357-360.

［151］ Hayn D,Jammerbund B,et al.QRS detection based ECG quality assessment［J］.Physiological measure-ment,2012,33(9):1449-1461.